Kur oder Verschickung?

Hans-Walter Schmuhl

KUR ODER VERSCHICKUNG?

Die Kinderkuren der DAK zwischen Anspruch und Wirklichkeit

Dölling und Galitz Verlag

Bibliografische Information der Deutschen Nationalbibliothek
Die Deutsche Nationalbibliothek verzeichnet diese Publikation in der Deutschen Nationalbibliografie; detaillierte bibliografische Daten sind im Internet über http://dnb.d-nb.de abrufbar.

Impressum

E-Mail: dugverlag@mac.com
www.dugverlag.de
Schwanthalerstraße 79, 80336 München, Tel. 089 / 23 23 09 66
Friedensallee 26, 22765 Hamburg, Tel. 040 / 389 35 15
Gestaltung: Annalena Weber, Hamburg
Satz: Frauke Moritz, Ahrensburg
Schrift: Plantin MT Pro, Ratio
Umschlagabbildungen vorne: Kinderkurheim Schuppenhörnle, Falkau / Schwarzwald, Liegeraum, zwischen 1938 und 1945; hinten: Kinderkurheim Haus Hamburg, Aufenthaltsraum, 1930er-Jahre (© DAK-Zentralarchiv)
Papier: 100 g Enviro polar Recycling
Druck: Beltz Grafische Betriebe GmbH, Bad Langensalza
ISBN 978-3-86218-163-6
1. Auflage 2023

INHALT

Geleitwort

Immer mehr Menschen, die in ihrer Kindheit in Kinderkurheime verschickt worden sind, melden sich öffentlich zu Wort. Auch das mediale Interesse für dieses wichtige Thema nimmt zu. Nachdem wir konkrete und ausführliche Schilderungen früherer Verschickungskinder über eine repressive Pädagogik und Misshandlungen in Kinderkurheimen erhielten, sicherten wir als Vorstand und Verwaltungsrat der DAK-Gesundheit eine sorgfältige und umfassende Aufarbeitung der Missstände zu. Unserer gesellschaftlichen Verantwortung als ehemaliger Träger dieser Einrichtungen möchten wir mit der vorliegenden Forschungsarbeit nachkommen und dieses bisher nicht ausreichend untersuchte Kapitel unserer Geschichte transparent machen.

In den 1950er bis 1990er Jahren unterhielt die damalige DAK drei eigene Kinderkurheime und arbeitete mit bis zu 26 Vertragsheimen zusammen. Insgesamt wurden in diese Heime ca. 216.000 Kinder verschickt. Die von der DAK bezuschussten Kinderkuren in Vertragsheimen beliefen sich auf ca. 234.000 Kinder, sodass im Untersuchungszeitraum insgesamt rund 450.000 Kinder verschickt wurden.

Die Kinderkuren wurden ärztlich verordnet und hatten das Ziel, die Gesundheit der vier- bis 14-jährigen Kinder zu erhalten oder wiederherzustellen.

Kinderkuren waren vor allem in der unmittelbaren Nachkriegszeit von großer Bedeutung. Insbesondere in den 1950er Jahren war die Situation vieler Familien dadurch geprägt, dass viele Väter in Kriegsgefangenschaft, kriegsversehrt oder gefallen waren.

Die Mütter mussten unter schwierigen Bedingungen die Familie versorgen. Hinzu kamen die Folgen von Flucht und Vertreibung. Die oftmals schwierigen familiären oder sozialen Verhältnisse spiegelten sich im Gesundheitszustand der Kinder wider, der aus unterschiedlichen medizinischen Gründen einen Kuraufenthalt erforderlich machte. Die Kinder sollten in den Einrichtungen physisch und psychisch gestärkt werden und gesund heimkehren. Dass es gerade hier zu körperlicher und seelischer Gewalt und vereinzelt zu sexuellen Übergriffen gekommen ist, schockiert uns und macht uns sehr betroffen.

Als Vorstand und Verwaltungsrat der heutigen DAK-Gesundheit haben wir uns die fundierte Aufarbeitung der Vorkommnisse zum Ziel gesetzt. Zu Betroffenen und der „Initiative Verschickungskinder" haben wir Kontakt aufgenommen und um Entschuldigung für die damaligen Geschehnisse gebeten. Für die historische Aufarbeitung haben wir den renommierten Historiker apl. Professor Hans-Walter Schmuhl mit der systematischen und unabhängigen Untersuchung beauftragt. Er hatte zu jedem Zeitpunkt freien und umfassenden Zugang zum Archiv der DAK-Gesundheit und wurde bei Bedarf durch die Mitarbeitenden aus dem für diese Thematik gegründeten DAK-Arbeitsteam „Verschickungskinder" unterstützt.

Mehr als ein Jahr lang hat Professor Schmuhl an der Analyse und der Rekonstruktion der damaligen Umstände gearbeitet. Die Aufklärung der teilweise viele Jahrzehnte zurückliegenden Vorkommnisse war und ist aufgrund der Quellenlage komplex und schwierig. Die eigenen Häuser der DAK wurden teilweise bereits in den 1960er bis 1980er Jahren veräußert, Vertragsheime wechselten im Laufe der Zeit den Träger bzw. Eigentümer. Schilderungen der Betroffenen stellen deshalb eine sehr wichtige Quelle dar, um den Vorwürfen nachzugehen und diese möglichst weitgehend aufzuklären. Der Historiker und Autor führte 19 Interviews, war im kontinuierlichen Dialog mit der Initiative der Betroffenen und wertete im DAK-Archiv unzählige Ordner, Broschüren, Jahresberichte und Dokumente aus. Diese wissenschaftliche Aufarbeitung ist auch deshalb so wichtig, weil es aufgrund der gesetzlichen Vorgaben zur

Aufbewahrung keine Dokumente aus jener Zeit mehr gibt, die persönliche Daten der Betroffenen enthalten.

Mit der systematischen Aufarbeitung wollen wir als DAK-Gesundheit einen wichtigen Beitrag zur gesellschaftlichen Debatte um die Verschickungskinder leisten und damit die Initiativen der Betroffenen unterstützen. Als älteste gesetzliche Krankenkasse Deutschlands sehen wir dies als Teil unserer moralischen Verantwortung gegenüber den Betroffenen und der Öffentlichkeit. Wir hoffen, mit der vorliegenden historischen Aufarbeitung dieses Kapitels unserer fast 250-jährigen Geschichte dazu beizutragen, neue Impulse für die Debatte zu liefern. Dieses Buch soll zudem den damaligen Verschickungskindern zumindest ein Stück weit helfen, ihr persönliches Schicksal aufzuarbeiten.

Das Leid der Opfer anzuerkennen, ist wichtig und war lange überfällig. Nur wenn wir uns unserer eigenen Geschichte stellen und dafür Verantwortung übernehmen, können wir uns heute authentisch für ein solidarisches Miteinander starkmachen.

Andreas Storm
Vorstandsvorsitzender
der DAK-Gesundheit

Dieter Schröder
Vorsitzender des
Verwaltungsrates
der DAK-Gesundheit

Hamburg, im Februar 2023

Forschung muss Betroffenenberichte in den Mittelpunkt stellen

Wir begrüßen außerordentlich, dass die DAK Verantwortung für ihren Anteil an den Kinderverschickungen übernimmt, indem sie die vorliegende Forschungsarbeit des Historikers Hans-Walter Schmuhl ermöglicht hat. Der Autor hat von Anfang an den Kontakt zu unserer Initiative gesucht, das Gespräch mit den Betroffenen gewagt und die von uns zusammengetragenen Aktenbestände und Erlebnisberichte gewissenhaft ausgewertet. Sein Ansatz, die Kinderverschickungen – ähnlich wie z. B. Psychiatrie und Heimfürsorge – als Beispiel für institutionelle Gewalt zu interpretieren, ist sehr fruchtbar und wird den Erlebnissen und Erinnerungen der Betroffenen gerecht.

Denn Hans-Walter Schmuhl begegnet den Betroffenen von Kinderverschickungen nicht als Untersuchungsobjekte oder Proband:innen, sondern gleichrangig: Er nimmt ihre Berichte des Alltags in diesen Heimen ernst und stellt sie dem oftmals verklärenden Bild offizieller Schriftquellen konfrontativ gegenüber. So kommt er zu einer angemessenen Einordnung der vorhandenen Quellen. Der Alltag in den Heimen, also „das, was jeden Tag geschieht", so schreibt er, spiegele sich in den „ohnehin spärlichen DAK-Schriftquellen so gut wie gar nicht wider", stattdessen zeichnet sich ein „verklärend positives Bild", „negative Aspekte" würden „völlig ausgeblendet". Deshalb sei es unumgänglich, auf die Erinnerungen von Menschen zurückzugreifen, die in ihrer Kindheit zur Kur verschickt waren.

Und das tut Hans-Walter Schmuhl dann auch, er führt ausführliche leitfadengestützte Interviews durch und ergänzt diese durch Dokumente aus dem Privatbesitz der Interviewten, dem Zentralarchiv der DAK sowie zeitgenössischer Literatur. Den Kontakt zu den Interviewpartnern konnte er über die Verschickungskinder-Umfrage des AEKV e.V. herstellen. Fast alle Interviewten waren noch im Vorschul- oder Grundschulalter, als sie in den Jahren zwischen 1954 und 1982 verschickt wurden. In den ausführlichen Interviews werden die bisherigen Befunde aus den Untersuchungen unserer Initiative bedrückend konkret, insbesondere in der Schilderung der vielfältigen Misshandlungen und Gewaltvorkommnisse.

Doch nicht allein die 450.000 Kinder in den DAK-Heimen sind betroffen, sondern insgesamt 8–12 Millionen Kinder, die heute als Erwachsene oftmals noch mit den langfristigen Folgen leben müssen. Die DAK ist mit der Ermöglichung dieser Studie ein Vorreiter. Aber nicht nur ein Träger, nicht nur einzelne Bundesländer, sondern alle damals Beteiligten müssen schleunigst gemeinsam handeln! Die Verantwortung, die hier ein Träger von Verschickung übernimmt, muss bundesweit Schule machen. Es braucht wissenschaftliche Aufarbeitung in enger Zusammenarbeit mit der Initiative Verschickungskinder, es braucht aber auch Unterstützung der Betroffenen bei ihrer Aufarbeitung. Diese ist individuell oftmals heilsam, aber sie ist auch der wichtigste Motor für weitere Forschung. Praktisch alle bisherigen wissenschaftlichen Ergebnisse beruhen auf Betroffenenberichten und Betroffenenforschung. Diese Studie ist der beste Beweis dafür.

Anja Röhl und Christiane Dienel
im Namen des AEKV e.V.
(Verein Aufarbeitung und Erforschung
Kinderverschickungen e.V.)
Berlin, im Februar 2023

Einleitung

Themenstellung und Forschungsstand

Mit der Veröffentlichung des Buches „Schläge im Namen des Herrn“ von Peter Wensierski im Jahre 2006[1] drang in das öffentliche Bewusstsein, dass es in der Bundesrepublik Deutschland – teilweise bis in die 1980er/90er Jahre hinein – „Sonderwelten“ gab, in die Kinder und Jugendliche abgeschoben wurden, die als verwahrlost oder schwer erziehbar, körperlich oder geistig beeinträchtigt oder psychisch krank galten. Erfahrungsberichte von Menschen, die es in solche „Sonderwelten“ verschlagen hatte, zeugten von Vernachlässigung, Ausbeutung, Demütigungen und Misshandlungen. Der Heim- und Anstaltskosmos stellte sich als tendenziell rechtsfreier Raum inmitten einer Gesellschaft dar, die sich durch die verfassungsmäßige Garantie der Grundrechte, das Rechtsstaatsprinzip, eine freiheitlich-demokratische Grundordnung und ein umfassendes System sozialer Staatlichkeit definierte. Betroffeneninitiativen bauten Druck auf, damit ihre Anliegen auf die politische Agenda gesetzt wurden, das immense Medieninteresse verlieh den Forderungen nach Anerkennung und Unterstützung Nachdruck. Rückten mit dem 2009 eingerichteten „Runden Tisch Heimerziehung“, der zur Gründung zweier Fonds für die ehemaligen Heimkinder in der Bundesrepublik und der DDR führte, zunächst die Fürsorgeerziehungsanstalten und Kinderheime in den Fokus des öffentlichen Interesses, so kamen Einrichtungen der Behindertenhilfe und der Kinder- und Jugendpsychiatrie erst mit zeitlicher Verzögerung in den Blick – mit der 2017 errichteten „Stiftung Anerkennung und Hilfe“

wurden Menschen, die in ihrer Kindheit und Jugend in solchen Einrichtungen untergebracht worden waren, den ehemaligen Heimkindern gleichgestellt. Parallel zu den politischen Aufarbeitungsprozessen setzte auch die wissenschaftliche Forschung zu diesem Themenkomplex ein. Mittlerweile liegt eine ganze Reihe von Arbeiten zu verschiedenen Einrichtungen der Kinder- und Jugendhilfe,[2] der Behindertenhilfe[3] und der Kinder- und Jugendpsychiatrie[4] vor.

2017 lenkte eine Radioreportage das Augenmerk auf die Kinderkurheime und Kinderheilstätten in der Bundesrepublik Deutschland,[5] in denen – so legen es die Berichte von Zeitzeuginnen und Zeitzeugen nahe – ähnliche Verhältnisse geherrscht hatten wie in den Einrichtungen der Kinder- und Jugendhilfe, der Behindertenhilfe und der Kinder- und Jugendpsychiatrie. Damit weitete sich der Blick – mit den Kinderkurheimen und Kinderheilstätten wird ein bislang nahezu unbekannter Heimkosmos von ungeahnten Dimensionen allmählich sichtbar. Die Sonderpädagogin und Publizistin Anja Röhl, die mit ihren Publikationen maßgeblich dazu beigetragen hat, das Thema in das öffentliche Bewusstsein zu rücken,[6] schätzt, ausgehend vom Bundesjugendbericht 1965, der für das Jahr 1963 nicht weniger als 839 Einrichtungen dieser Art mit 56.608 Plätzen ausweist, dass innerhalb von zwanzig Jahren, von 1960 bis 1979, sechs bis acht Millionen Kinder zur Kur verschickt wurden – wobei sie betont, dass es sich um eine konservative Schätzung handelt.[7] Es gibt Hinweise, dass die Zahl der Kinderkurheime und Kinderheilstätten bei über 1.000 gelegen haben könnte. Daraus ergeben sich Schätzungen von bis zu zwölf Millionen verschickten Kindern. Angesichts dieser Größenordnung öffnet sich der Forschung ein weites Feld.

Die Initiative Verschickungskinder bildet ein bundesweites Netzwerk, das seit 2019 die Gründung regionaler Gruppen von ehemaligen Verschickungskindern fördert und den vielen Aktivitäten Betroffener eine gemeinsame Plattform bietet, etwa durch eine Internetseite und die Veranstaltung von Fachkongressen.[8] Der aus der Initiative heraus gegründete Verein „Aufarbeitung und Erforschung von Kinderverschickung (AEKV e.V.)“ versteht sich als wissenschaftliche Begleitung der Initiative und fördert explizit die wissenschaftliche Erforschung der Kinderkurheime auf der Basis der *Citizen Science*. Anstöße zur Forschung erfolgten aber auch aus der Politik heraus. 2020 forderten die Jugend- und Familienminister der Länder die Bundesregierung auf, ein Forschungsprojekt zur Aufarbeitung der Thematik auf den Weg zu bringen. Einstweilen gehen einzelne Bundesländer voran, so etwa das Land Nordrhein-Westfalen durch eine im März 2022 im Auftrag des Ministeriums für Arbeit, Gesundheit und Soziales veröffentlichte Studie zur Vorbereitung der wissenschaftlichen Aufarbeitung des Kinderkurwesens.[9] Auch andere Bundesländer wie Baden-Württemberg, Niedersachsen und Schleswig-Holstein haben die Initiative ergriffen, um die wissenschaftliche Aufarbeitung voranzutreiben. Mittlerweile liegen auch erste Fallstudien zu einzelnen Einrichtungen vor.[10] Dem Einsatz sedierender Medikamente in Kinderkurheimen, auch schon vor ihrer Markteinführung, widmet sich eine weitere Arbeit.[11] Hinzu kommt eine stetig wachsende Zahl von Erlebnisberichten Betroffener.[12] Weitere Impulse kommen von den Trägern ehemaliger Kureinrichtungen und den entsendenden Institutionen.[13] Hier reiht sich die vorliegende Studie ein, die im Auftrag der heutigen DAK-Gesundheit entstanden ist. Sie befasst sich mit den Kinderkuren, die zwischen 1951 und 1993 in den drei eigenen Kinderkurheimen sowie in insgesamt 65 Vertragskurheimen der DAK oder, von der DAK bezuschusst, in Kinderkurheimen anderer Träger stattfanden. Die Gesamtzahl der von der DAK durchgeführten oder bezuschussten Kinderkuren beläuft sich auf etwa 450.000.[14] In einer gemeinsamen Stellungnahme zu den Berichten früherer Verschickungskinder über ihre leidvollen Erfahrungen in Einrichtungen der DAK haben sich der Vorstand und der Verwaltungsrat der DAK-Gesundheit am 30. November 2020 zu ihrer Verantwortung bekannt. Wörtlich heißt es in dieser Stellungnahme:

> *„Die DAK-Gesundheit nimmt das Leid der Betroffenen sehr ernst. Wir entschuldigen uns für das, was den ehemaligen Kurkindern in unseren früheren Einrichtungen widerfahren ist. Wir nehmen unsere Verantwortung als ehemaliger Träger dieser Einrichtungen ernst und sichern eine sorgfältige, umfassende und transparente Aufarbeitung zu.“*[15]

Konkret kündigten Vorstand und Verwaltungsrat der DAK-Gesundheit in diesem Papier an, „die Vorkommnisse und die Missbrauchsfälle historisch untersuchen und aufarbeiten" zu lassen. In der vorliegenden Studie werden die Ergebnisse dieser Aufarbeitung dargelegt.

Fragestellungen, Quellen und Methoden

Zunächst stellen sich eine Reihe von Fragen zur Sozialgeschichte der DAK-Kinderkuren: Wo liegen die Anfänge des Kinderkurwesens der DAK? Welche sozial-, politik- und kulturgeschichtlichen Entwicklungen gaben den Anstoß zur Aufnahme der Kinderkuren durch die Angestelltenkrankenkassen in der Weimarer Republik? Was versprachen sich die Kassen von den Kinderkuren? Auf welchen medizinischen, soziologischen und pädagogischen Vorannahmen beruhte das Konzept der Kinderkur? Wie waren die Kinderkuren organisiert? Wie wirkte sich die „Gleichschaltung" unter nationalsozialistischer Herrschaft auf die Kinderkuren aus? Welche Kontinuitäten oder Diskontinuitäten über die Epochenzäsur von 1945 hinaus sind feststellbar? Was waren die Gründe für die Wiederaufnahme der Kinderkuren in eigener Regie durch die DAK im Jahre 1951? Wie stellte sich die quantitative Dimension dar? Welche Faktoren lagen der Ausweitung der Kinderkuren bis Mitte der 1970er Jahre, welche der seitdem allmählich sinkenden Nachfrage von Seiten der Versicherten zugrunde? Wie entwickelte sich das Kurkonzept nach 1945 weiter? Welche Mittel wurden für die Kinderkuren aufgewendet? Wie war das Kinderkurwesen der DAK organisiert? Wie war die Rechtsaufsicht über die Kinderkurheime geregelt? Diese Fragen sollen anhand der bruchstückhaften Aktenüberlieferung, der Jahresberichte und Publikationsreihen der DAK, die sich im Zentralarchiv der DAK in Hamburg finden, nach den Regeln historischer Hermeneutik untersucht werden.

Auf dieser Basis soll der Alltag in den von der DAK genutzten Kinderkurheimen rekonstruiert werden, wobei das besondere Augenmerk den gewaltförmigen Praktiken gelten soll, die im Alltag der Heime zum Tragen kamen. Auch hier stellt sich ein Bündel von Fragen: Von wem ging Gewalt aus? Was waren Anlässe für Gewalt? Wer wurde Opfer von Gewalt? Welche Formen der Gewalt lassen sich unterscheiden? Welche Handlungslogiken sind hinter den gewaltförmigen Praktiken erkennbar? Wie erlebten die zur Kur verschickten Kinder diese Praktiken? Welche Verletzungen hinterließen sie? Welche Überlebensstrategien entwickelten die Kurkinder? Wie wirkten sich die Gewalterfahrungen auf die weitere Biographie der Verschickungskinder aus? Beeinflussten sie das Verhältnis zu den Eltern? Gab es Auswirkungen im Hinblick auf das Bindungsverhalten? Welche Ängste, Zweifel, Anfälligkeiten hinterließen die in der Kur zugefügten Verletzungen der persönlichen Integrität? Der Königsweg zur Beantwortung solcher Fragen sind Interviews mit Menschen, die als Kinder zur Kur verschickt waren, und die Auswertung dieser Interviews mit den Methoden der *Oral History.*

Aufbau der Arbeit

Kapitel 1 bietet einen Überblick über die Entstehung und Entwicklung des Kinderkurwesens der Angestelltenkrankenkassen, aus denen die DAK-Gesundheit in ihrer heutigen Gestalt hervorgegangen ist, von den Anfängen nach dem Ersten Weltkrieg über den Ausbau in der Weimarer Republik und die „Gleichschaltung" im „Dritten Reich" bis zur vorläufigen Einstellung der Kinderkuren um die Jahreswende 1944/45. Kapitel 2 befasst sich mit dem Kinderkurwesen der DAK in der Bundesrepublik Deutschland, von der Wiederaufnahme der Kuren in eigener Regie im Jahre 1951 bis zum Auslaufen der Kuren im Jahre 1993. Hier geht es um die Organisation und Konzeption der Kinderkuren, den allmählichen Wandel der Indikationen zur Kur und die quantitative Entwicklung der DAK-Kinderkuren. Dieser sozialgeschichtliche Abriss soll die Rahmenbedingungen sichtbar machen, innerhalb derer sich der Alltag der Kinderkurheime entfaltete, die von der DAK genutzt wurden. Kapitel 3 stellt das theoretische Rüstzeug vor, das helfen soll, die Berichte der Zeitzeuginnen und Zeitzeugen über die im

Alltag der Kinderkurheime zutage tretende Gewalt zu strukturieren, zu analysieren und zu interpretieren. Ausgehend vom Idealtypus der „totalen Institution“, wird eine Definition von Gewalt entwickelt und, darauf aufbauend, eine Typologie der Gewaltformen entworfen, die insbesondere die subtileren Spielarten von Gewalt in den Blick nehmen soll. Kapitel 4 ist der Analyse der Interviews gewidmet, deren Inhalte in synoptischer Perspektive zu Clustern zusammengeführt werden. Ziel ist es, das Geschehen in den Kinderkurheimen im Sinne einer „dichten Beschreibung“ zu rekonstruieren und auch die dahinter aufscheinenden Handlungslogiken sichtbar zu machen. In Kapitel 5 werden die empirischen Befunde vor dem Hintergrund der zuvor entwickelten Interpretationsfolie zusammenfassend diskutiert. Auch sollen die in der empirischen Analyse herausgearbeiteten gewalttätigen Praktiken noch einmal an den rechtlichen Maßstäben der Zeit gemessen werden.

Anmerkungen

1 Peter Wensierski, Schläge im Namen des Herrn. Die verdrängte Geschichte der Heimkinder in der Bundesrepublik, Freiburg im Breisgau 2006.

2 Vgl. z. B. Matthias Benad / Kerstin Stockhecke / Hans-Walter Schmuhl (Hg.), Endstation Freistatt. Fürsorgeerziehung in den v. Bodelschwinghschen Anstalten Bethel bis in die 1970er Jahre, Bielefeld 2009 (2. Aufl. 2011); Wilhelm Damberg / Bernhard Frings / Traugott Jähnichen / Uwe Kaminsky (Hg.), Mutter Kirche – Vater Staat. Geschichte, Praxis und Debatten der konfessionellen Heimerziehung seit 1945, Münster 2010; Matthias Fröhlich (Hg.), Quellen zur Geschichte der Heimerziehung in Westfalen 1945 – 1980, Paderborn 2011; Hans-Walter Schmuhl / Ulrike Winkler (Hg.), Heimwelten. Quellen zur Geschichte der Heimerziehung in Mitgliedseinrichtungen des Diakonischen Werkes der Ev.-Luth. Landeskirche Hannovers e.V. von 1945 bis 1978, Bielefeld 2011; Andreas Henkelmann / Uwe Kaminsky / Judith

Pierlings / Thomas Swiderek / Sarah Banach, Verspätete Modernisierung. Öffentliche Erziehung im Rheinland. Geschichte der Heimerziehung in Verantwortung des Landesjugendamtes (1945 – 1972), Essen 2011; Bernhard Frings / Uwe Kaminsky, Gehorsam – Ordnung – Religion. Konfessionelle Heimerziehung 1945 – 1975, Münster 2012; Sylvelyn Hähner-Rombach, „Das ist jetzt das erste Mal, dass ich darüber rede …". Zur Heimgeschichte der Gustav Werner Stiftung zum Bruderhaus und der Haus am Berg GmbH 1945 – 1970, Frankfurt am Main 2013; Uwe Kaminsky, „Danach bin ich das erste Mal abgehauen". Zur Geschichte der Evangelischen Kinder- und Jugendhilfe Oberbieber 1945 – 1975, Essen 2015; Inga Bing-von Häfen / Albrecht Daiss / Dagmar Kötting, „Meine Seele hat nie jemanden interessiert". Heimerziehung in der württembergischen Diakonie bis in die 1970er Jahre, Stuttgart 2017; Brigitte Baums-Stammberger / Benno Hafeneger / Andre Morgenstern-Einenkel, „Uns wurde die Würde genommen". Gewalt in den Heimen der Evangelischen Brüdergemeinde Korntal in den 1950er bis 1980er Jahren, Opladen 2019; Ulrike Winkler, Kein sicherer Ort. Der Margaretenhort in Hamburg-Harburg in den 1970er und 1980er Jahren, Bielefeld 2021.

3 Vgl. z. B. Hans-Walter Schmuhl / Ulrike Winkler, Gewalt in der Körperbehindertenhilfe. Das Johanna-Helenen-Heim in Volmarstein von 1947 bis 1967, Bielefeld 2010 (2. Aufl. 2013); dies., „Als wären wir zur Strafe hier". Gewalt gegen Menschen mit geistiger Behinderung – der Wittekindshof in den 1950er und 1960er Jahren, Bielefeld 2011 (3. Aufl. 2012); Gerda Engelbracht / Andrea Hauser, Mitten in Hamburg. Die Alsterdorfer Anstalten 1945 – 1979, Stuttgart 2013; Hans-Walter Schmuhl / Ulrike Winkler, Die Behindertenhilfe der Diakonie Neuendettelsau 1945 – 2014. Alltag, Arbeit, kulturelle Aneignung, Stuttgart 2014; Susanne Schäfer-Walkmann / Birgit Hein, Das Schweigen dahinter. Der Umgang mit Gewalt im lebensweltlichen Kontext von Heimbewohnerinnen und Heimbewohnern der Stiftung Liebenau zwischen 1945 und 1975, Freiburg im Breisgau 2015; Annerose Siebert / Laura Arnold / Michael Kramer, Heimkinderzeit. Eine Studie zur Situation von Kindern und Jugendlichen in Einrichtungen der katholischen Behindertenhilfe in Westdeutschland (1949 – 1975), Freiburg im Breisgau 2016; Hans-Walter Schmuhl / Ulrike Winkler, Aufbrüche und Umbrüche. Lebensbedingungen und Lebenslagen behinderter Menschen in den v. Bodelschwinghschen Anstalten Bethel von den 1960er bis zu den 1980er Jahren, Bielefeld 2018; Gudrun Silberzahn-Jandt, „… und da gab's noch ein Tor, das geschlossen war …". Alltag und Entwicklung der Anstalt Stetten 1945 bis 1975, Stetten 2018; Karsten Wilke / Hans-Walter Schmuhl / Sylvia Wagner / Ulrike Winkler, Hinter dem Grünen Tor. Die Rotenburger Anstalten der Inneren Mission, 1945 – 1975, Bielefeld 2018 (3. Aufl. 2019); dies., „Es sollte doch alles besser werden." Die Behindertenhilfe der Rummelsberger Diakonie 1945 bis 1995, Bielefeld 2021; Hans-Walter Schmuhl / Ulrike Winkler, Ausgeschlossen – Eingeschlossen. Die Evangelische Stiftung Alsterdorf von der Anstalt ins Quartier, Stuttgart 2023.

4 Franz-Werner Kersting / Hans-Walter Schmuhl, Psychiatrie- und Gewalterfahrungen von Kindern und Jugendlichen im St. Johannes-Stift in Marsberg (1945 – 1980). Anstaltsalltag, individuelle Erinnerung, biographische Verarbeitung, Münster 2018 (2. Aufl. 2018); Frank Sparing, Zwischen Verwahrung und Therapie. Psychiatrische Unterbringung und Behandlung im Bereich des Landschaftsverbandes Rheinland von 1945 bis 1970, Berlin 2018; Heiner Fangerau / Anke Dreier-Horning / Volker Hess / Karsten Laudien / Maike Rotzoll (Hg.), Leid und Unrecht. Kinder und Jugendliche in Behindertenhilfe und Psychiatrie der BRD und DDR 1949 bis 1990, Köln 2021. Einen guten Überblick zum aktuellen Forschungsstand gibt der Sammelband von Wilfried Rudloff / Franz-Werner Kersting / Marc v. Miquel / Malte Thießen (Hg.), Ende der Anstalten? Großeinrichtungen, Debatten und Deinstitutionalisierung seit den 1970er Jahren, Paderborn 2022.

5 Lena Gilhaus, Heimerziehung – Albtraum Kinderkur, Deutschlandfunk, 1.5.2017, https://www.deutschlandfunk.de/heimerziehung-albtraum-kinderkur-100.html [letzter Zugriff: 26.1.2023].

6 Anja Röhl, Das Elend der Verschickungskinder. Kindererholungsheime als Orte der Gewalt, Gießen 2021; dies., Heimweh – Verschickungskinder erzählen, Gießen 2021; dies., Kindererholungsheime als Forschungsgegenstand. Erwachsene Zeitzeug*-innenschaft am Beispiel eines Beschwerdebriefes im Adolfinenheim auf Borkum, Sozial. Geschichte Online 31 (2022), https://sozialgeschichteonline.files.wordpress.com/2022/04/rocc88hl_verschickungskinder_vorver-occ88ffentlichung.pdf [letzter Zugriff: 26.1.2023].

7 Röhl, Elend, S. 33 f. Vgl. S. 90.

8 https://verschickungsheime.de/die-bundeweite-initiative-verschickungskinder/. Bislang fanden drei Fachkongresse statt, 2019 auf Sylt, 2021 auf Borkum, 2022 in Bad Sassendorf.

9 Marc von Miquel, Verschickungskinder in Nordrhein-Westfalen nach 1945. Organisation, quantitative Befunde und Forschungsfragen (im Auftrag des Ministeriums für Arbeit, Gesundheit und Soziales des Landes Nordrhein-Westfalen) [2022], https://verschickungsheime.de/wp-content/uploads/2022/01/Studie-Verschickungskinder-in-NRW_sv_dok_2022.pdf [letzter Zugriff: 26.1.2023].

10 Bernhard Jungnitz, Sommerfrische auf Juist – Gewichtszunahme bis zu 18 Pfund, in: Jahrbuch des Kreises Unna 30 (2009), S. 47-52; ders., „Verhindern, daß die heranwachsende Jugend der städtischen und Industriebevölkerung … dauernden Schaden an ihrer Gesundheit erleidet." Kindererholungskuren auf den Nordseeinseln am Beispiel des Kreises Unna, in: Westfälische Forschungen 64 (2014), S. 159-189; Fred Kaspar, Bethesda, Siloah und Bethlehem. Kinderheilstätten als Diakonie und Caritas, in: Rheinisch-westfälische Zeitschrift für Volkskunde 66 (2021), S. 308-374; Nike Johanna Matthiesen, Die Kinderheilanstalt Bad Sassendof als „totale Institution" (1945 – 1960), Masterarbeit Universität Münster 2019; Matthias Bade, Kontinuität im Kinderkurheim? Die Institutionsgeschichte des Heims St. Agnes in Bad Sassendorf 1917 – 1969, Masterarbeit Universität Münster 2022.

11 Sylvia Wagner / Burkhard Wiebel, „Verschickungskinder" – Einsatz sedierender Arzneimittel und Arzneimittelprüfungen. Ein Forschungsansatz, in: Sozial.Geschichte Online 28 (2020), S. 1-32, https://sozialgeschichteonline.files.wordpress.com/2020/08/wager_wiebel_verschickung_sgo_28_vorverc3b6ffentlichung-1.pdf [letzter Zugriff: 26.1.2023].

12 Vgl. z. B. Regina Konstantinidis, Verschickt – Verdrängt – Vergessen. Ein persönlicher Erfahrungsbericht des Verschickungskindes Regina Baumann, Norderstedt 2021; Anton Ottmann, Gewitternächte in Nickersberg. Das „Kinderkurheim" des Dr. Bartsch. Eine Dokumentation, Bretten 2021. Auf den Zeugnissen Betroffener beruhen auch die Bücher von Anja Röhl sowie: Hilke Lorenz, Die Akte Verschickungskinder. Wie Kurheime für Generationen zum Albtraum wurden, Weinheim 2021.

13 Stefan Kleinschmidt, Drei tote Kinder in der Kinderheilanstalt Bad Salzdetfurth 1969. Quellenbasierte geschichtswissenschaftliche Dokumentation (im Auftrag der Diakonie in Niedersachsen), Erkenntnisstand: 13. August 2020, Hannover 2020; Stefan Kleinschmidt / Nicole Schweig, Geschichtswissenschaftliche Dokumentationen. Adolfinenheim Borkum 1946 bis 1996 – Helenenkinderheim Bad Pyrmont 1945 bis 1992 – Seehospiz Norderney, Marienheim Norderney, Flinthörnhaus Langeoog, Kinderheimat Bad Harzburg 1945 bis ca. 1980 [2021], https://verschickungsheime.de/wp-content/uploads/2021/08/Dokumentationen-Kinderkurheime_2021.pdf [letzter Zugriff: 26.1.2023]; Johannes Richter / Sarah Meyer, Zwischenbericht „Erfahrungen und Hintergründe der Verschickungskinder in den Einrichtungen des Vereins für Kinder- und Jugendgenesungsfürsorge und der Rudolf-Ballin-Stiftung Hamburg – 1945 – 1980" [2021], https://www.ballin.hamburg/wp-content/uploads/2022/04/ballin-stiftung-zwischenbericht-verschickungskinder.pdf [letzter Zugriff: 26.1.2023]; Susanne Herold, Verschickungskinder. Die Barmer Ersatzkasse und die Kinderverschickungen von 1945 – 1990 [2021, https://verschickungsheime.de/wp-content/uploads/2022/05/220411_Bericht_Quellenlage_Verschickungskinder.pdf [letzter Zugriff: 26.1.2023]; Christine Möller, Zwischenbericht. Stand der Aufklärung der ursprünglich in NetzwerkB erhobenen Vorwürfe über sexuelle Gewalt und körperliche Misshandlungen in den Kinderkurheimen (St. Antonius und St. Johann in Timmendorfer Strand-Niendorf/Ostsee und Sancta Maria auf Borkum) der Kongregation der Franziskanerinnen vom hl. Martyrer Georg zu Thuine. Zeitraum 1970 bis 1990 [2022], http://www.franziskanerinnen-thuine.de/Kinderkuren_21-11-15-Dokumentation-DRUCK.pdf [letzter Zugriff: 26.1.2023].

14 Vgl. S. 78 f.

15 DAK-Gesundheit erkennt das Leid der Betroffenen an. Gemeinsame Stellungnahme des Vorstands und des Verwaltungsrats zum Thema „Verschickungskinder" und Kurheime, https://www.dak.de/dak/download/pressemeldung-2390494.pdf [letzter Zugriff: 26.1.2023].

1 Das Kinderkurwesen der Angestelltenkrankenkassen

1921 – 1945

Als die DAK im Jahre 1951 beschloss, die Kinderkuren in eigener Regie wiederaufzunehmen, knüpfte sie an drei Jahrzehnte Erfahrung an, reichten doch die Anfänge des Kinderkurwesens der Angestelltenkrankenkassen, aus denen die DAK hervorgegangen war, bis in die frühen 1920er Jahre zurück. Konzeption, Organisation und Praxis der Kinderkuren ab den 1950er Jahren orientierten sich, wie im Folgenden gezeigt werden soll, weitgehend an den Mustern, die sich zwischen 1921 und 1944 herausgebildet hatten.

Um diese Kontinuitätslinien zu verdeutlichen, ist es notwendig, die Entwicklung des Kinderkurwesens der Angestelltenkrankenkassen vom Beginn der Weimarer Republik bis zum Zusammenbruch des „Dritten Reiches" in groben Strichen nachzuzeichnen. Zum besseren Verständnis kommt man zudem nicht umhin, die zerklüftete Landschaft der Angestelltenverbände und der mit ihnen eng verbundenen Angestelltenkrankenkassen mit in den Blick zu nehmen. Hier kam es in der Zwischenkriegszeit zu einer Vielzahl von Zusammenschlüssen und Umgründungen, die einen Konzentrationsprozess zur Folge hatten, aus dem Ende der 1920er Jahre die DAK hervorging.

Auf dem Weg zur DAK

Ausgangs des 19. Jahrhunderts gab es im Deutschen Reich eine Vielzahl größerer und kleinerer Vereine und Verbände, die sich als Interessenvertretung der Angestelltenschaft verstanden. Diese stark zersplitterte Angestelltenbewegung nahm mit der Gründung des „Deutschnationalen Handlungsgehilfen-Verbandes“ (DHV) im Jahre 1893 ein anderes Gepräge an. Verstanden sich die traditionellen Angestelltenverbände als weltanschaulich neutrale, auf den friedlichen Ausgleich mit den Arbeitgebern setzende genossenschaftliche Zusammenschlüsse, in denen sich der „Stand“ der Handlungsgehilfen, Büroangestellten und „Privatbeamten“ im Sinne der Selbsthilfe organisierte, so trat mit dem DHV ein „völlig neuer Typ der Interessenvertretung“[1] auf den Plan. Der DHV erschien „teils als Partei, teils als Gewerkschaft“.[2] Als Gewerkschaft brach der DHV mit dem eher wirtschaftsfreundlichen Kurs der anderen Angestelltenverbände und zeigte sich zunehmend bereit, die wirtschaftlichen Interessen der Angestellten notfalls auch mit den Mitteln des Arbeitskampfes durchzusetzen – dies führte zu einer allmählichen „Vergewerkschaftlichung“ der Angestelltenbewegung. Als „weltanschaulicher Richtungsverband mit Bewegungscharakter“[3] trieb der DHV – der sich die Abwehr der Sozialdemokratie, die Einschränkung der Frauenerwerbstätigkeit sowie einen völkischen Antisemitismus auf die Fahnen geschrieben hatte – zudem die „Politisierung“[4] der Angestelltenbewegung voran.

Zu Beginn der Weimarer Republik zerfiel die Angestelltenbewegung in drei politische Lager. Das linke Lager bildeten die sozialdemokratisch-freigewerkschaftlichen Angestelltenverbände. Sie waren im „Allgemeinen freien Angestelltenbund“ (AfA) zusammengeschlossen, der im Jahre 1920 fast die Hälfte aller organisierten Angestellten repräsentierte – ein Zeichen für einen gewissen „Linksschwenk“[5] der Angestelltenbewegung vor dem Hintergrund des Ersten Weltkriegs, der Novemberrevolution und der Gründung des Weimarer Wohlfahrtsstaates. Doch verlor der AfA ab 1923 – also in den „Goldenen Zwanzigern“, dem Jahrfünft relativer Stabilität zwischen 1924 und 1929 – zunehmend an

Bedeutung, 1930 gehörte ihm nur noch ein Drittel aller organisierten Angestellten an.

Entsprechend erstarkte das „bürgerlich-mittelständische Lager".[6] Dieses hatte sich im Jahre 1916 zur „Arbeitsgemeinschaft der kaufmännischen Verbände" zusammengeschlossen, die indessen in der frühen Weimarer Republik zerfiel, als der DHV aus den bisherigen Einheitsbestrebungen ausscherte und zusammen mit einigen kleineren Verbänden – darunter dem „Verband der weiblichen Handels- und Büroangestellten" – im November 1919 den „Gesamtverband deutscher Angestelltengewerkschaften" (Gedag) gründete. Dieser verstand sich als „Dachorganisation der ‚christlich-nationalen' Angestelltenverbände".[7] Den politischen Kurs bestimmte der DHV – „stramm rechts, antisemitisch und völkisch-nationalistisch". So wurde der Gedag zum Sammelbecken des rechten Lagers. Entsprechend nahm seine Bedeutung mit dem allmählichen Erstarken der politischen Rechten – und dem klammheimlichen Aufstieg des Nationalsozialismus – zu, Ende 1926 zog er von der Mitgliederzahl her am AfA vorbei und etablierte sich als größter Angestelltenverband im Deutschen Reich.

Nach dem Ausscheren des DHV aus der „Arbeitsgemeinschaft der kaufmännischen Verbände" schlossen sich mehrere Angestelltenverbände aus der politischen Mitte[8] am 20./21. November 1920 zum „Gewerkschaftsbund der Angestellten" (GDA) zusammen, der in der Weimarer Republik mit etwa 300.000 bis 375.000 Mitgliedern die drittgrößte Selbstorganisation der Angestellten bildete.[9]

Die verschiedenen Angestelltenverbände unterhielten je eigene Krankenkassen – und auch hier geriet mit der Bildung der drei Dachverbände einiges in Bewegung. So kam es in den 1920er Jahren zu einer schrittweisen Zusammenführung der Krankenkassen der im GDA vereinigten Verbände, wobei es einige Hindernisse zu überwinden galt.[10] Mit Wirkung vom 1. Januar 1922 fusionierten zunächst die „Kranken- und Begräbniskasse des Verbandes Deutscher Handlungsgehilfen" (Leipzig) und die „Krankenkasse des Kaufmännischen Vereins von 1858, Versicherungs-Verein auf Gegenseitigkeit" (Hamburg) zur „Krankenkasse des Gewerkschaftsbundes der Angestellten“. Mit Wirkung vom 1. April 1924 schloss sich auch die Kasse des „Breslauer Handlungsgehilfen-Vereins“ von 1774 der neuen Kasse an. Mit den Krankenkassen des „Vereins der Deutschen Kaufleute“ (Berlin) und des „Deutschen Angestellten-Bundes“ (Magdeburg) war die „Krankenkasse des Gewerkschaftsbundes der Angestellten“ zunächst in einer „Arbeitsgemeinschaft“ verbunden, weil einer Fusion rechtliche Hürden entgegenstanden. Nachdem der Gesetzgeber diese Hürden beiseitegeräumt hatte, vereinigten sich die drei Kassen schließlich mit Wirkung vom 1. Januar 1928 zur „Berufskrankenkasse des Gewerkschaftsbundes der Angestellten“, die ihren Namen zum 1. Januar 1930 in „Deutsche Angestellten-Krankenkasse“ (DAK) änderte.

Kinderkuren als Teil des „Gesundheitsdienstes“ in der Weimarer Republik

Bei der „Gesundheitsvorsorge“ für Kinder und Jugendliche übernahm die „Krankenkasse des Gewerkschaftsbundes der Angestellten“ eine „Pionierrolle“.[11] Seit 1921 gewährte sie als zusätzliche, freiwillige Leistung im Rahmen der Familienhilfe „für eine große Anzahl skrofulöser oder stark unterernährter und hochgradig blutarmer Kinder Beihilfen für die Unterbringung in Kinderpflege- und Erholungs-Heimen“.[12] Insbesondere war, wie es im Jahresbericht 1923/24 hieß, das „Kinderheim im Park Zehlendorf“,[13] das sich im Besitz des GDA befand, fast durchgängig voll belegt.

Nach der Überwindung der Hyperinflation machte sich der Verbund der Krankenkassen unter dem Dach des GDA daran, das Kinderkurwesen auszubauen. 1926 begann die „Krankenkasse des Deutschen Angestellten-Bundes“ auf der Grundlage einer Vereinbarung mit den anderen Kassen mit dem Bau einer eigenen „Kinderheilstätte“ bei Bad Frankenhausen am Kyffhäuser, die am 20. April 1927 ihren Betrieb aufnahm. Zu Ehren des wenige Tage zuvor verstorbenen Vorstandsvorsitzenden der „Krankenkasse des Gewerkschaftsbundes der Angestellten“ erhielt dieses erste eigene Kinderkurheim den Namen „Hermann-Hedrich-Heim“. Mit der

Vereinigung der drei Krankenkassen im Umfeld des GDA ging das Haus in den Besitz der „Berufskrankenkasse des Gewerkschaftsbundes der Angestellten" über. Nach einem Ausbau konnte das Heim bis zu hundert Kinder aufnehmen – fortan wurden jährlich zwischen 400 und 600 Kinder zur Kur in das „Hermann-Hedrich-Heim" verschickt.[14] Des Weiteren gewährte die „Berufskrankenkasse des Gewerkschaftsbundes der Angestellten" ihren Mitgliedern Zuschüsse zu Kinderkuren in anderen Heimen, so etwa im Kinderheim „Haus Sonnenschein" in Wittdün auf Amrum, das dem GDA gehörte. Ausgangs der Weimarer Republik wurden jährlich bis zu 2.000 Kinder über die DAK in die Kur verschickt.[15] Diese Zahl wurde auch im Jahre 1932 noch erreicht, obwohl die Reichsregierung im Dezember 1931 den Krankenkassen alle freiwilligen Leistungen, darunter auch die Erholungsfürsorge, untersagt hatte – während sich zugleich die Ernährungssituation von Kindern in der Folge der Weltwirtschaftskrise abermals dramatisch verschlechterte.[16]

Die Kinderkuren gehörten zusammen mit den seit 1922 angebotenen Jugendkuren für Stammversicherte bis zum 20. Lebensjahr, den seit 1930 durchgeführten Reihenuntersuchungen für jugendliche Stammversicherte „mit nachfolgender Gesundheitsbetreuung"[17] und dem „Hygienischen Vortragswesen" zum Bereich des „Gesundheitsdienstes" – wie die Gesundheitsvorsorge bei der DAK zunächst genannt wurde.

Welche Motive lagen dem Auf- und Ausbau dieses „Gesundheitsdienstes" und insbesondere seines Herzstücks, der Kinder- und Jugenderholung, zugrunde? Hier sind zunächst die Folgen des Ersten Weltkriegs auf den Gesundheitszustand von Kindern und Jugendlichen zu nennen. Das Deutsche Reich, das vor dem Krieg etwa ein Drittel seines Lebensmittelbedarfs importiert hatte, war im Jahr 1914 auf einen längeren Krieg denkbar schlecht vorbereitet. So entfaltete das nach Kriegsbeginn von Großbritannien über das Deutsche Reich verhängte Handelsembargo, das durch eine zunehmend wirkungsvollere Seeblockade durchgesetzt wurde, rasch seine Wirkung. Ihren Höhepunkt erreichte die Hungerkrise im „Steckrübenwinter" 1916/17 – nachdem die Kartoffelernte im Jahre 1916 nur etwa die Hälfte des Friedensertrags erreicht hatte, blieben zur Ernährung der Zivilbevölkerung fast nur noch Kohl- und Steckrüben übrig. Bis Kriegsende blieb die Ernährungssituation angespannt. Vorsichtigen Schätzungen zufolge lag die Gesamtzahl der zivilen Hungertoten im Deutschen Reich im Zeitraum von 1914 bis 1918 – unter Berücksichtigung der durch die Spanische Grippe im letzten Kriegsjahr bedingten Übersterblichkeit – bei 424.000.[18] Bei den „Kriegskindern" hatte die jahrelange Mangel- und Fehlernährung tiefe Spuren hinterlassen. Sie waren in ihrer Entwicklung deutlich verzögert, im Durchschnitt drei bis fünf Zentimeter kleiner als gleichaltrige Kinder früherer Geburtsjahrgänge und wogen zwei bis fünf Kilogramm weniger, waren blass und blutarm. Mangelkrankheiten wie Rachitis und Tuberkulose waren weit verbreitet.[19] Vor diesem Hintergrund lag der Gedanke, neben *Heil*kuren für kranke Kinder auch *Erholungs*kuren für gesundheitsgefährdete Kinder anzubieten, auf der Hand.

Beides hatte es bereits lange vor dem Ersten Weltkrieg gegeben.[20] Seit den 1860er/70er Jahren waren in Deutschland – nach englischem Vorbild – zahlreiche Solebäder und Seehospize speziell für Kinder entstanden, die sich 1881 unter dem Vorsitz von Friedrich Wilhelm Beneke (1824–1882), dem Begründer der Bäderheilkunde in Deutschland, im „Verein für Kinderheilstätten an den deutschen Küsten" zusammenschlossen. Um 1900 gab es bereits 33 Seehospize und 28 Kinderheilstätten in deutschen Kurorten mit fast 4.900 Betten, die *Heil*kuren für Kinder anboten.[21] Daneben gründeten die mit der Einführung der Arbeiterrentenversicherung im Jahre 1890 eingeführten Landesversicherungsanstalten, die sich schon bald der Tuberkulosebekämpfung zuwandten, seit 1903 eigene Kurheime für Kinder, die an Tuberkulose erkrankt waren.[22] Auf dem Feld der *Erholungs*kuren hatten sich seit den 1870er Jahren – nach Schweizer Vorbild – auch in Deutschland private „Vereine für Ferienkolonien" gegründet, die sich 1885 zu einer „Zentralstelle der Vereinigungen für Sommerpflege in Deutschland" zusammenschlossen. Im Jahre 1910 bestanden 289 solcher Vereine, die Erholungskuren für rund 74.000 Kinder anboten.[23] Daneben traten bereits vor 1914 auch andere Akteure auf dem Feld der „Erholungsfürsorge“ auf den Plan, „so die Träger der freien Wohlfahrtspflege, Kommunen, überörtliche Fürsorgeträger, Großbetriebe, öffentliche Verwaltungen wie Eisenbahn und Post sowie Krankenkassen“.[24] Sie organisierten sich unter dem Dach des 1917 gegründeten Vereins „Landaufenthalt für Stadtkinder“, der auch als „Reichszentrale für die Entsendung von Kindern zum Erholungsaufenthalt“ fungierte.

*Heil*kuren für erkrankte Kinder gehörten seit 1914 zu den freiwilligen Leistungen der Krankenkassen. Rechtliche Grundlage dafür war der § 187, Abs. 4 der Reichsversicherungsordnung (RVO) vom 19. Juli 1911, der die „Fürsorge für Genesende“ zum Gegenstand hatte und es den Kassen erlaubte, über ihre Pflichtaufgaben hinaus Genesungsheime und Walderholungsstätten zu unterhalten sowie Bade- und Luftkuren durchzuführen. § 363 RVO gestattete es den Krankenkassen darüber hinaus, finanzielle Mittel zur „allgemeinen Krankheitsverhütung“ bereitzustellen.[25] Dieser Paragraph eröffnete den Kassen nach dem Ersten Weltkrieg die Möglichkeit, *Erholungs*kuren für Kinder anzubieten, deren Gesundheit durch die Folgen des Krieges gefährdet war.

Die Sorge um die „Kriegskinder“ überlagerte sich mit der bereits vor dem Ersten Weltkrieg in der Pädiatrie und Balneologie formulierten These, dass die moderne Großstadt, in der die natürlichen „Wachstumsreize“[26] – frische Luft, Sonne, Bewegung – weitgehend ausgeschaltet wären, der jugendlichen Gesundheit abträglich sei und zu Entwicklungsstörungen führe. Als typische Symptome meinte man ein übermäßiges Längenwachstum, Untergewicht, einen zu geringen Brustumfang, eine schlechte Haltung und eine allgemeine Körperschwäche erkennen zu können. Dem „untersetzten, kräftigen, breitbrüstigen Bewohner des Landes“ wurde „der langaufgeschossene, schmalbrüstige, muskelschwache Schreiber oder Handlungsgehilfe als Typus gegenübergestellt“.[27] In den 1920er Jahren versuchten verschiedene Spezialstudien zu belegen, dass Kaufmannslehrlinge – als Angehörige eines „Reizmangelberufs“[28] – in ihrer Entwicklung besonders gehemmt seien.[29] Zugleich seien sie an ihrem Arbeitsplatz in besonderem Maße der Überflutung durch schädliche Reize ausgesetzt. „Durch Rationalisierung, Kurzschrift, die Einführung von Diktierapparaten und Fernsprechern habe sich die Arbeitsintensität um ein Vielfaches gesteigert",[30] was in vielen Fällen zu einer „Nervenschwäche" führe. Der Mangel an natürlichen und das Übermaß an schädlichen Reizen in der urbanen Lebenswelt habe zudem zu einer bedenklichen allgemeinen Entwicklungsbeschleunigung („Akzeleration") geführt.[31] Dass solche Studien die Aufmerksamkeit gerade der Angestelltenkrankenkassen erregten, kann nicht verwundern – Reihenuntersuchungen der versicherten Lehrlinge und Erholungskuren für die „Gesundheitsgefährdeten" unter ihnen waren die logische Konsequenz, ebenso Kindererholungskuren, die Entwicklungsstörungen schon vor Eintritt in das Jugendalter vorbauen sollten.

Weiterhin ist zu berücksichtigen, dass der Gesichtspunkt der medizinischen Prophylaxe in den 1920er Jahren ganz allgemein an Gewicht gewann. Die Studien über die gesundheitlichen Auswirkungen kaufmännischer Berufe fallen in das Gebiet der *Sozialhygiene,* einer noch jungen Teildisziplin der Hygiene, die sich mit den Zusammenhängen zwischen Gesundheit, Krankheit und sozialer Lage befasste. Die Sozialhygiene hatte sich, an ältere Ansätze aus dem 19. Jahrhundert anknüpfend, zu Beginn des 20. Jahrhunderts im Grenzbereich zwischen Medizin, Hygiene und Demographie etabliert und erlebte in den 1920er Jahren einen kräftigen Aufschwung – galt doch die Stärkung der „Volksgesundheit" als wichtiger Baustein im Wiederaufbau der Wirtschaft, der Gesellschaft und des Staates nach der Katastrophe des Ersten Weltkriegs.[32] Mit dem Aufschwung der Sozialhygiene trat der Gedanke der vorbeugenden Gesundheitsfürsorge immer stärker in den Vordergrund – hier bereits in der Kindheit und Jugend zu beginnen, lag nahe. Für die Angestelltenkrankenkassen war diese Form des „Gesundheitsdienstes" in doppelter Hinsicht attraktiv. Sie ließ sich leicht mit dem genossenschaftlichen Gedanken verbinden, der für das Selbstverständnis der Angestelltenverbände und ihrer Kassen grundlegend war – sie sahen sich als Solidargemeinschaften von Standesgenossen und deren Familien. Zum anderen versprach die vorbeugende Gesundheitsfürsorge Kosteneinsparungen im Bereich der Behandlung von Krankheiten: Auf lange Sicht – so die Überlegung – würden sich die Aufwendungen für gesundheitliche Aufklärung, Reihenuntersuchungen und Erholungskuren rechnen.

Schließlich darf nicht vergessen werden, dass unter den Krankenkassen, auch unter den Angestelltenkrankenkassen, ein scharfer Wettbewerb herrschte. Die „Krankenkasse des Gewerkschaftsbundes der Angestellten“ stand auch auf dem Feld des „Gesundheitsdienstes“ in Konkurrenz insbesondere mit der „Deutschnationalen Kranken- und Begräbniskasse“, also der Krankenkasse des DHV, die seit ihrer Gründung im Jahre 1899 mit aggressiver Werbung versucht hatte, nicht nur den Ortskrankenkassen, sondern auch den freien Hilfskassen der anderen kaufmännischen Vereine und Verbände das Wasser abzugraben.[33] Nach dem Ersten Weltkrieg wandte sich auch die „Deutschnationale Krankenkasse“ der vorbeugenden Gesundheitsfürsorge zu. Seit 1921 führte sie Kindererholungskuren im Evangelischen Johannesstift in Spandau durch, 1928/29 eröffnete sie ihr erstes eigenes Kinderkurheim, das „Anton-Tarnowski-Heim“ in Bad Sassendorf in Westfalen,[34] wenig später folgte ein weiteres, das „Kinderheim Schloß Neuhaus“ bei Sonneberg in Thüringen.

Auch in der Jugendgesundheitsfürsorge waren der DHV und die „Deutschnationale Krankenkasse“ aktiv. „Wehrertüchtigung“ war bereits im Kaiserreich ein wichtiges Anliegen der Lehrlingsarbeit des DHV gewesen und wurde „vordringliches Ziel der DHV-Turnergilde, als der Versailler Friedensvertrag die Wehrpflicht in Deutschland abgeschafft hatte“.[35] Schon früh wurden die Mitglieder dieser „Turnergilde“ sportmedizinisch untersucht, was ab 1926 zu verstärkten Bemühungen führte, allmählich alle Lehrlinge des zweiten Lehrjahres, die in der „Deutschnationalen Krankenkasse“ versichert waren, durchzumustern.[36] 1922 hatte der DHV die Burg Lobeda im gleichnamigen Ort bei Jena im Thüringer Wald erworben. Zunächst als Tagungs- und Schulungsstätte sowie Ferienheim genutzt, diente die Burg ab 1926 als „Heilstätte der deutschen Kaufmannsjugend“.[37] 1929 richtete die „Deutschnationale Krankenkasse“ eine eigene Abteilung Gesundheitsfürsorge ein, die von dem Sportarzt und Sozialhygieniker Hans Hoske (1900–1970) geleitet wurde, der seit 1926 als Beratender Arzt nebenamtlich für die Kasse tätig gewesen war – er sollte im „Dritten Reich" vor allem mit seiner Schrift „Die menschliche Leistung als Grundlage des totalen Staates" (1936) der nationalsozialistischen Leistungsmedizin kräftige Impulse geben.[38] Unter Hoskes Leitung entfaltete die Abteilung Gesundheitsfürsorge der „Deutschnationalen Krankenkasse" eine Kampagne zur „Gesundheitserziehung", die sich, abgesehen von verschiedenen Publikationen, auch einer in Zusammenarbeit mit dem Dresdner Hygienemuseum erarbeiteten Wanderausstellung bediente.[39]

Bis 1933 standen die freiwilligen Leistungen der „Krankenkasse des Gewerkschaftsbundes der Angestellten" und der „Deutschnationalen Krankenkasse" auf dem Gebiet der Gesundheitsfürsorge in unmittelbarer Konkurrenz zueinander – es ging immer auch darum, durch vorbildliche Leistungen vorbeugender Gesundheitsfürsorge die eigenen Mitglieder an die Kasse zu binden und neue Mitglieder zu gewinnen, womöglich bei der Konkurrenzkasse abzuwerben. Erst mit der nationalsozialistischen Machtübernahme kam es zu einer Bündelung der konkurrierenden Bestrebungen.

Die „Gleichschaltung" der DAK

Im Zuge der nationalsozialistischen „Gleichschaltung" verloren die Angestelltenverbände ihre Selbstständigkeit: Der AfA sah sich Ende März 1933 zur Selbstauflösung gezwungen, GDA und Gedag verschmolzen im Mai 1933 zur „Nationalsozialistischen Angestelltenschaft", die schließlich in der Deutschen Arbeitsfront (DAF) aufging. Dieser Prozess der „Gleichschaltung" hatte Auswirkungen auch auf die Angestelltenkrankenkassen – es blieben nur noch fünf Verbandskassen übrig.[40] Die DAK konnte ihre Eigenständigkeit retten, indem sie ihre männlichen Mitglieder an die „Deutschnationale Krankenkasse" abgab und dafür von den verbliebenen übrigen Angestelltenkrankenkassen deren weibliche Mitglieder übernahm.[41] So wurde die DAK am 1. Juli 1933 in die „VWA-Kasse. Berufskrankenkasse der weiblichen Angestellten" umgewandelt (ab 1. Januar 1935: „Berufskrankenkasse der weiblichen Angestellten (Ersatzkasse)“, BdwA) und am 1. Mai 1934 mit vier weiteren Kassen zur „Arbeitsgemeinschaft der Berufskrankenkassen“ zusammengefasst. Am 1. Juli 1935 wurde die BdwA schließlich mit der „Berufskrankenkasse der Kaufmannsgehilfen“ (BdK) – so der neue Name der Kasse des DHV – zu einer „Arbeitsgemeinschaft der Berufskrankenkassen für Kaufmannsgehilfen und weibliche Angestellte“ zusammengeführt.[42] Die beiden Kassen bildeten fortan eine Verwaltungsgemeinschaft, deren Hauptsitz ab 1935 am Holstenwall 3–5 in Hamburg untergebracht war. Mit Beginn des Zweiten Weltkriegs – zum 1. Januar 1940 – fusionierten die BdwA und die BdK zu einer einzigen Krankenkasse, die den Namen „Berufskrankenkasse der Kaufmannsgehilfen und weiblichen Angestellten. Ersatzkasse. Körperschaft des öffentlichen Rechts“ (BKW) erhielt. Die neue Kasse begann mit 875.000 Mitgliedern, 1944 zählte sie bereits 1,12 Mio. Mitglieder – sie war damit die zweitgrößte Krankenkasse im Deutschen Reich.[43]

Festzuhalten bleibt, dass die DAK, die sich als Krankenkasse der im GDA zusammengeschlossenen Angestelltenverbände der politischen Mitte gebildet hatte, mit der Krankenkasse des früheren DHV zusammengeführt wurde – damit gewann der völkische Gedanke auch im Kinderkurwesen der Angestelltenkrankenkassen weiter an Boden.

Kinderkuren als Teil der „Gesundheitsführung“ im „Dritten Reich“

Ungeachtet der institutionellen Umbrüche wurde der „Gesundheitsdienst“ weiter ausgebaut – nun unter dem Begriff der „Gesundheitsführung“. Hinter dieser neuen Begrifflichkeit verbarg sich eine Neuausrichtung dieses Arbeitsfeldes nach dem Prinzip der differenzierten Fürsorge: Die Aufgabe bestehe, so legte es die Leitung der „Arbeitsgemeinschaft der Berufskrankenkassen“ in einem Grundsatzbeschluss im Dezember 1934 fest, „nicht mehr in einer wahl- und ziellosen Fürsorge für das Schwache und Minderwertige im Staate, sondern in der zielbewußten gesundheitlichen Führung des erbbiologisch wertvollen Volksgenossen".[44]

Die „Kinderfürsorge" und insbesondere die Kinderkuren bildeten nach wie vor den Schwerpunkt innerhalb dieses Arbeitsfeldes. Dafür standen der „Arbeitsgemeinschaft der Berufskrankenkassen" zunächst drei eigene Kinderkurheime zur Verfügung: das „Hermann-Hedrich-Heim" (75 Betten), das der DAK gehört hatte und im Zuge der Aufteilung des Vermögens der DAK an die Kasse des DHV überging,[45] ferner das „Anton-Tarnowski-Heim" in Bad Sassendorf (96 Betten) sowie das „Kinderheim Schloß Neuhaus" bei Sonneberg (46 Betten).[46] 1934 machten 1.269 Kinder im Rahmen der Familienhilfe eine Kur in einem dieser drei Kurheime. Andere Kinder wurden in „Vertragsheime" verschickt – das waren Heime anderer Träger, die vertraglich mit der „Arbeitsgemeinschaft der Berufskrankenkassen" verbunden waren. 1934 konnten insgesamt 4.104 Kinder eine Kur machen.[47] Bis Ende der 1930er Jahre verdoppelte sich diese Zahl. Das Kinderkurwesen der Krankenkassen konnte sich behaupten, auch wenn die Nationalsozialistische Volkswohlfahrt (NSV) im Zuge der „Kinderlandverschickung" ungleich mehr Kinder auf das Land schickte.[48]

Der Bau des „Schuppenhörnle" – zur architektonischen Gestaltung der Kinderkurheime

Aufgrund der großen Nachfrage entschloss sich die „Berufskrankenkasse der Kaufmannsgehilfen", im Hochschwarzwald ein weiteres Kinderkurheim zu bauen. Zu diesem Neubau gibt es eine dichte Quellenüberlieferung, die Einblicke in die architektonische Gestaltung der Kinderkurheime und das ihr zugrunde liegende Konzept der Kinderkur erlaubt. Da viele Kinderkurheime der 1920er/30er Jahre – so auch das neue Heim im Schwarzwald – noch lange nach 1945 genutzt wurden und die räumlichen Gegebenheiten ganz wesentlich zu den Rahmenbedingungen der Kinderkuren gehörten, sei der Bau des Hauses „Schuppenhörnle" an dieser Stelle ausführlicher dargestellt.

Am 31. Januar 1935 wurde gemäß den Vorgaben des Reichskulturkammergesetzes vom 1. November 1933 ein Wettbewerb zum Bau eines Kinderkurheimes am Hang des Schuppenhörnle in Falkau bei Altglashütten ausgeschrieben, zu dem sechs Architekturbüros aus Hamburg, Hannover, Nürnberg, Stuttgart, Karlsruhe und Freiburg eingeladen wurden.[49] Der Neubau sollte, so hieß es in den Erläuterungen zur Ausschreibung, „den praktischen Bedürfnissen eines Kinderheimes"[50] entsprechen – „Wert auf irgendwelchen Luxus wird nicht gelegt". Eine der Vorgaben war, dass sich der Bau „außenarchitektonisch [...] dem Landschaftsbild anpassen [sollte] unter Verwendung des in der dortigen Gegend üblichen Bausteins". Die Kosten sollten 300.000 RM nicht übersteigen. Aus dem Wettbewerb ging das Karlsruher Architekturbüro Brunisch & Heidt als Sieger hervor.[51] Der Entwurf des neuen Kinderkurheims stammte von Arthur Brunisch (1889–1965) und Friedrich Heidt (1889–1973), doch wurde ihnen bei der Umsetzung „von der Bauherrschaft"[52] der Referent für Baukunst in der Landesleitung Baden der „Reichskammer der bildenden Künste", Dipl.-Ing. Lang aus Pforzheim, der auch schon dem Preisgericht des Wettbewerbs angehört hatte, „als Mitarbeiter [...] beigegeben".[53]

Am 10. Juli 1935 begannen die Bauarbeiten, am 30. November 1935 wurde das Richtfest gefeiert. Eigentlich sollte das neue Kinderkurheim Mitte 1936 seiner Bestimmung übergeben werden, doch verzögerten sich die Bauarbeiten aufgrund der schwierigen Witterungsverhältnisse, der Transportschwierigkeiten sowie des Arbeitskräftemangels.[54] Auch die Kosten liefen aus dem Ruder – am Ende summierten sie sich auf rund 500.000 RM.[55] Schließlich konnte das „Schwarzwald-Kinderheim" am 16. Januar 1937 in Anwesenheit von Vertretern aus Staat und Partei feierlich eingeweiht werden.[56] Ein Beleg dafür, dass das neue Heim auch überregionale Beachtung fand, waren die zahlreichen Glückwunschtelegramme, die zur Einweihung eintrafen – darunter eines des „Reichsärzteführers" Gerhard Wagner (1888–1939). Arthur Brunisch – dem übrigens wenig später, vom 3. Juni 1938 bis 17. Februar 1939, wegen seiner Geschäftsbeziehungen zu jüdischen Unternehmen und seiner früheren Zugehörigkeit zu einer Freimaurerloge vorübergehend die

Mitgliedschaft in der NSDAP entzogen wurde[57] – bezeichnete es in seiner Ansprache bei der Einweihung des neuen Kinderkurheims als „die vornehmste Aufgabe des Architekten, eine Baugestaltung aus dem Wesen der Landschaft, des Volkes und der Volksgemeinschaft heraus zu finden."[58] Architekt Lang als Landesreferent der „Reichskammer der bildenden Künste" sprach in seiner Rede „über die Baukunst des Dritten Reiches [...], die gerade in diesem neuen Falkauer Heim wieder bestimmenden Ausdruck gefunden habe".[59] Das Heim solle „Zeuge nationalsozialistischen Aufbauwillens sein". Im März 1937 – der erste Kurgang im „Schwarzwald-Kinderheim", der am 19. Januar begonnen hatte, lief noch – verkündete „Der Betriebshelfer" stolz: „Vom Schuppenhörnle im Badnerland weht das Hakenkreuzbanner."[60]

Unter dem Titel „Vorbildliches neues Kinderheim der Berufskrankenkasse" legte die „Arbeitsgemeinschaft der Berufskrankenkassen" den Landesstellen des Reichsministeriums für Volksaufklärung und Propaganda den Entwurf eines Pressetextes vor, in dem die Vorzüge des neuen Hauses angepriesen wurden.[61] Es biete „Raum für 100 Kinder und für ein betreuendes Personal von 25 Köpfen". Es sei alles berücksichtigt worden, „was Hygiene, Technik und Soziologie an neuen Erkenntnissen und Möglichkeiten bieten". Der Pressetext ging auch auf die architektonische Gestaltung des neuen Kinderheims ein, das „in seiner Bauweise sichtbarer Ausdruck einer neuen, arteigenen Baugesinnung ist".

Diese letzte Bemerkung spielt darauf an, dass das neue Kinderkurheim am Hang des Schuppenhörnle konsequent im Stil der „Heimatschutzarchitektur" erbaut war.[62] Diese mit der Gründung des „Deutschen Bundes Heimatschutz" im Jahre 1904 erstmals proklamierte, auf die Überwindung des Historismus und des Jugendstils gerichtete Reformbewegung in der Baukunst ist mit ihrer auf Klarheit, Sachlichkeit und Funktionalität abhebenden Formensprache eindeutig auf dem Weg in die architektonische Moderne zu verorten, sie forderte zugleich aber auch eine behutsame Einbettung ihrer Bauten in die sie umgebende Kulturlandschaft, die Wiederaufnahme traditioneller, handwerklich geprägter Bauweisen und die Verwendung ortsüblicher Baumaterialien. Sie setzte damit einen dezidiert zivilisationskritischen Akzent. Der „Heimatschutzstil“ wurde wegen seiner Tendenz zu Monumentalbauten bis vor Kurzem umstandslos in die Nähe des faschistischen Bauens gerückt – was eindeutig zu kurz greift, wenn man sich vor Augen führt, dass er keineswegs auf Deutschland beschränkt war.[63] Doch kam er mit seiner Synthese von Modernität, Zivilisationskritik und Integration vormodernen Kulturguts dem nationalsozialistischen Gesellschaftsentwurf entgegen.[64]

Im Falle des Kinderkurheims am Schuppenhörnle waren sich der Bauherr, das Preisgericht, das mit der Verwirklichung des Projekts beauftragte Architekturbüro und der von der Landesleitung Baden der „Reichskammer der bildenden Künste“ beigegebene Architekt offenbar einig, ein Bauensemble in reinem „Heimatschutzstil“ zu schaffen. Welche Überlegungen verbanden sich mit dieser Entscheidung? Was lernen wir daraus über die den Kinderkuren zugrunde liegende Konzeption? Welche Auswirkungen hatte die architektonische Gestaltung des Heims auf die Praxis der darin stattfindenden Kinderkuren?

In einem programmatischen Text zu dem neuen Kinderkurheim – wahrscheinlich aus der Hand der ausführenden Architekten – heißt es zum architektonischen Konzept des Neubaus:

> *„Um zu einer stilbildenden Baukultur und damit zu einer ureigenen deutschen Baukunst zu gelangen, ist dreierlei von Nöten:*
>
> *1. Ein gesundes und innerlich festgefügtes Verhältnis zu Volk und Landschaft, zu Blut und Boden! Das Gehöft des alemannischen Bauern sieht anders aus, als das Haus des friesischen Fischers. Der Bau in der weiten Ebene wird einen anderen Ausdruck finden müssen, als der im rauhen Bergland. Dass hierbei auch die bodenständigen und landschaftlich bedingten Baustoffe ein gut Wort mitreden, weiß jeder, der offenen und klaren Auges sich die deutschen Landschaften anschaut.*
>
> *2. Ein liebevolles Verstehen und ein kluges Insichaufnehmen des großen und überkommenen Kulturgutes unserer Ahnen.* [...]
>
> *3. Eine anständige, gesunde und handwerklich echte Gesinnung auch in den kleinsten Dingen. Bei aller Wertschätzung des*

rein Maschinellen darf es bei einem Bauwesen niemals Hauptzweck werden. Ins Kulturelle übertragen, könnte eine einseitige Anschauung verheerende Wirkung haben.“[65]

Diese Grundsätze waren beim Bau des Kinderkurheimes am Schuppenhörnle konsequent umgesetzt worden. *Erstens* hatten sich die Architekten große Mühe gegeben, das Gebäude in die umgebende Landschaft einzupassen, und bewusst „auf ein starres Bauprinzip verzichtet“. Das Hauptgebäude mit seiner über siebzig Meter breiten Fassade schmiegte sich „in leicht geschwungener Form“ in etwa 1.100 Metern Höhe an den Hang des Schuppenhörnle an, das Kellergeschoss wurde teilweise in den Berg hineingebaut (Abb. 1). Dazu waren umfangreiche Sprengungen des harten Granitgesteins notwendig gewesen. „Bau und Umgebung sollen eine Einheit bilden“ – auch der große „Turn- und Spielplatz“ und ein kleiner „Gymnastikplatz“ fügten sich in den Hang ein, die gärtnerische Gestaltung des Geländes wurde „auf das allernotwendigste“ beschränkt. Immer wieder hervorgehoben wurde die Aussicht: „Frei und ungehindert schweift der Blick in die Runde und was sich ihm von der Höhe dieses Kinderheims erschließt, gehört mit zu dem Schönsten, was unsere an Schönheiten reiche Heimat einem schönheitsdurstigen Auge zu bieten vermag.“[66] Die Aufgabe des Heimes liege, so Arthur Brunisch, nicht zuletzt darin, „dass die Kinder die Schönheit des Landes erfassen und überall dort, wo sie herkommen, von der badischen Heimat erzählen“.[67] Dies trage zur „Festigung der Volksgemeinschaft“ bei. *Zweitens* hatte man beim Bau des neuen Kinderkurheims an für den Schwarzwald charakteristische Bauformen angeknüpft und auf landestypische Baumaterialien zurückgegriffen: Fundament und Erdgeschoss waren aus dem heimischen Granitstein gemauert, die Außenseiten erhielten eine Schindelverschalung, das Dach wurde mit Schieferplatten gedeckt, im Inneren hatte man in der Hauptsache auf Holz als Baustoff zurückgegriffen.[68] Auch hier lag der Sinn darin, den Kindern, die sich in dem Gebäude und auf dem Gelände befanden, eine Vorstellung von deutscher Baukultur – und damit von einem vermeintlichen *deutschen Wesen* – zu vermitteln.

Dessen ungeachtet handelte es sich ein modernes, mit neuester Technik ausgestattetes, betont funktional und sachlich gestaltetes Gebäudeensemble, bestehend „aus dem massigen Hauptbau und einem niederen Terrassenbau, der zu dem Hausmeisterhaus überleitet“.[69] Das Hauptgebäude war dreigeschossig mit einem ausgebauten Dachgeschoss (Abb. 2). Im Kellergeschoss befanden sich auf der Ostseite die Kochküche, Vorratsräume und die Kühlanlage, auf der Westseite die „kurbetriebliche Abteilung“: Turnhalle, Auskleideräume, Duschräume, Schuhputzräume und Trockenräume. Das Erdgeschoss war vom Eingangsplatz aus über eine kleine Freitreppe zugänglich; im Ostflügel lagen die große Eingangshalle, die Räume des Arztes und der Oberin. Im Westflügel gab es eine Isolierstation, die einen separaten Ausgang hatte. „Die gesamte Südfront, die durch große Schiebefenster Licht und Luft in reichem Maße einströmen lässt, enthält die Speisesäle der Kinder sowie die Spiel- und Tagesaufenthaltsräume.“ Nach Norden lagen die Treppenhäuser, Waschräume und Toiletten, der Schwesterntagesraum sowie ein Gästespeisezimmer. Das Obergeschoss war als reines „Schlafgeschoss“ konzipiert. Die gesamte Südfront wurde von den Schlafsälen eingenommen, wobei jeweils zwei mit einem Schwesternzimmer in der Mitte eine Gruppe von 16 Betten bildeten. Für jede Gruppe lagen an der Nordseite ein Waschraum und ein Ankleideraum, in dem auch die Schränke der Kinder aufgestellt waren. Das Dachgeschoss enthielt die Personalräume, zwei große Liegehallen sowie Abstellräume. Eine breite Veranda zog sich über das ganze Geschoss.

Was auffällt, ist die klare Trennung der Funktionsbereiche. Schlafen, Waschen, Ankleiden, Essen, Spielen, Ruhen – für alle Aktivitäten gab es separate Räume, in denen die Kinder in größeren Gruppen zusammengefasst waren. Einzig die Schlaf-, Wasch- und Ankleideräume im Obergeschoss, die für jeweils acht Kinder ausgelegt waren, boten die Möglichkeit, dass sich Kinder in kleineren Gruppen zusammenfanden. Das ganze Heim war auf die Sozialform des Lagers ausgerichtet – auch durch diesen inneren Aufbau wurde an der „Festigung der Volksgemeinschaft“ gearbeitet. Die Aussage der Architekten, den Kindern solle „möglichst wenig zum

Bewusstsein kommen, dass sie sich eigentlich in einem Erholungsheim aufhalten", steht dazu in einem gewissen Spannungsverhältnis. Schon die bauliche Gestaltung des Kinderkurheims am Schuppenhörnle – wie auch der anderen Heime – verhinderte geradezu das Entstehen einer familiären Atmosphäre. Der Bruch mit dem Leben in der Familie war eklatant – und das war auch so intendiert, ging es doch bei den Kinderkuren jener Zeit immer auch um eine Erziehung „zur Ordnung, Reinlichkeit, Pünktlichkeit, Disziplin, Unterordnung und Kameradschaft".[70]

Der Ausbau der „Gesundheitsführung" im Jahre 1938

Seit 1935 kooperierte die „Arbeitsgemeinschaft der Berufskrankenkassen für Kaufmannsgehilfen und weibliche Angestellte" auf dem Feld der „Gesundheitsführung" mit dem „Hauptamt für Volksgesundheit der NSDAP".[71] Der Kooperationsvertrag umfasste vier Aufgabengebiete: das „hygienische Vortragswesen", die alljährlichen Reihenuntersuchungen für jugendliche Stammversicherte, die Verschickung kurbedürftiger Lehrlinge in „Jugenderholungsstätten" sowie die „Kindergesundung", also die Verschickung von Kindern zwischen vier und 14 Jahren in Kinderkurheime. Durch eine Zusatzvereinbarung vom 25. April 1938 wurde die „Gemeinschaftsarbeit" mit dem „Hauptamt für Volksgesundheit" auf ein weiteres Aufgabengebiet ausgedehnt: die jährliche ärztliche Untersuchung der in Familienhilfe mitversicherten Kinder der Mitglieder der „Berufskrankenkasse der Kaufmannsgehilfen" und der „Berufskrankenkasse der weiblichen Angestellten".

Das neue Angebot der Kassen scheint bei den Mitgliedern zunächst auf Gleichgültigkeit oder Misstrauen gestoßen zu sein. 16.901 Kinder im Alter von vier bis acht Jahren wurden 1938 zur ärztlichen Untersuchung „aufgefordert". Leider, so hieß es im Jahresbericht der „Arbeitsgemeinschaft der Berufskrankenkassen für Kaufmannsgehilfen und weibliche Angestellte", habe man die Erfahrung machen müssen, dass man „nicht bei allen Eltern von vornherein die eigentlich selbstverständliche Einsicht in den gesundheitlichen Nutzen unserer Anstrengungen voraussetzen" dürfe. Es habe „mühevoller Aufklärungsarbeit" bedurft, um schließlich 11.444 Kinder (67,7 % der „Aufgeforderten") einer ärztlichen Untersuchung „zuführen zu können". Die Mühe habe sich indessen gelohnt – „in nicht weniger als 2.160 Fällen" habe man „Kurbedürftigkeit" festgestellt. Dass die neu eingeführte Reihenuntersuchung von Kindern zu einem Anstieg bei den Kinderkuren führte, liegt auf der Hand – auch wenn man die in der Nachkriegszeit verbreitete Deutung, man habe die Kinder auf diese Weise vor der Verschickung durch die NSV bewahren wollen, getrost in das Reich der Geschichtslegenden verbannen kann.[72]

Dass die Zahl der Kinderkuren im Jahre 1938 deutlich anstieg, lag aber auch an verschiedenen Maßnahmen, um Kindern von Versicherten aus den unteren Einkommensgruppen und Kindern aus kinderreichen Familien einen Kuraufenthalt zu ermöglichen: „Verminderung der Wäscheausrüstung, Bereitstellung von Trainingsanzügen, Turnanzügen und Wäschestücken, Übernahme des Fahrgeldes, der Gepäck- und Versicherungskosten, Übernahme der Kosten für den Transportbegleiter und bei Familien mit drei und mehr Kindern in den Herbst- und Wintermonaten volle Übernahme der Kurkosten. In den Sommermonaten übernahmen wir bei kinderreichen Familien wiederum die halben Kurkostenanteile." Auf diese Weise sei es tatsächlich gelungen, so der Jahresbericht, den Anteil der Kinder aus kinderreichen Familien und unteren Versicherungsklassen zu steigern. 1938 waren insgesamt 6.007 Kinder zur Kur geschickt worden – in den Jahren zuvor waren es jeweils zwischen 4.000 und 4.500 gewesen.[73] Die „Arbeitsgemeinschaft der Berufskrankenkassen für Kaufmannsgehilfen und weibliche Angestellte" verfügte zu dieser Zeit über vier eigene Kinderkurheime – die im April 1938 umbenannt worden waren: „Schuppenhörnle" (Falkau), „Am Hausmannsturm" (Bad Frankenhausen), „Schloßberg" (Neuhaus-Schierschnitz) und „Haus Hamburg" (Bad Sassendorf).[74] Außerdem wurden Kinder in 39 Vertragsheimen untergebracht. Die Zusammenarbeit mit den Vertragsheimen würde „durch einen planmäßigen Besuchsdienst"[75] gefördert. Für die „Oberinnen" und „Hortnerinnen" in den eigenen Kinderkurheimen wurde ein Lehrgang durchgeführt.

Auch die anderen Felder der „Gesundheitsführung“ wurden 1938 zielstrebig ausgebaut. Bei den Reihenuntersuchungen für jugendliche Versicherte sollten 1938/39 bis zu 38.000 Menschen erfasst werden (gegenüber 24.000 in den Jahren 1937/38). Der Andrang auf die Jugendkuren hatte die „Arbeitsgemeinschaft der Berufskrankenkassen für Kaufmannsgehilfen und weibliche Angestellte“ dazu bewogen, neben den bereits bestehenden eigenen Jugenderholungsstätten Grünhain und Travemünde ein weiteres Heim in Steig im Schwarzwald als Vertragsheim zu beschicken, wodurch die Zahl der zur Kur verschickten Jugendlichen im Jahre 1938 auf etwa 1.300 stieg (gegenüber 552 im Jahre 1937). Des Weiteren beteiligte sich die Arbeitsgemeinschaft an den Kosten der von der DAF durchgeführten Betriebsuntersuchungen.

Zunächst versuchsweise wurde zudem im Jahre 1938 in Berlin die „sozialpflegerische Betreuung“ kranker und genesender Versicherter durch eine „erfahrene Schwester“ aufgenommen. Sie „beriet und unterstützte“ auch „junge Mütter“ – auch auf diesem Wege dürften Kinderkuren angeregt worden sein.

Dasselbe gilt für das „hygienische Vortragswesen“, das 1938 ebenfalls beträchtlich ausgeweitet wurde. Es wurden 602 Veranstaltungen mit insgesamt 75.225 Besucherinnen und Besuchern durchgeführt. Für die „gesundheitliche Volksbelehrung“ standen vier Filme – darunter der von der Ufa produzierte Tonfilm „Wintersonne – Kinderwonne“ – und 14 Lichtbildreihen zur Verfügung. Die in Zusammenarbeit mit dem Deutschen Hygiene-Museum in Dresden erarbeitete Wanderausstellung „Gesundes Volk“ wurde 1938 an 15 Orten gezeigt und zog 20.663 Besucherinnen und Besucher an.[76] Hinzu kamen verschiedene Druckschriften zur „gesundheitlichen Volksbelehrung“ – vor allem wurde der Schwerpunkt des Mitteilungsblatts „Die Betriebskrankenkasse“ mit einer durchschnittlichen Auflage von 800.000 Exemplaren auf die „Gesundheitsführung“ gelegt.

Die verstärkten Anstrengungen auf allen Feldern der „Gesundheitsführung“ hatten zur Folge, dass die Ausgaben der beiden in der Arbeitsgemeinschaft zusammengeschlossenen Kassen – der „Berufskrankenkasse der Kaufmannsgehilfen“ und der „Berufskrankenkasse der weiblichen Angestellten" – auf diesem Feld auf über eine Million Reichsmark anstiegen.[77] Dies sei, so argumentierte der Jahresbericht, gut angelegtes Geld. Unabhängig davon, dass die Verhütung von Krankheiten im Sinne der Volksgesundheit unbedingten Vorrang vor ihrer Heilung haben müsse, mache sich die vorbeugende Gesundheitspflege auch finanziell bei den Aufwendungen für Krankenhilfe bemerkbar.

„Blaß, schwächlich, lernunlustig und teilnahmslos kommen die Kinder in unsere Heime. Mit frischer Gesichtsfarbe, kräftig und munter, lebensfroh und gesund kehren sie wieder ins Elternhaus zurück!"[78] So heißt es im Kurprospekt „Das kommende Geschlecht" aus dem Jahre 1938. Einen Eindruck davon, wie der Alltag in den Kinderkurheimen zu dieser Zeit aussah, vermittelt ein zufällig erhalten gebliebener Kurbericht des „Anton-Tarnowski-Heims" in Bad Sassendorf aus dem Jahre 1938. Der Geist des Nationalsozialismus herrschte vor, wie eine Bemerkung zu den Feiern während der Kur belegt:

> *„Die erste Feier im Heim erlebten die Kinder am 30. Januar. Dieser Tag, der Tag der Erhebung*[,] *wurde mit einer Morgenfeier begonnen. Die Kinder und das Personal waren im Speisesaal versammelt und die Unterzeichnete* [Oberin] *sprach in würdiger klarer Form über die große Bedeutung des Tages. Mit dem Deutschlandlied und dem Horst-Wessel-Lied und einem Sieg Heil auf den Führer wurde die Feier beschlossen."*[79]

Wie mit Kindern verfahren wurde, die sich nicht in die Gemeinschaft einordnen konnten oder wollten, lässt sich nur erahnen. An sich sollten „psycho- und stark neuropathische Kinder"[80] nicht aufgenommen werden. Ab und zu fanden sich aber, wie der Kurbericht aus dem Jahre 1938 belegt, vernachlässigte, verhaltensauffällige Kind im Kurheim wieder:

> *„Ein ganz besonderer Fall war die kl. Gisela J.* aus Berlin. Das Kind sah zu Beginn der Kur nicht nur schmal, schlaff und blass aus, es hatte auch eine eigentümliche Haut (Froschhaut)* […].

Ferner wirkte sie mehr wie ein Psychopath, sie war in ihren ganzen Bewegungen verkrampft und ungelenk und konnte sich nur schlecht an ein Gemeinschaftsleben gewöhnen. In der Gruppe störte sie sehr und da sie auch noch unsauber war, sie beschmutzte sehr oft ihr Bett und ihre Wäsche, glaubten wir, das Kind nicht im Heim behalten zu können, sondern es seinen Eltern zurückschicken zu müssen. Da wir aber von Anfang an zur Besserung alles taten, so änderte sich der Zustand langsam und sicher. [...] *Im Verlauf der Wochen wurde Gisela lebhafter, vertraulicher und seelisch aufgeschlossener und nach beendeter Erholungszeit konnten wir hier wirklich von einem* ***guten*** *Kurerfolg sprechen.*“[81]

Kinderkuren im Zweiten Weltkrieg

Bis Mitte 1944 gelang es der „Berufskrankenkasse der Kaufmannsgehilfen und weiblichen Angestellten“, das Kinderkurwesen wie auch den gesamten Bereich der „Gesundheitsführung“, wenn auch mit Einschränkungen, aufrechtzuerhalten. 1941 standen noch immer alle vier „Kindergesundungsstätten“ – „Schuppenhörnle“, „Haus Hamburg“, „Schloßberg“ und „Am Hausmannsturm“ – zur Verfügung, auch wenn zwischenzeitlich eine Beschlagnahme im Raum gestanden hatte. Aufgrund einer Verordnung des Reichsministeriums des Innern über die „Planwirtschaftliche Verwendung zur erweiterten Kinderlandverschickung“ hatte die Kasse Angaben zu den vier Kinderkurheimen machen müssen – im Falle des „Schloßbergs“ hatte der Landrat bereits eine Beschlagnahme angekündigt. Doch hatte man in Verhandlungen mit dem zuständigen Beamten im Reichsinnenministerium und den Sachbearbeitern in der „Reichsjugendführung“ erreichen können, dass die vier eigenen Kinderkurheime sowie zehn von der Kasse vollständig zu belegende Vertragsheime doch nicht zweckentfremdet werden sollten. Die Beschlagnahme des „Schloßbergs“ war zurückgenommen worden. Letztlich konnte sich das Kinderkurwesen neben der massenhaften Verschickung von Kindern im Rahmen der „Erweiterten Kinderlandverschickung“ behaupten.[82] Dies hatte man einer schriftlichen

Vereinbarung mit der „Reichsjugendführung" zu verdanken – „als Gegenleistung"[83] wurde der Hitlerjugend jedoch die „weltanschauliche Betreuung" der Kinder und Jugendlichen in den Kurheimen der „Berufskrankenkasse der Kaufmannsgehilfen und weiblichen Angestellten" eingeräumt.

Zu diesem Zeitpunkt plante man sogar die Einrichtung eines weiteren Heims. In Bad Dürrheim hatte die Kasse das 1939 aufgelöste „Erholungsheim für israelitische Kinder und minderbemittelte Erwachsene" („Friedrich-Luisen-Hospiz") zu einem Kaufpreis von 135.000 Reichsmark erworben – es sollte zu einer Kinder- oder Jugenderholungsstätte umgebaut werden, musste dann aber für ein Reservelazarett zur Verfügung gestellt werden. Verhandelt wurde auch über den Kauf des Kinderheims „Haus Köhler" in Wyk auf Föhr.

1943 standen der „Berufskrankenkasse der Kaufmannsgehilfen und weiblichen Angestellten" noch die eigenen Kinderkurheime „Schuppenhörnle", „Schlossberg" und „Am Hausmannsturm" zur Verfügung – „Haus Hamburg" war zwischenzeitlich als Lazarett beschlagnahmt worden.[84] Hinzu kamen 18 Vertragsheime. Trotz aller Widrigkeiten war es gelungen, die Zahl der Kinderkuren gegenüber 1942 noch einmal zu steigern, von 4.042 auf 4.601. Bei den Reihenuntersuchungen konnten trotz der immer weiter voranschreitenden Evakuierungen der Großstädte 25.849 Kinder – das waren 68,6 % der vorgesehenen Kinder – erfasst werden, von denen trotz „strenger Auslese" 7,3 % für „kurbedürftig" befunden wurden. Bei den Reihenuntersuchungen für Jugendliche wurden 24.905 Personen – 79,4 % der vorgesehenen Jugendlichen – erfasst. Es konnten jedoch nur 1.175 der Untersuchten in eine Jugendkur geschickt werden, weil das Jugendkurheim Oberbichl in Oberammergau beschlagnahmt worden war und nur noch die Jugenderholungsstätte Grünhain im Erzgebirge zur Verfügung stand. Die „gesundheitspflegerische Arbeit", die zwischenzeitlich auf Hamburg, Frankfurt / Main, Dresden und andere Städte ausgedehnt worden war, wurde nach und nach wieder eingestellt, „weil durch eine weitgehende Zerstörung stark bevölkerter Stadtgebiete oder durch fast regelmäßige Luftangriffe diese Städte weitgehendst von Kindern und Jugendlichen verlassen wurden und damit ein wesentlicher Sektor der Betreuungsaufgaben in Fortfall kamen“. Dagegen florierte das „hygienische Vortragswesen“ nach wie vor.

1944 wurden dem Kinderkurwesen aufgrund der massenhaften Evakuierung von Kindern aus luftkriegsgefährdeten Gebieten und der dadurch bedingten Beschlagnahme von Vertragsheimen immer engere Grenzen gezogen. Trotz widriger Bedingungen konnten insgesamt noch 3.419 Kinder zur Kur verschickt werden.[85] Die Kurgänge mussten teilweise auf zehn bis zwölf Wochen ausgedehnt werden, weil man die Kinder wegen der „Luftlage im Westen und Südwesten des Reiches“ länger in den Kurheimen belassen musste, „um sie nicht den Gefahren der Tieffliegerangriffe und der außergewöhnlich erschwerten Verkehrslage auszusetzen“.[86]

Ende 1944/Anfang 1945 kam das Kinderkurwesen der „Berufskrankenkasse der Kaufmannsgehilfen und weiblichen Angestellten“ schließlich weitgehend zum Erliegen. Das Kinderkurheim „Schloßberg“ musste am 1. Mai 1944 abgegeben werden, so dass nur noch die Kinderkurheime „Schuppenhörnle“ und „Am Hausmannsturm“ sowie vier Vertragsheime zur Verfügung standen. Im Januar 1945 musste dann auch das Haus „Schuppenhörnle“ an die NSV zur Unterbringung evakuierter Mütter und Kinder abgetreten werden, im Februar 1945 wurde schließlich das Haus „Am Hausmannsturm“ einer „Wehrmachtsstelle“[87] übergeben. Nach dem Ende der laufenden Kurgänge sollte die Kinderentsendung bis auf Weiteres ganz eingestellt werden, hieß es in dem am 15. Februar 1945 abgeschlossenen Jahresbericht 1944. „Es war in der letzten Zeit auch nicht mehr zu verantworten, Kindertransporte auf die Reise zu schicken. Die Transportbegleiterinnen waren wegen der außerordentlichen Überfüllung der Züge nicht mehr für die Sicherheit der Kinder in vollem Umfang verantwortlich zu machen.“[88] Die „Kindergesundung“ beschränkte sich fortan auf Beihilfen zu „Fremde-Heime-Kuren“.

Eingestellt wurden nun auch die Kinderreihenuntersuchungen. 1944 waren immerhin noch 18.203 Kinder (57,3 % der vorgesehenen Kinder) untersucht, gesundheitlich beraten oder in Behandlung genommen worden. Trotz „strengerer Auslese“ waren 11,4 %

Tabelle 1 **Anzahl der von der DAK bzw. ihren Vorgängerorganisationen in eigene Kinderkurheime bzw. Vertrags- oder „fremde Heime" verschickten Kinder, 1920–1944**[89]

Jahr	Beantragte Kuren	Entsandte Kinder
1920–1931	ca. 30.000	28.442
1932	ca. 3.000	2.523
1933	?	3.046
1934	?	4.104
1935	5.164	4.231
1936	5.245	4.488
1937	5.429	4.414
1938	8.251	6.007
1939	8.590	8.014
1940	6.629	5.929
1941	7.620	4.821
1942	5.762	4.042
1943	5.713	4.601
1944	?	3.440
		88.102

der untersuchten Kinder für „kurbedürftig" befunden worden. Die Reihenuntersuchungen von Jugendlichen im Jahre 1944 hatten 16.848 Personen erfasst (67,4 % der vorgesehenen Jugendlichen). Die Jugendkuren in eigenen Einrichtungen mussten eingestellt werden, nachdem auch die letzte „Jugendgesundungsstätte" in Grünhain im Erzgebirge hatte abgegeben werden müssen. Seither bezuschusste die Kasse Kuren in „fremden Heimen", die von der Hitlerjugend, dem Bund Deutscher Mädel, der DAF oder NSV durchgeführt wurden. „Da die Beurlaubung der Jugendlichen in den Betrieben ohnehin außerordentlich schwierig ist", waren im Jahr 1944 lediglich 281 Jugendliche in Kurgängen in „fremden

Heimen" untergebracht worden. Auch die gesundheitspflegerische Arbeit war vielerorts – so in Königsberg, Breslau, Leipzig und Dresden – bereits 1944 eingestellt worden. Als letzte wurde die Schwesternstation in Berlin Anfang 1945 geschlossen. Auch das „hygienische Vortragswesen" wurde nun eingestellt. Der „Gesundheitsdienst" der „Berufskrankenkasse der Kaufmannsgehilfen und weiblichen Angestellten" beschränkte sich fortan „mehr oder weniger [auf] eine reine Kurkostenbeteiligung".

Zwischenfazit: Kinderkuren 1921 – 1945

Seit 1921 führten die Krankenkassen, aus denen bis 1945 die DAK hervorgehen sollte, Kindererholungskuren durch. In den 1920er/30er Jahren entstand ein Netz von Kinderkurheimen, von denen einige, insbesondere die kasseneigenen Heime in Bad Sassendorf und Falkau, nach 1945 wieder für Kinderkuren genutzt wurden – ungeachtet des Umstandes, dass die Architektur dieser Häuser, wie am Beispiel des „Schuppenhörnle" gezeigt, einem pädagogischen Prinzip geschuldet war, das auf die „Festigung der Volksgemeinschaft" abzielte. Gleichzeitig wurde im Kinderkurwesen eine Organisationsstruktur geschaffen, die nach 1945 nahezu unverändert übernommen wurde. Vor allem aber etablierte sich seit den 1920er Jahren eine Kurkonzeption, die von einem zivilisationskritischen Blick auf die moderne Großstadt ausging – abseits der urbanen Lebenswelt mit ihrer schädlichen Reizüberflutung, abgeschottet von ihrem Herkunftsmilieu, mitten in der Natur, sollten die verschickten Kinder den natürlichen, der Gesundheit zuträglichen Reizen von Luft, Sonne und Bewegung ausgesetzt werden. Mit dieser Konzeption verband sich von Anfang an implizit auch ein pädagogischer Impetus: In bewusster Abgrenzung zur modernen Kleinfamilie sollten die Kinder während der Kur in der Gruppe durch die Gruppe erzogen werden. Dieser Aspekt trat im „Dritten Reich" deutlicher hervor, als das Kinderkurwesen – wie auch die gesamte „Gesundheitsführung" – der Angestelltenkrankenkassen ab 1935 unter den Einfluss des Hauptamtes für Volksgesundheit der NSDAP geriet, und rückte ab 1941 ganz in den Vordergrund, als die Hitlerjugend die „weltanschauliche Schulung“ der Kinderkurgänge der Angestelltenkrankenkassen übernahm. Unter dem Einfluss der NS-„Gesundheitsführung“, aber auch als Folge der Verschmelzung der DAK mit der Krankenkasse des völkischen DHV ab 1933, verband sich das Kinderkurkonzept mit der Idee einer Erziehung zur „Volksgemeinschaft“, dem Prinzip der differenzierten Fürsorge und dem Konzept der NS-Leistungsmedizin. Diese Elemente wurden nach 1945 flugs wieder aus der Kurkonzeption getilgt – das pädagogische Momentum blieb aber, wie noch zu zeigen sein wird, erhalten.

Anmerkungen

1 Volker Böge / Hartwig Stein, 225 Jahre DAK. Gesundheit und soziale Verantwortung, Hamburg 1999, S. 77.
2 Ebd., S. 78. Danach auch das folgende Zitat.
3 Ebd., S. 79.
4 Ebd., S. 78.
5 Ebd., S. 139. Zum Folgenden: ebd., S. 137-177.
6 Ebd., S. 139.
7 Ebd., S. 140. Danach auch das folgende Zitat.
8 Der Leipziger „Verband deutscher Handlungsgehilfen", der Hamburger „Verein für Handlungs-Commis von 1858", der Berliner „Verein der deutschen Kaufleute", der Bochumer „Deutsche Gruben- und Fabrikbeamten-Verband" und der Magdeburger „Deutsche Privatbeamten-Verein".
9 Böge / Stein, 225 Jahre, S. 141.
10 Zum Folgenden: ebd., S. 142-153, 157 f., 165-170.
11 Ebd., S. 164. Diese Pionierrolle wird in den Schriften der DAK immer wieder hervorgehoben.
12 Jahresbericht der Krankenkasse des Gewerkschaftsbundes der Angestellten, „Ersatzkasse", Sitz Leipzig, für 1922 und 1923, Zentralarchiv der DAK, Hamburg (ZA-DAK), C 0104-1, zit. auch in: Böge / Stein, 225 Jahre, S. 164. Der Begriff „Skrofulose" (manchmal auch in der Schreibweise „Skrophulose") stand im 19. Jahrhundert für einen Symptomenkomplex bei Tuberkulosekranken, der durch Augenentzündungen, chronischen Schnupfen und Lymphknotenschwellung, vor allem am Hals, gekennzeichnet ist.
13 Ebd. Der Name „Kinderheim im Park Zehlendorf" findet sich in der Broschüre des Gewerkschaftsbundes der Angestellten „350.000 Deutsche Angestellte marschieren" (1923), S. 18, https://www.leo-bw.de/en/detail/-/Detail/details/DOKUMENT/labw_findmittel_02/labw-4-4001871/Brosch%C3%BCre+des+Gewerkschaftsbundes+der+Angestellten+GdA+%22350+000+Deutsche+Angestellte+marschieren%22 [letzter Zugriff: 26.1.2023].
14 Böge / Stein, 225 Jahre, S. 165.
15 Ebd. Zum Vergleich: 1929 wurden in Preußen insgesamt rund 143.000 Kinder in Einrichtungen der Erholungsfürsorge verschickt, etwa 28.000 in Einrichtungen der Heilfürsorge. Franz Goldmann, Gesundheitsfürsorge, in: Deutsche Zeitschrift für Wohlfahrtspflege 3 (1931), S. 166-168, hier: S. 167 (http://www.dzi.de/wp-content/dzw/Jg07/03/Wohlfahrtspflege_Jg07_03.pdf) [letzter Zugriff: 26.1.2023]. Weitere Zahlenangaben in: von Miquel, Verschickungskinder, S. 9 f.
16 Peter Hammerschmidt, Die Wohlfahrtsverbände im NS-Staat. Die NSV und die konfessionellen Verbände Caritas und Innere Mission im Gefüge der Wohlfahrtspflege des Nationalsozialismus, Opladen 1999, S. 465 f.; von Miquel, Verschickungskinder, S. 11.
17 1921 – 1951. 30 Jahre Gesundheitsdienst der Deutschen Angestellten-Krankenkasse Hamburg, hektographierter Text o. D. [1951], S. 1, ZA-DAK, A0318-1. Danach auch die folgenden Zitate.
18 Wolfgang U. Eckart, Erster Weltkrieg 1914 – 1918: Hunger und Mangel in der Heimat, in: Deutsches Ärzteblatt 2015; 112(6): A 230-2. Andere Schätzungen gehen von bis zu 800.000 Hungertoten aus. Vgl. Gustavo Corni, Hunger, in: Gerhard

Hirschfeld / Gerd Krumeich / Irina Renz (Hg.), Enzyklopädie Erster Weltkrieg, Paderborn 2009, S. 565-567, S. 565.

19 Uwe Spiekermann, Als sich der Hunger in die Körper der Kinder fraß – Entwicklungsrückstände im Gefolge des Ersten Weltkriegs [2021], https://uwe-spiekermann.com/tag/hunger/ [letzter Zugriff: 26.1.2023]. Aus der zeitgenössischen Literatur: G.[ustav] Tugendreich, Die Wirkung der englischen Hungerblockade auf die deutschen Kinder, in: Deutsche Medizinische Wochenschrift 45 (1919), S. 806 f.; Ad.[olph] Czerny, Die Ernährung der deutschen Kinder während des Weltkrieges, in: Monatsschrift für Kinderheilkunde 21 (1921), S. 2-13; Eugen Schlesinger, Wachstum, Ernährungszustand und Entwicklungsstörungen der Kinder nach dem Kriege bis 1923, in: Zeitschrift für Kinderheilkunde 37 (1924), S. 311-324. Allgemein zur Ernährungslage im Ersten Weltkrieg: Uwe Spiekermann, Künstliche Kost. Ernährung in Deutschland, 1840 bis heute, Göttingen 2018, S. 251-263.

20 Zum Folgenden: von Miquel, Verschickungskinder, S. 7-10.

21 Ebd., S. 7. Zahlenangaben nach: Harry Fuchs, Prävention und medizinische Rehabilitation bei Kindern und Jugendlichen durch die Träger der Renten- und Krankenversicherung, Aachen 2004, S. 10 f.; Ingeborg Pauluhn, Jüdische Migrantinnen und Migranten im Seebad Norderney 1893 – 1938, Hamburg 2011, S. 27 f.

22 Von Miquel, Verschickungskinder, S. 8. Vgl. Sylvelyn Hähner-Rombach, Sozialgeschichte der Tuberkulose. Vom Kaiserreich bis zum Ende des 2. Weltkriegs unter besonderer Berücksichtigung Württembergs, Stuttgart 2000, S. 160 f. – 1913 wurde im westfälischen Bocholt die „Walderholung" eröffnet, die erste Erholungsstätte für Tbc-gefährdete Kinder in Deutschland, getragen von der Stadt Bocholt, der örtlichen Industrie, der Ortsgruppe des Vaterländischen Frauenvereins, der Landes versicherungsanstalt Westfalen und dem Deutschen Zentralkomitee zur Bekämpfung der Tuberkulose. Vgl. Hans-Walter Schmuhl, Geschichte der Stadt Bocholt 1895 – 1945, in: ders. (Hg.), Bocholt im 20. Jahrhundert. Eine Stadt auf neuen Pfaden, Bocholt 2022, S. 13-131, hier: S. 35 f.

23 Von Miquel, Verschickungskinder, S. 9. Zahlenangaben nach Pauluhn, Migrantinnen, S. 33. Vgl. auch Thilo Rauch, Die Ferienkoloniebewegung. Zur Geschichte der privaten Fürsorge im Kaiserreich, Wiesbaden 1992.

24 Von Miquel, Verschickungskinder, S. 9. Fachleute beklagten ausgangs der 1920er Jahre das „Nebeneinander in der Trägerlandschaft der Erholungs- und Heilfürsorge" und den „Wildwuchs der Heimgründungen". Ebd., S. 10.

25 Fritz Stier-Somlo (Hg.), Reichsversicherungsordnung vom 19. Juli 1911 nebst dem Einführungsgesetz. Handausgabe mit Einleitung, Erläuterungen, Anhang und Sachregister, München 1913, S. 159 f., 296 f.; von Miquel, Verschickungskinder, S. 23.

26 Herta Beck, Leistung und Volksgemeinschaft. Der Sportarzt und Sozialhygieniker Hans Hoske (1900 – 1970), Husum 1991, S. 45. Das Folgende nach: ebd., S. 42-47.

27 Wilhelm Meinshausen, Ist die Auffassung gerechtfertigt, daß die Berliner Bevölkerung körperlich entartet?, in: Archiv für soziale

Hygiene und Demographie 9 (1914), S. 6-42, Zitat: S. 16. Vgl. Benno Chajes, Die Krankheiten der Handelsangestellten, in: Theodor Weyl, Handbuch der Arbeiterkrankheiten, Jena 1908, S. 577-591, hier: S. 578.

28 Ludwig Schmidt-Kehl, Über die Wirkung des Berufs auf die Breitenentwicklung von kräftigen und schwächlichen Jugendlichen, in: Archiv für Hygiene 105 (1931), S. 245-261, hier: S. 259.

29 Ignatz Kaup, Konstitution und Umwelt im Lehrlingsalter (Konstitutions-Dienstpflicht). Nach Untersuchungen an männlichen Jugendlichen in München, München 1922, S. 129; Fritz Hoppe, Über die körperliche Entwicklung der Lehrlinge, in: Zeitschrift für Schulgesundheitspflege und soziale Hygiene 39 (1926), S. 337-350, hier: S. 348-350; Hans Büsing, Ärztliche Untersuchungsergebnisse bei jugendlichen DHV-Mitgliedern in Kiel, in: Zeitschrift für Schulgesundheitspflege und soziale Hygiene 43 (1930), S. 593-602; Hermann Schlechtinger, Ärztliche Beobachtungen bei Berufsschülern, in: Zeitschrift für Gesundheitsdienstverwaltung 4 (1933), S. 127-131, hier: S. 129.

30 Beck, Leistung, S. 46 f. unter Berufung auf Hans Hoske, Berufswahl und Berufskrankheiten, in: Deutsche Handelswacht 39 (1932), S. 51 f. Danach auch das folgende Zitat.

31 Th. Josef Bürgers / Werner Bachmann, Untersuchungen über den körperlichen Zustand der Jugendlichen Düsseldorfs nach dem Kriege, in: Archiv für Hygiene 92 (1924), S. 169-188, hier: S. 175; Ignatz Kaup / Theobald Fürst, Körperverfassung und Leistungskraft Jugendlicher, München / Berlin 1930, S. 194-203.

32 Vgl. Wilfried Heinzelmann, Sozialhygiene als Gesundheitswissenschaft. Die deutsche / deutsch-jüdische Avantgarde 1897 – 1933. Eine Geschichte in sieben Profilen, Bielefeld 2009, besonders S. 99-104. Zu sozialhygienischen Bestrebungen im rechten politischen Spektrum vgl. Hans-Walter Schmuhl, Vom engagierten Sozialhygieniker zum Parteigänger des Nationalsozialismus. Hans Reiters Rostocker Jahre, 1919 – 1933, in: Emil C. Reisinger / Kathleen Haack (Hg.), Die Medizinische Fakultät der Universität Rostock. 600 Jahre im Dienst der Menschen (1419 – 2019), Wien / Köln / Weimar 2019, S. 262-284.

33 Böge / Stein, 225 Jahre, S. 89-103.

34 Die Angaben, in welchem Jahr „Haus Hamburg“ eröffnet wurde, gehen in der Literatur auseinander. Genannt werden 1928 oder 1929. Vgl. Josef Scholle, Festgabe zum Doppeljubiläum des Kinderkurhauses St. Agnes in Bad Sassendorf, o. O. o. J. [Soest 1959], S. 137; Vom Salz zum Bad. Kurdirektor König plaudert über sein Bad Sassendorf, in: Heimatkalender des Kreises Soest 1966, S. 34-36, hier: S. 35; Ernst H. Wulfert, Bad Sassendorf. Der Kurort und seine Umgebung, Soest 1984, S. 14. Zum Kontext: Hans-Walter Schmuhl, Bad Sassendorf im 20. Jahrhundert – vom Ersten Weltkrieg bis heute, in: Peter Kracht (Hg.), Sassendorf. Vom Sälzerdorf zum Heilbad, Münster 2009, S. 295-372.

35 Beck, Leistung, S. 38.

36 Ebd., S. 42.

37 Ebd., S. 47-53.

38 Hans Hoske, Die menschliche Leistung als Grundlage des totalen Staates, Leipzig 1936.

39 Beck, Leistung, S. 57-60.

40 Böge / Stein, S. 186 f.
41 Auch die bisherige „Berufskrankenkasse des Verbandes der weiblichen Handels- und Büroangestellten", die eng mit der Krankenkasse des DHV verbunden gewesen war, ging in der neuen „VWA-Kasse. Berufskrankenkasse der weiblichen Angestellten" auf. Ebd., S. 188 f.
42 Böge / Stein, 225 Jahre, S. 186.
43 Ebd., S. 221 f.
44 Zit. n. ebd., S. 213.
45 Das „Hermann-Hedrich-Heim" wurde ab dem 1. Juli 1934 von der „Arbeitsgemeinschaft der Berufskrankenkassen" mit „kurbedürftigen Kindern" belegt. Die Bewirtschaftung des Heimes ging bis Ende 1934 zu Lasten der DAK. Da es bei der Vermögensaufteilung der DAK zu Problemen kam, konnte der Übereignungsvertrag zwischen der DAK und der „Berufskrankenkasse der Kaufmannsgehilfen" erst am 17. Mai 1935 rechtskräftig abgeschlossen werden. Der Wert des Heims wurde auf 200.000 RM veranschlagt. Berufskrankenkasse der Kaufmannsgehilfen (Ersatzkasse) Hamburg. Finanz- und Grundstücksverwaltung, 8. Jahresbericht, 1934. Kur- und Erholungsheime, 3.6.1935, ZA-DAK, B0105-3.
46 Über die Kurheime informiert die Broschüre „Das kommende Geschlecht" [1936], ZA-DAK, A0302-3. Das Kinderheim „Schloß Neuhaus" bei Sonneberg in Thüringen, so heißt es dort, lag auf einer Höhe von 400 Metern, besaß „einen alten Park mit prächtigem Baumbestand, in dem eine Ruine mit Wehrgang und Burghof den Kinderträumen Inhalt gibt. Die neuzeitliche Einrichtung des Hauses, Liegehallen, lichte Schlaf- und Tagesräume, die Gymnastikhalle und die großen Spielplätze ergeben einen trefflichen Aufenthaltsort. Eine Gärtnerei mit großen Treibhäusern sorgt für eine ständige Belieferung mit Frischgemüse." Zum „Anton-Tarnowski-Kinderheim" in Bad Sassendorf heißt es: „Große, vorbildliche Spiel- und Sportplätze, Riesensandkästen, Karussell, Rundlauf, Kletterstange, Hindernisbahn, ein Planschbecken und als letzte Neuanlage ein 30 Meter langes Schwimmbecken sind besondere Vorzüge dieses Heimes. Jeder Schlafsaal hat seinen eigenen Dusch- und Waschraum."
47 Böge / Stein, 225 Jahre, S. 210.
48 Hammerschmidt, Wohlfahrtsverbände, S. 600; von Miquel, Verschickungskinder, S. 12.
49 Ausschreibung eines Wettbewerbs zum Bau eines Kinderheimes in Falkau bei Altglashütten im Badischen Schwarzwald, 31.1.1935, ZA-DAK, A0302-3.
50 Erläuterungen zur Ausschreibung eines Wettbewerbs zum Bau eines Kinderheimes in Falkau bei Altglashütten im Badischen Schwarzwald, 31.1.1935, ZA-DAK, A0302-3. Danach auch die folgenden Zitate.
51 Katja Förster, Architekturbüro Arthur Brunisch & Fritz Heidt, https://stadtlexikon.karlsruhe.de/index.php?title=De:Lexikon:ins-1845&oldid=590187 [letzter Zugriff: 26.1.2023]; dies., Arthur Gustav Friedrich Paul Brunisch, https://stadtlexikon.karlsruhe.de/index.php?title=De:Lexikon:bio-2055&oldid=590414 [letzter Zugriff: 26.1.2023]; dies., Georg Friedrich (Fritz) Heidt, https://stadtlexikon.karlsruhe.de/index.php?title=De:Lexikon:bio-2061&oldid=591036 [letzter Zugriff: 26.1.2023].

52 Unser Schwarzwald-Kinderheim in Falkau vollendet, Die Berufskrankenkasse, Nr. 5, Februar 1937, ZA-DAK, A0302-3.

53 Ebd. Dem Preisgericht gehörten ferner die Hamburger Architekten Gustav Meves (Vorsitzender), Friedrich Dyrssen (1890 – 1957), Heinrich Bomhoff (1878 – 1949), Walter Hinsch (1895 – 1968) und als „Ersatzpreisrichter" Konstanty Gutschow (1895 – 1968) an, der im „Dritten Reich" den ersten Generalbebauungsplan für Hamburg entwarf und 1941 zum „Architekten zur Neugestaltung der Hansestadt Hamburg" bei der Gauleitung bestellt wurde. Vgl. Sylvia Necker, Konstanty Gutschow 1902 – 1978. Modernes Denken und volksgemeinschaftliche Utopie eines Architekten, Hamburg 2012.

54 Unser Schwarzwald-Kinderheim in Falkau vollendet, Die Berufskrankenkasse, Nr. 5, Februar 1937, ZA-DAK, A0302-3.

55 Ein Kindererholungsheim in Falkau. Einweihung des Schwarzwald-Kinderheims der Berufskrankenkasse der Kaufmannsgehilfen, „Der Führer", Karlsruhe, undatiert [18.1.1937], ZA-DAK, A0302-3.

56 Detaillierte Auflistung in: Anerkennung in Öffentlichkeit und Presse, Die Berufskrankenkasse, Nr. 6/ März 1937. Aus den Gliederungen und angeschlossenen Verbänden der NSDAP waren der Leiter des Gauamtes für Volkswohlfahrt, der Kreisobmann der DAF und der HJ-Gebietsführer anwesend.

57 Förster, Brunisch.

58 Kinder finden sechs Wochen Erholung. Einweihung des Schwarzwaldkinderheimes der Berufskrankenkasse der Kaufmannsgehilfen in Falkau, Oberbadisches Volksblatt, 19.1.1937, ZA-DAK, A0302-3.

59 Feierliche Einweihung des Kindererholungsheimes Falkau. In Anwesenheit von Gauobmann Plattner – Karlsruhe, Gebietsführer Kemper und Gauamtsleiter der NSV, Pg. Dinkel, Der Alemanne, undatiert [um den 18.1.1937], ZA-DAK, A0302-3. Danach auch das folgende Zitat.

60 Anerkennung in Öffentlichkeit und Presse, Die Berufskrankenkasse, Nr. 6/März 1937. Danach auch die folgenden Zitate.

61 Skript „Vorbildliches neues Kinderheim der Berufskrankenkassen" (dazu Rundschreiben des Leiters der Arbeitsgemeinschaft der Berufskrankenkassen [an die Vertreter der Kassen auf Landesebene], 8.1.1937; ZA-DAK, A0302-2. Danach auch die folgenden Zitate.

62 Der Begriff des „Heimatschutzes" wurde 1897 von Ernst Rudoff (1840 – 1916) geprägt. Er hatte eine klar zivilisationskritische Konnotation. Vgl. Ernst Rudoff, Heimatschutz, Berlin 1897 (ND 1994).

63 Sigrid Hofer, Reformarchitektur 1900 – 1918. Deutsche Baukünstler auf der Suche nach dem nationalen Stil, Stuttgart / London 2005, S. 23.

64 Der „Heimatschutzstil" wurde jedoch nicht zur vorherrschenden Richtung der nationalsozialistischen Architektur. Winfried Nerdinger, Baustile im Nationalsozialismus. Zwischen ‚Internationalem Klassizismus' und Regionalismus, in: ders. (Hg.), Architektur, Macht, Erinnerung, München 2004, S. 119-131.

65 Unser Schwarzwald-Kinderheim in Falkau vollendet, Die Berufskrankenkasse, Nr. 5, Februar 1937, ZA-DAK, A0302-3. Danach auch die folgenden Zitate.
66 Falkau feiert das Richtfest eines der größten und schönsten Heime für erholungsbedürftige Angestelltenkinder, Der Alemanne Nr. 337, 3.12.1935, ZA-DAK, A0302-3. Danach auch die folgenden Zitate.
67 Kinder finden sechs Wochen Erholung. Einweihung des Schwarzwaldkinderheimes der Berufskrankenkasse der Kaufmannsgehilfen in Falkau, Oberbadisches Volksblatt, 19.1.1937, ZA-DAK, A0302-3. Danach auch das folgende Zitat.
68 Falkau feiert das Richtfest eines der größten und schönsten Heime für erholungsbedürftige Angestelltenkinder, Der Alemanne Nr. 337, 3.12.1935; Ein Kindererholungsheim in Falkau. Einweihung des Schwarzwald-Kinderheims der Berufskrankenkasse der Kaufmannsgehilfen, „Der Führer", Karlsruhe, undatiert [18.1.1937], ZA-DAK, A0302-3.
69 Unser Schwarzwald-Kinderheim in Falkau vollendet, Die Berufskrankenkasse, Nr. 5, Februar 1937, ZA-DAK, A0302-3. Danach auch die folgenden Zitate.
70 Kinderfürsorge der Arbeitsgemeinschaft der Berufskrankenkassen, Halberstädter Zeitung / Intelligenzblatt, Nr. 23, 28.1.1937, ZA-DAK, A0302-3.
Es handelt sich hier um einen Bericht über eine Vorführung des Films „Wintersonne – Kinderwonne". In einem anderen Bericht dieser Art wird ausgeführt: „Wird im Hause auf Ordnung und Ruhe gesehen, so herrscht bei den Spielen und Wanderungen unter Beobachtung von Straffheit und Disziplin doch eine ungebundene Fröhlichkeit, die sich im besonderen bei Heimfesten oder bei Geburtstagen der Kinder äußert, die ‚Tanten' haben da für ihre Schutzbefohlenen immer nette Überraschungen." Gesunde Jugend im neuen Staat, Freiburger Stadtanzeiger, Nr. 70, 11.3.1937, ZA-DAK, A0302-3.
71 „Arbeitsgemeinschaft der Berufskrankenkassen für Kaufmannsgehilfen und weibliche Angestellte", Jahresbericht für 1938, ZA-DAK, B0105-1. Danach auch die folgenden Zitate und Zahlenangaben. Vgl. Annemone Christians, Das Hauptamt für Volksgesundheit der NSDAP, in: Angelika Baumann / Andreas Heusler (Hg.), Kinder für den „Führer". Der Lebensborn München, München 2013, S. 56-58.
72 DAK-Arbeitsbericht 1945 – 1954, S. 59, ZA-DAK, A0318-1.
73 Durch „eine Spende unserer Gefolgschaft" sei es, so der Jahresbericht 1938, möglich gewesen, „40 österreichische und 22 sudetendeutsche Kinder auf 4 bis 6 Wochen kostenlos in unseren Heimen unterzubringen und mit Kleidungs- und Wäschestücken auszurüsten".
74 Aktenvermerk Schmogrow, 12.4.1938, ZA-DAK, B0105-1.
75 „Arbeitsgemeinschaft der Berufskrankenkassen für Kaufmannsgehilfen und weibliche Angestellte", Jahresbericht für 1938, ZA-DAK, B0105-1. Danach auch die folgenden Zitate und Zahlenangaben.
76 Die Ausstellung war bereits seit dem Vorjahr unterwegs. 1937 war sie an 19 Orten zu sehen und hatte rund 35.000 Besucherinnen und Besucher. Berufskrankenkassen treiben

Gesundheitsführung, Völkischer Beobachter, Nr. 196, 15.7.1938, ZA-DAK, B0105-1.

77 Walter Preuß, Können Krankenkassen Gesundheitsführung treiben?, Deutsche Bergwerks-Zeitung, Nr. 180, 5.8.1939, ZA-DAK, B0105-2, betonte, dass bei 750.000 Mitgliedern auf jede/n Versicherten 1,35 Reichsmark jährlich bzw. 11 Reichspfennig monatlich auf die „Gesundheitsführung" entfielen.

78 Kurprospekt „Das kommende Geschlecht" [1936], ZA-DAK, A0302-3.

79 Kurbericht. Kurgang vom 7.I. – 18.II.1938 [Oberin Lutz, Anton-Tarnowski-Heim], ZA-DAK, A-0302.

80 Kurprospekt „Das kommende Geschlecht" [1936], ZA-DAK, A0302-3.

81 Kurbericht. Kurgang vom 7.I. – 18.II.1938 [Oberin Lutz, Anton-Tarnowski-Heim], ZA-DAK, A-0302 (Hervorhebung im Original).

82 Die Hitlerjugend verschickte bis zu 850.000 Kinder jährlich in sogenannte KLV-Lager. Von Miquel, Verschickungskinder, S. 14.

83 Arbeits- und Entwicklungsbericht der B.K.W. für das I. Halbjahr 1941, 10.11.1941, S. 20, ZA-DAK, B0105-2. Danach auch das folgende Zitat.

84 Jahresbericht 1943 für den Beirat der Berufskrankenkasse der Kaufmannsgehilfen und weiblichen Angestellten – Ersatzkasse – Körperschaft des öffentlichen Rechts –, 20.5.1944, ZA-DAK, B0105-2. Danach auch die folgenden Zitate und Zahlenangaben.

85 Jahresbericht 1944. Erstattet für den Beirat der BKW, 15.2.1945, ZA-DAK, B0105-2. Danach auch die folgenden Zitate und Zahlenangaben.

86 Am 15. September 1944 wandte sich Erna Schulte, die Oberin des „Kinderheims am Hausmannsturm", an den Leiter der „Berufskrankenkasse der Kaufmannsgehilfen und weiblichen Angestellten", August Haidt. Sie wies darauf hin, dass das Heim „durch die Verlagerung kriegswichtiger Betriebe nach Mitteldeutschland" vom Luftkrieg bedroht war. „Fast täglich ziehen bei Tag und bei Nacht ungezählte Mengen feindlicher Flugzeuge über unser Haus hinweg." Der seit Längerem projektierte Bau eines Luftschutzkellers konnte noch nicht begonnen werden, weil Arbeitskräfte („Ostarbeiter") und Baumaterialien fehlten. Man habe ihr gesagt, so Schulte, sie solle im Falle eines Luftangriffs mit den Kindern „ins freie Feld oder in den Wald" flüchten. „Nach meiner Meinung ist dieser Vorschlag gar nicht so übel, denn unter Umständen ist man im Wald besser aufgehoben als unter den Trümmern eines solchen Riesenbaues[,] wie unser Heim es darstellt. Aber bei einer Anzahl von 76 – 80 Kindern, wovon 20 – 30 unter 6 Jahren sind, kann man schlecht nachts und eventuell im Winter bei 20 und noch mehr Grad Kälte auf freies Feld und in den Wald gehen." Trotz der Intervention der Kasse beim Ministerpräsidenten kam der Bau des Luftschutzkellers nicht mehr zustande. Schulte an Haid, 15.9.1944; Berufskrankenkasse der Kaufmannsgehilfen und weiblichen Angestellten (Schmogrow) an den Ministerpräsidenten Marschler, 6.6.1944; Berufskrankenkasse der Kaufmannsgehilfen und weiblichen Angestellten (Schmogrow) an Firma Max Küster & Co., 29.3.1945, ZA-DAK, unverzeichnete Akte „Korrespondenz mit Firma Max Küster & Co. Hannover bzgl. Frankenhauser Luftschutzkeller".

87 Wahrscheinlich handelte es sich um eine Einheit der Waffen-SS. Berufskrankenkasse der Kaufmannsgehilfen und weiblichen Angestellten (Schmogrow) an Firma Max Küster & Co., 29.3.1945; Berufskrankenkasse der Kaufmannsgehilfen und weiblichen Angestellten (Schmogrow) an Schulte, 29.3.1945, ZA-DAK, unverzeichnete Akte „Korrespondenz mit Firma Max Küster & Co. Hannover bzgl. Frankenhauser Luftschutzkeller".
88 Jahresbericht 1944. Erstattet für den Beirat der BKW, 15.2.1945, ZA-DAK, B0105-2. Danach auch die folgenden Zitate und Zahlenangaben.
89 1921–1951. 30 Jahre Gesundheitsdienst der Deutschen Angestellten-Krankenkasse Hamburg, S. 2 (Tabelle).

2 Das Kinderkurwesen der DAK

1945 – 1993

Die Wiederaufnahme der Kinderkuren nach dem Zweiten Weltkrieg

Nach dem Zusammenbruch des nationalsozialistischen Deutschlands konnte die DAK – seit dem 1. Juni 1946 firmierte sie wieder unter diesem Namen[1] – den Kinderkurbetrieb nur notdürftig aufrechterhalten. Die eigenen Kinderkurheime standen nicht mehr oder noch nicht wieder zur Verfügung – die Häuser „Am Hausmannsturm" und „Schloßberg" lagen in Thüringen, also in der Sowjetischen Besatzungszone (SBZ), „Haus Hamburg" in Bad Sassendorf war von der britischen, „Schuppenhörnle" in Falkau von der französischen Besatzungsbehörde mit Beschlag belegt. Da sich die DAK zunächst zurückhielt, feste Verträge mit Heimen in anderer Trägerschaft abzuschließen, musste sie sich vorerst weiterhin auf Beihilfen zu Kinderkuren in „fremden Heimen" beschränken.[2] Von 1946 bis 1950 gewährte sie in rund 9.000 Fällen solche Beihilfen.[3]

Dies wurde allgemein als unzureichend angesehen. Der Gesundheitszustand von Kindern und Jugendlichen hatte sich in der unmittelbaren Nachkriegszeit dramatisch verschlechtert – Folge einer Welternährungskrise, die das besetzte Deutschland mit voller Wucht traf und im „Hungerwinter" 1946/47 ihren Höhepunkt erreichte. Auch die akute Wohnungsnot in den zerstörten Städten, die durch Flucht und Vertreibung aus den deutschen Ostgebieten weiter verschärft wurde, wirkte sich negativ auf den Gesundheitszustand von Kindern und Jugendlichen aus. Um nur ein Beispiel zu nennen: Untersuchungen an 6.739 Kindern in der Stadt Trier im Mai/Juni 1946 ergaben bei 21,4 % einen „normalen", bei 42,2 % einen „verschlechterten" und bei 29,7 % einen „schlechten" Gesundheitszustand; 6,7 % der untersuchten Kinder galten als „unterernährt".[4] Es herrschten mithin ähnliche Verhältnisse wie unmittelbar nach dem Ersten Weltkrieg.

Am 31. Dezember 1950 waren insgesamt 274.267 Kinder im Rahmen der Familienhilfe bei der DAK versichert, die Zahl der jugendlichen Stammversicherten bis zu 19 Jahren lag an diesem Stichtag bei 78.230.[5] Insbesondere die 1948 auf der Ebene der Verwaltungs- und Bezirksgeschäftsstellen gebildeten „Beratungsausschüsse", Keimzellen der künftigen Selbstverwaltung,[6] drängten darauf, die Maßnahmen zur Gesundheitsvorsorge in größerem Stil wieder anlaufen zu lassen, so dass die Leitung der DAK Anfang 1951 beschloss, die Arbeit auf dem Gebiet des „Gesundheitsdienstes"[7] planmäßig zu reorganisieren, beginnend mit den Kinderkuren in eigener Regie – im Laufe des Jahres sollten dann die Reihenuntersuchungen „für den jugendlichen Berufsnachwuchs" und die „Vortragsveranstaltungen mit Arztvorträgen und Lichtbildern" folgen. Da die eigenen Kinderkurheime weiterhin nicht zur Verfügung standen – die Heime in Bad Sassendorf und Falkau waren noch nicht wieder freigegeben –, schloss die DAK Verträge mit Kinderheimen anderer Träger. Die ersten dieser „Vertragsheime" waren die „Villa Hilda" in Bad Dürrheim (Schwarzwald), die „Kinderheimat" in Bad Harzburg, das „Haus Engel" in Wyk auf Föhr sowie das „Haus Sonnenschein" in Wittdün auf Amrum. Diese Heime würden, so hieß es in den Mitteilungen der DAK, „streng überwacht in Bezug auf Kurplan, Sauberkeit, Verpflegung, ärztliche Beobachtung und pädagogische Betreuung, so dass die Eltern ihre Kinder in guter Obhut wissen können". Weitere Vertragsheime stünden zur Verfügung „in dem Ausmaße, wie unser Bedarf wächst". Man arbeite, so stellte die Geschäftsführung im Juni 1951 klar, „im wesentlichen"[8] nur mit solchen Vertragsheimen zusammen, „die ihre Betten ausschließlich für DAK-Kinder bereithalten unter

Verzicht auf sogenannte ‚Privat-Kinder'" und die „für *alle* anwesenden Kinder feste Kurzeiten (im allgemeinen 42 Tage)" anboten, so dass die „DAK-Kinderkuren [...] in sich abgeschlossen" waren. Ferner sollten die Vertragsheime unter ärztlicher Leitung stehen. Außerdem legte die DAK Wert darauf, dass sich die Vertragsheime nicht „als eine Art Kinderhotel oder vorwiegend als Erwerbsunternehmen" verstanden. Kinderkuren seien „nicht nur eine medizinische, sondern ebensosehr eine pädagogische Aufgabe". In „fremden Heimen" sei das Kind „nur allzu oft ein mehr wirtschaftliches Objekt".

An der Zielstellung der Kinderkuren hatte sich nichts geändert. Bei den nun wieder anlaufenden „Kinderentsendungen" handelte es sich „nicht um *Heil*kuren (Sanatoriumskuren) [...], sondern um *vorbeugende Gesundheitsmaßnahmen* für tuberkulosegefährdete, skrofulöse, fehlernährte, hochgradig blutarme und anfällige Kinder vom vollendeten 4. bis zum vollendeten 14. Lebensjahr",[9] also um Kinder, „die zwar nicht akut krank, aber auch nicht ‚kerngesund' sind".[10]

Die bürokratischen Abläufe bei der Antragstellung

Auch im Hinblick auf die bürokratischen Abläufe der Kinderkuren knüpfte die DAK im Jahre 1951 nahtlos an die Praxis an, die sich vor 1945 eingespielt hatte. Das begann bereits mit der Antragstellung. Erkundigten sich Eltern – von sich aus oder auf Anregung ihres Haus- oder Kinderarztes, eines Schularztes, des Gesundheitsamtes oder einer anderen öffentlichen oder privaten Fürsorgestelle – bei einer der Geschäftsstellen der DAK nach der Möglichkeit, ihre Kinder zur Kur zu schicken, erhielten sie ein Antragsformular, ein Merkblatt, einen „Diphtheriebrief" sowie eine „Kurkontrollkarte".[11] Schon bei der Aushändigung dieser Unterlagen waren die Eltern darauf aufmerksam zu machen, dass Kinder, die in die Kur geschickt werden sollten, zwingend eine Diphtherieschutzimpfung benötigten – und es war darauf hinzuweisen, dass die amtlichen Impfstellen diese Impfungen kostenlos durchführten.

Der ausgefüllte, von der Geschäftsstelle vorgeprüfte und gegebenenfalls mit einer Stellungnahme versehene Antrag wurde einem Arzt zur Begutachtung zugestellt. Dies konnte ein Hausarzt, ein Schul- oder ein Amtsarzt[12] oder ein Arzt des Vertrauensärztlichen Dienstes sein.[13] Die Eltern konnten Wünsche äußern, in welchem Zeitraum und in welches Kurheim ihre Kinder verschickt werden sollten – diese Wünsche wurden auf dem Antrag vermerkt. Entscheidend für die Auswahl des Kurheims und den Zeitpunkt der Verschickung waren jedoch „der ärztliche Befund und die Belegungsmöglichkeiten".[14] Die Geschäftsstellen gaben die Kuranträge mit dem ärztlichen Befund und dem Diphtherieausweis über die Landesgeschäftsstellen an die Hauptgeschäftsstelle der DAK in Hamburg weiter.

Im Falle einer Bewilligung wurde dem Antragsteller von Hamburg aus ein Kurbescheid zugeschickt, in dem die Einzelheiten der Kur – An- und Abreisedaten, Kurheim, Kurkostenanteil usw. – erläutert wurden. Zusammen mit dem Bescheid erhielten die Familien Vordrucke einer Erklärung, dass ihr Kind frei von Infektionskrankheiten sei, sowie einer „Ärztlichen Ausreisebescheinigung", die vor Kurbeginn vom Hausarzt zu unterzeichnen war.[15] Die Landesgeschäftsstellen und die lokalen Geschäftsstellen erhielten einen Durchschlag des Kurbescheides. Die Geschäftsstelle hatte die Daten des Bescheides in eine „Kurkontrollkarte" einzutragen, anhand derer „später die nachfolgende Gesundheitsbetreuung überwacht werden"[16] sollte. Die Landesgeschäftsstelle legte ebenfalls eine Kurkontrollkarte an – dies diente der Zusammenstellung der Sammeltransporte, eine Aufgabe, die den Landesgeschäftsstellen oblag.

Die Kosten der Kur – für „volle Verpflegung, gesunde Unterbringung, ärztliche und pädagogische Betreuung sowie nach ärztlicher Anweisung Bäder, Solebäder, Bestrahlung usw." – übernahm die DAK, wobei die Eltern mit einem Kurkostenanteil von 1,50 DM pro Verpflegungstag beteiligt wurden. Außerdem hatten die Eltern die Kosten der Antragsuntersuchung sowie die Fahrtkosten für die Hin- und Rückreise zu tragen, wobei nach Möglichkeit Sammeltransporte mit einer von der DAK gestellten Transportbegleitung zusammengestellt wurden, „die eine wesentliche Fahrpreisverbilligung bringen".

Die Kurkostenanteile waren *vor* Reiseantritt zu zahlen. Stundungen waren nur ausnahmsweise möglich. „Nur in ganz besonders gelagerten Fällen“ – ausdrücklich wurden „kinderreiche Familien in schwieriger Wirtschaftslage“ genannt – konnte der Kurkostenanteil auf Antrag erlassen werden. „An sich sind wir uns von jeher mit allen privaten und amtlichen Fürsorgestellen darin einig, dass die Selbstkostenbeteiligung der Eltern eine Notwendigkeit zur Begrenzung der Antragstellung ist.“

Die bis dahin gewährten Beihilfen für Kinderkuren in anderer Trägerschaft, sogenannte „Fremdheimkuren“, seien, so hieß es in den „Mitteilungen“, „nur ein behelfsmäßiger Ersatz für die eigene Kinderfürsorge gewesen“. Zukünftig sollten alle Beihilfeanträge für Kinderkuren abgelehnt und die Antragsteller auf die eigene „Kinderentsendung“ verwiesen werden. Ausnahmen sollten nur noch gemacht werden, „wenn es sich um ärztlich besonders begründete Sonderfälle handelt“.[17] Dabei ging es um Fälle, in denen der begutachtende Arzt Kuranwendungen verordnete, die in den Vertragsheimen der DAK nicht angeboten wurden, auch um „Bettnässer“, die in besondere, dafür eingerichtete Häuser entsandt werden sollten, sowie Kinder, die eine „Spezial-Asthma-Behandlung“ oder eine „kurmäßige Behandlung von Nierenleiden, Herz, Lunge usw.“[18] benötigten. „Fremde Heime“ ohne ärztliche Aufsicht sollten gar nicht berücksichtigt werden. Anträge auf Beihilfen für „fremde Kuren […] mit 14- oder 21-Tage-Aufenthalten“[19] sollten ebenfalls nicht mehr entgegengenommen werden – diese könnten „nicht als Kuren bezeichnet werden“. Auch „Schulklassen- oder Zeltlager-Aufenthalte“ sollten nicht finanziell gefördert werden: „Wir betreiben keine Ferienfinanzierung!“ Die Entscheidung über solche Anträge auf Beihilfen zu „fremden Kuren“ behielt sich die Hauptverwaltung in Hamburg vor. Erklärtes Ziel war es, die „‚fremden Kuren‘ in die eigene Kindergesundung überzuleiten“[20] – man wollte explizit keine „fremden Heime“ mehr unterstützen. Der Höchstsatz der Beihilfe wurde auf 1,50 DM pro Verpflegungstag begrenzt – unter der Voraussetzung, dass die Eltern sich an den Selbstkosten in mindestens der gleichen Höhe beteiligten.[21]

„Überfallartiger Antragseingang". Erfahrungen mit den ersten Kinderkurgängen

Anfangs scheint in der Hauptverwaltung der DAK eine gewisse Unsicherheit geherrscht zu haben, wie das Angebot von den Versicherten angenommen werden würde. Es wurde an die „Geschicklichkeit"[22] der Geschäftsführer vor Ort appelliert, für die Kinderkuren zu werben. Empfohlen wurde vor allem die „Eröffnung neuer Betriebsgespräche und Betriebsbesuche mit dem Hinweis auf unsere begonnene Kindergesundung", dann auch „Gespräche am Schalter, wenn öfters für ein Kind einer Familie der Krankenschein abgefordert wird oder wenn ein Kind nach langer Krankheit hinfällig und lustlos ist", ferner die Auslage des „Betriebshelfers" vom März 1951, in der die Vertragsheime in Bild und Text vorgestellt wurden, schließlich auch Vorträge „über unseren Gesundheitsdienst und Beantwortung der Fragen zur Kinderfürsorge auf der Betriebshelfer-Versammlung und im Beratungsausschuss".

Die Sorge vor mangelnder Nachfrage erwies sich als unbegründet. Tatsächlich konstatierten die „Mitteilungen" schon am 8. Juni 1951 einen „überfallartige[n] Antragseingang".[23] Von Anfang März bis Ende Mai 1951 waren insgesamt 2.214 Anträge gestellt worden. Davon waren 209 abgelehnt, die übrigen 2.005 bewilligt worden. 245 Kinder waren zu diesem Zeitpunkt bereits mit einer Beihilfe der DAK in „fremde Heime" verschickt worden, 310 Kinder hatten an dem ersten Kurgang vom 9. April bis zum 18. Mai teilgenommen oder nahmen zu diesem Zeitpunkt an dem zweiten Kurgang vom 22. Mai bis 29. Juni teil. 575 Kinder waren für die Kurgänge in der Sommerferienzeit vorgesehen, 875 weitere für drei Kurgänge in der Zeit vom September bis Dezember 1951. Die seit Anfang Juni eingegangenen und „die täglich neu eingehenden Anträge" konnten im laufenden Jahr nicht mehr berücksichtigt werden – in den Vertragsheimen waren schlicht keine Plätze mehr frei. Aus den Erfahrungen des ersten Jahres zog die DAK die Konsequenz, ihre „Werbearbeit"[24] für die Kinderkuren im Jahre 1952 vorübergehend einzustellen. „Solche Maßnahmen haben uns im vergangenen Jahr sehr viel Ärger gebracht, weil mehr versprochen wurde, als wir halten konnten", vermerkten die „Mitteilungen" der DAK selbstkritisch.

Nach Ablauf der ersten Kurgänge zeichnete sich eine Reihe von Problemen ab, die zu Nachjustierungen im bürokratischen Prozedere führten. Dies betraf, *erstens,* die Konzentration der Kuranträge auf die Sommermonate. Vom 1. bis zum 7. Juni 1951 waren noch einmal über 300 Anträge eingereicht worden, von denen 276 die „Hauptferienzeit"[25] betrafen. Es habe „keinen Zweck, noch solche Anträge anzunehmen", mahnten die „Mitteilungen" und merkten säuerlich an, der Andrang zur Zeit der Sommerferien zeige, „dass in außerordentlich hohem Umfange unsere *Kur*gänge mit Ferien-*Erholung* verwechselt werden". Tatsächlich legten viele Familien Wert darauf, dass die Kur in den Sommerferien stattfand – sei es, dass sie, wie die DAK argwöhnte, ihren Kindern zu Ferien in der Sommerfrische verhelfen (und vielleicht ohne ihre Kinder in den Urlaub fahren) wollten, sei es, dass sie Lernrückstände vermeiden wollten, indem sie die Kinder außerhalb der Schulzeit in die Kur schickten. Wie auch immer, in 67 Fällen, die für den Kurgang vom 6. September bis 10. Oktober 1951 vorgesehen waren, verzichteten die Familien kurzfristig auf die Kur, „so dass nur mit Mühe Ersatzeinweisungen vorgenommen werden konnten".[26] Aufgrund dieser Erfahrung wies die Hauptverwaltung der DAK die Geschäftsstellen an, nach der Zustellung der Kurbescheide bei den Familien nachzufragen, ob die Kur angenommen würde, um leere Plätze in den Kurheimen rechtzeitig auffüllen zu können. Anträge für die Sommerkurgänge 1952 sollten erst ab April entgegengenommen werden.

Zwischen der Kasse und manchen Familien entbrannte offenbar ein regelrechter Kleinkrieg um den Zeitpunkt der Verschickung, wie ein gereizter Kommentar in den „Mitteilungen" erkennen lässt:

> *„In den Geschäftsstellen kennt man die voreiligen und deshalb auch hemmungslosen Antragsteller genau. Wir bitten deshalb alle Mitarbeiter, in solchen Fällen einen Vermerk unter ‚Stellungnahme der Geschäftsstelle' auf der Titelseite des Antrages anzubringen. Wir haben Anträge vorliegen, für die dreimal hintereinander*

Einweisungen erfolgten, die immer wieder hinfällig wurden, weil die Eltern auf diesem Wege den Antrag systematisch in die Ferienzeit hineinbugsieren wollten. Gegen solche Antragsteller müssen wir uns wehren im Interesse des ernsten Zwecks unseres Gesundheitsdienstes. Dabei bitten wir die Mitarbeiter in den Geschäftsstellen, uns behilflich zu sein und nicht etwa diese oft recht lästigen Antragsteller mit dem Hinweis ‚... wird in Hamburg entschieden', zu beruhigen und sich selbst zu entlasten."[27]

1952 sah sich die DAK angesichts vieler vermeintlicher Fehldiagnosen genötigt, die medizinische Kontrolle zu verschärfen:

„In vielen Gesprächen mit unseren Heimärzten hat sich für die Sommerkurgänge gezeigt, wie wenig die ärztlichen Angaben im Entsendeantrag bzw. die Angaben der Eltern mit den Befunden im Heim übereinstimmen. Nach den übereinstimmenden Angaben mehrerer nicht miteinander in Verbindung stehender Heimärzte sind in den eigentlichen Ferienkurgängen 70–80 % aller eingewiesenen Kinder nicht als kurbedürftig in unserem Sinne anzusprechen. In vielen Gesprächen mit den Kindern stellen die Kindergärtnerinnen, die Heimleiterinnen und die Heimärzte fest, dass die Eltern lediglich eine Unterbringungsmöglichkeit für ihr Kind gesucht haben, um selbst ohne ihre Kinder verreisen zu können. Wir wollen deshalb, wie es früher auch der Fall war, wieder in jedem Geschäftsstellen-Ort je nach Größe 1 bis zu 3 Entsendeärzte verpflichten, denen die Kinder unabhängig vom Gutachten des Hausarztes zugeführt werden."[28]

Ein wichtiges Thema nach den ersten Kurgängen war, *zweitens,* der Infektionsschutz. So schärfte die Hauptverwaltung der DAK den Geschäftsstellen ein, dass der Nachweis eines vollen Impfschutzes gegen Diphtherie durch den Impfpass eine „unabdingbare Notwendigkeit"[29] für die Aufnahme in ein Kinderkurheim sei. In den ersten Kurgängen waren jedoch vier Kinder ohne Impfnachweis mit Sammeltransporten angereist, in zwei Fällen habe „die Heimleitung mit Recht die Übernahme der Kinder abgelehnt und sie den Transportbegleitern wieder mit zurückgegeben". Weiter wies die Hauptverwaltung die Geschäftsstellen an, für den Fall, dass im ärztlichen Antragsgutachten „Würmer, schadhafte Zähne oder besonders vergrößerte Mandeln"[30] erwähnt wurden, die Eltern darauf hinzuweisen, dass „diese Mängel *vor* Kurantritt beseitigt werden" müssten, durch eine zu Hause durchgeführte Wurmkur oder den Besuch bei einem Zahn- bzw. Hals-Nasen-Ohren-Arzt. Bis zum Abschluss der fachärztlichen Behandlung seien diese Kinder zurückzustellen. Durch während der Kur notwendig werdende Wurmkuren oder während der Kur auftretende Zahnschmerzen oder Mandelentzündungen wäre der Kurerfolg in Frage gestellt. Kritisch sah die Hauptverwaltung der DAK auch, dass in mehreren Fällen Kinder „‚wegen fieberhafter Unpässlichkeit' u. a."[31] mit mehreren Tagen Verspätung in der Kur eingetroffen seien. „Ganz abgesehen davon, dass die an sich schon knapp bemessene Kurzeit weiter verkürzt und der Kurerfolg in Frage gestellt" werde, müsse in diesen Fällen die von den Eltern beizubringende Erklärung zum Gesundheitszustand der Kinder „mit besonderem Misstrauen beurteilt werden". Durch telefonische Rückfrage beim behandelnden Arzt solle geklärt werden, ob eine „versteckte Infektionskrankheit" vorliegen könne. „In Zweifelsfällen dürfen solche Kinder nicht nachträglich ins Heim gebracht werden." 1952 folgte eine besondere Warnung vor der spinalen Kinderlähmung.[32]

Ein weiteres Problem stellte, *drittens,* das gehäufte Auftreten von „Bettnässern" dar. Es sei „auffallend",[33] so hielten es die „Mitteilungen" der DAK nach den ersten Kurgängen fest, „dass noch verhältnismäßig viel Bettnässer in den Heimen eintreffen". Dabei habe „die Prüfung der Befundbogen" und die „Rückfrage bei den Kindern" ergeben, „dass die Eltern im Antrag […] wahrheitswidrige Angaben gemacht haben". Die Geschäftsstellen wurden angewiesen, bei der Entgegennahme der Anträge die Eltern auf die „gewissenhafte Beantwortung" auch der Frage nach möglichem Bettnässen aufmerksam zu machen – unter Hinweis auf die im Merkblatt niedergelegte Bestimmung, dass „bettnässende Kinder auf Kosten der Eltern wieder zurückgeschickt" werden könnten. „Auf jeden Fall werden den Eltern zusätzliche Wäschekosten (Bettwäsche) in Rechnung gestellt." Es ist bezeichnend, dass die aus heutiger Sicht naheliegende Erklärung, dass Kinder, die bereits trocken waren, während der Kur wieder einnässten, weil sie diese als traumatisch erlebten, gar nicht in Erwägung gezogen wurde.

Ein *vierter* Problemkomplex betraf das Verhalten der Eltern der verschickten Kinder. Ihnen wurde das Betreten des Kurheims ausdrücklich verboten. In den ersten Kurgängen sei es wiederholt vorgekommen, dass Eltern ihre Kinder selber in das Kurheim gebracht hätten. Demgegenüber stellte die Hauptverwaltung der DAK klar, dass die Eltern „verpflichtet" seien, „ihre Kinder an den Sammeltransporten teilnehmen zu lassen. Diese Sammeltransporte werden nicht nur aus Fahrgeldersparnis aufgestellt, sondern auch um die Einzelanreisen der Eltern mit ihren Kindern zu vermeiden." Begründet wurde dies mit dem Hinweis auf eine „erhöhte Infektionsgefahr". Käme ein Sammeltransport nicht zustande, müssten die Eltern ihre Kinder also selber in das Kurheim bringen, „dann ist diesen Eltern ausdrücklich die Besichtigung des Heimes aus Gründen der Infektionsgefahr verboten". Auch Elternbesuche während der Kur wurden mit Hinweis auf den Infektionsschutz rigoros unterbunden:

> *„Es mehren sich die Fälle, in denen Eltern in der Form von Wochenendausflügen versuchen, ihre Kinder in den Kinderheimen zu besuchen. Diese Besuche sind nicht nur äußerst störend, sondern bringen auch die Gefahr der Einschleppung von Infektionskrankheiten. Die Heimleitungen sind ermächtigt, die Besuche abzulehnen und da, wo die Eltern auf Vorstellung ihrer Kinder bestehen, die Kinder mit Gepäck den Eltern zurückzugeben."*[34]

Den Eltern wurde mithin der Zutritt zu den Kinderkurheimen – und der persönliche Kontakt zu ihren Kindern – konsequent verwehrt.[35]

Unbeirrt hielt die DAK – stets mit dem Argument des Infektionsschutzes – bis zur Einstellung der Kindererholungskuren am Prinzip der „geschlossenen Kur" fest: Die Außenkontakte der Kinderkurheime wurden auf ein Minimum begrenzt. Öffentliche

Kritik daran regte sich nur ein einziges Mal – sie kam von unerwarteter Seite und hatte eine überraschende Stoßrichtung. Im November 1953 trat auf der Insel Föhr verstärkt Scharlach auf. Um die weitere Verbreitung der Krankheit zu verhüten, ordneten die Heimärzte der DAK-Vertragsheime auf Föhr in Abstimmung mit dem Kreisgesundheitsamt „besondere Schutzmaßnahmen"[36] an – u. a. wurde der sonntägliche Kirchgang für alle Kinder aus den Vertragsheimen der DAK gestrichen. „Da die Kirchen auf der Insel Föhr gar nicht oder sehr mangelhaft geheizt sind, sind sie zugleich der Ausgangspunkt vieler Erkältungskrankheiten." Es sei daher, so die „Mitteilungen" der DAK, im Winter nicht mit einer Wiederaufnahme des sonntäglichen Gottesdienstbesuchs zu rechnen. Die Geschäftsstellen wurden angewiesen, die Eltern entsprechend aufzuklären. „Die Gesundheit der Kinder ist für uns vorrangig." 1954 hieß es in den „Mitteilungen" zur „religiösen Betreuung während der Kurzeit"[37] ganz allgemein, die Kinder würden zwar „während der Kurzeit vom Heimpersonal im christlichen Sinne erzogen", ein regelmäßiger Besuch der Gottesdienste und Kirchen in der Umgebung der Kinderkurheime sei jedoch „aus verschiedenen Gründen nur selten möglich". Gegen den Kirchgang spreche vor allem „das Zusammentreffen der Kinder mit den Ortsbewohnern", wodurch die Schutzmaßnahmen gegen das Einschleppen ansteckender Krankheiten in die Kinderkurheime unterlaufen werden könnten. Wenn „von sehr religiösen Eltern bei Einreichung des Antrages nach diesen Dingen gefragt werden" sollte und „der Wunsch auf religiöse Betreuung des Kindes zu erkennen" sei, sollten diese auf Einrichtungen der Diakonie und der Caritas verwiesen und eine Beihilfe für ein fremdes Heim in Aussicht gestellt werden.

1957 beschloss der Vorstand der DAK auf Antrag der Geschäftsführung, dem Merkblatt, das den Eltern bei ihrem Antrag auf Bewilligung einer Kinderkur ausgehändigt wurde, ein Einlageblatt zum „Besuch des Gottesdienstes während der Kurzeit" beizulegen, in dem diese Regelung mitgeteilt wurde. Dies sorgte wohl für Unmut bei katholischen Versicherten. Daraufhin veröffentlichte die in Lippstadt / Westfalen erscheinende Wochenzeitung „Neue Bildpost", die von dem Polizeipfarrer Dr. phil. Ludwig Reinold und dem Caritas-Direktor Dr. phil. Dr. theol. Heinrich Werth herausgegeben wurde, im April 1957 einen Artikel mit dem Titel „Unmögliche Praktiken der DAK". Darin hieß es unter Verweis auf das neue Einlageblatt polemisch: „Wir fragen uns erstaunt: ‚haben wir solche Töne nicht schon gehört?' Die DAK möge uns verzeihen, aber sie gräbt dieselben Argumente wieder aus, mit denen die Nazis die Kinder in den Heimen vom Gottesdienst abhalten wollten."[38] Die DAK, die wohl befürchtete, die Zusammenarbeit mit der katholischen Caritas könnte durch diesen Artikel belastet werden, zeigte sich alarmiert und entsandte kurzerhand zwei Mitarbeiter, „die beide an hervorragender Stelle in der katholischen Bewegung tätig sind", nach Lippstadt, um die Wogen zu glätten. Schließlich kam in der „Neuen Bildpost" eine Stellungnahme der DAK zum Abdruck, in der klargestellt wurde, dass „kirchenfeindliche Absichten [...] in der DAK-Arbeit keinen Platz"[39] hätten. Die Leitungen der mit der DAK verbundenen Kinderkurheime seien „gehalten, den Sonntag zu heiligen und entsprechend zu gestalten". In manchen Heimen fänden tatsächlich Kindergottesdienste beider Konfessionen statt. In anderen Heimen, die allzu weit von der nächsten Kirche entfernt lägen, werde „in anderer Form dem Sonntagscharakter Rechnung getragen". Die Heimleitungen würden ihr Augenmerk auch der „seelsorgerischen Betreuung der Kinder" zuwenden. Dabei sei aber stets dem Infektionsschutz Rechnung zu tragen. Die restriktiven Regelungen zum Kirchgang stammten, so betonte die DAK ausdrücklich, schon aus der Zeit der Weimarer Republik – mit der nationalsozialistischen Kirchenpolitik, so die implizite Aussage, hätten sie nichts zu tun. Das Prinzip der „geschlossenen Kurgänge" wurde in der Stellungnahme indessen offensiv verteidigt: „Eltern und Angehörigen wie überhaupt allen Außenstehenden wird der Zutritt zu den Heimen während eines Kurganges versagt; eine Ausnahme gilt lediglich für den Arzt und den Geistlichen."[40]

Verschiebungen bei den Indikationen zur Kur

Die statistische Auswertung der ersten Kinderkurgänge zeigte, dass es deutliche Unterschiede zur Verschickungspraxis vor 1945 gab. Im Jahre 1951 waren – einer Bestandsaufnahme über den Gesundheitsdienst der DAK in den Jahren von 1921 bis 1951 zufolge – insgesamt 3.740 Kinder (2.020 Jungen und 1.720 Mädchen) von der DAK zur Kur verschickt worden.[41] Die meisten von ihnen stammten aus Familien mit nur einem Kind (1.174) bzw. mit zwei Kindern (1.530), nur 57 der zur Kur verschickten Kinder kamen aus besonders kinderreichen Familien mit fünf bis acht Kindern.[42] Was die Altersstruktur der verschickten Kinder betrifft, so ist gegenüber der Vorkriegs- und Kriegszeit eine deutliche Verschiebung hin zu den älteren Kindern feststellbar:

Tabelle 2 Alter der von der DAK bzw. ihren Vorgängerorganisationen zur Kur verschickten Kinder, 1936, 1943 und 1951[43]

	Alter										
Jahr	4	5	6	7	8	9	10	11	12	13	14
1936	141	257	350	454	544	643	602	612	298	387	–
1943	269	493	475	612	1.089	500	320	275	275	295	–
1951	40	131	209	337	421	467	483	517	505	391	239

Im Hinblick auf die Diagnosen ergaben sich ebenfalls bedeutende Verschiebungen, wobei unklar bleibt, inwieweit diese auf veränderte Kategorisierungen zurückzuführen sind oder auf tatsächliche Unterschiede im Gesundheitszustand der verschickten Kinder. So scheint es sehr wahrscheinlich, dass „Skrofulose" als eigenständige Diagnose zur Zeit des „Dritten Reiches" nach und nach aufgegeben wurde, während Bronchitis, „Nervenschwäche" sowie Herz- und Kreislaufstörungen erst nach 1945 gesondert erfasst wurden – möglicherweise gingen diese Diagnosen vor 1945 in der Kategorie „Allgemeine Schwäche, Fehlernährung, Anfälligkeit" auf.

Tabelle 3 **Diagnosen der von der DAK bzw. ihren Vorgängerorganisationen zur Kur verschickten Kinder, 1936, 1943 und 1951**[44]

	Tuberkulose		Skrofulose		Allgemeine Schwäche, Fehlernährung, Anfälligkeit		Blutarmut		Rachitis, Asthma		Bronchitis		Nervenschwäche		Herz- und Kreislaufstörungen	
Jahr	abs.	%	abs.	%	abs.	%	abs.	%	abs.	%	abs.	%	abs.	%	abs.	%
1936	599	13,34	2.469	55,01	533	11,87	553	12,32	334	7,44	–		–		–	
1943	257	5,58	61	1,32	4.218	91,67	65	1,41	–	–	–	–	–	–	–	–
1951	347	9,28	–	–	1.959	52,38	166	4,44	234	6,26	618	16,52	347	9,28	69	0,02

In den Erläuterungen zu diesen Statistiken wurde das Einfließen sozialer Faktoren, die aus der Nachkriegssituation resultierten, in die Entscheidung über die Bewilligung der Kuranträge hervorgehoben. Maßgeblich waren zwar die ärztlichen Befunde – „seit Kriegsschluss aber treten besondere soziale Momente hinzu".[45] So seien „die Kinder von Heimatvertriebenen, Spätheimkehrern, von vermissten und in Gefangenschaft lebenden Vätern, von berufstätigen Witwen [...] oft besonderen physischen und psychischen Belastungen ausgesetzt" und deshalb „mit Vorrang bei der Einweisung berücksichtigt [worden], soweit der ärztliche Befund die Kurnotwendigkeit andeutete". Explizit ging der Bericht auch auf die katastrophalen Wohnverhältnisse vieler Familien ein:

„Es waren Kinder darunter, die im Elternhause keine eigenen Betten hatten oder wo z.T. bedenklichste Wohnverhältnisse als Mitursache für die unzureichende gesundheitliche Verfassung der Kinder ärztlich bekundet wurden. Dabei waren Nissenhütten, Baracken oder sehr beengte Wohnungen im Keller oder in ausgebauten Toreinfahrten noch nicht die schlechtesten Wohngelegenheiten. Es wurden Fälle unterbreitet, in denen 3 Personen in dunklem Raum auf 15 qm, 4 Personen in Wohnraum von 23, 21, 18, 15, ja 10 qm hausten. 6 Personen lebten auf 9 qm Wohnraum einschl. Kochgelegenheit, Wasser- und Schmutzeimer, mit Eingang durch die Wohnküche der Wirtin, die selbst drei kleine Kinder hatte, 9 Personen (3 Erwachsene und 6 Kinder) in 2 ½ Zimmern usw."

Im Arbeitsbericht der DAK über die Jahre von 1945 bis 1954 wurde der Aspekt der Kurgründe noch einmal thematisiert.

Tabelle 4 **Diagnosen der von der DAK bzw. ihren Vorgängerorganisationen zur Kur verschickten Kinder, 1938, 1952, 1953 und 1954**[46]

Jahr	Tbc	Skrofulose, Anfälligkeit, Körperschwäche, Drüsenstörungen	Blutarmut	Rachitis, Asthma	Bronchitis	Nervenschwäche	Herz- und Kreislaufstörungen	Unterentwicklung, Untergewicht Fehlernährung, Wachstumsschäden	Folgen nach Operationen, Unfällen und schweren Erkrankungen	Skoliose, Lordose, Kyphose	Zusammen
1938	739	2.343	1.301	146	–	–	–	1.478	–	–	6.007
%	12,3	39,0	21,7	2,4	–	–	–	24,6	–	–	100,0
1952	726	1.155	221	413	887	724	128	1.428	126	69	5.877
%	12,4	19,6	3,8	7,0	15,1	12,3	2,2	24,3	2,1	1,2	100,0
1953	392	684	175	328	749	621	89	2.249	112	84	5.483
%	7,2	12,5	3,2	6,0	13,7	11,3	1,6	41,0	2,0	1,5	100,0
1954	324	1.781	348	360	1.424	879	175	1.664	201	228	7.384
%	4,4	24,1	4,7	4,9	19,3	11,9	2,4	22,5	2,7	3,1	100,0

Der Vergleich der Einweisungsdiagnosen in den Jahren 1938 und 1953 zeige, so interpretierte der Bericht diese Zahlen, „dass die Schäden an der Gesundheit nicht nur körperlichen, sondern weit mehr seelischen Ursprungs sind".[47] Insbesondere wurde in diesem Zusammenhang auf die Diagnose „Nervenschwäche" hingewiesen – hier meinte man die psychischen Auswirkungen der Kriegs- und Nachkriegszeit zu erkennen. Man lege daher, so die Schlussfolgerung des Berichts, in den kasseneigenen „Gesundungsstätten" besonderen Wert auf „die geistig-seelische Betreuung der Kinder und Jugendlichen".

Rückblickend fällt insbesondere der starke Rückgang der Prozentzahlen in der Kategorie „Unterentwicklung, Untergewicht, Fehlernährung, Wachstumsschäden" von 1953 auf 1954 auf. Bei aller gebotenen Vorsicht wird man hierin – wie auch in dem Rückgang bei der Diagnose „Tbc" – eine Auswirkung der sich in den 1950er Jahren stetig verbessernden Ernährungs- und Wohnsituation breiter Bevölkerungsschichten im „Wirtschaftswunderland" sehen dürfen. Diese Tendenz setzte sich in den 1960er/70er Jahren verstärkt fort. Bei den Kinderkuren rückten „Haltungsschwächen und -fehler, wachstumsbedingte Kreislaufstörungen, Erkrankungen der Luftwege, wie Bronchitis und Asthma, erhebliches Übergewicht, körperlicher Entwicklungsrückstand und nervöse Störungen"[48] immer weiter in den Vordergrund.

Bis 1972 wurden die Diagnosen, die den Kinderkuren zugrunde lagen, in den Jahresberichten der DAK statistisch aufgeschlüsselt. Die Diagnose „Bronchitis, Mandelentzündung, Pneumonie" schlug mittlerweile mit 57,8 Prozent zu Buche – diese Zahl hatte sich gegenüber Mitte der 1950er Jahre nahezu verdreifacht. 18,8 Prozent der 1972 verschickten Kinder hatten die Diagnose „Skrofulose, Anfälligkeit, Körperschwäche, Drüsenstörungen" bekommen. Diese Diagnose hatte bis Ende der 1950er Jahre immer breiteren Raum eingenommen – 1959 waren nicht weniger als 57,6 Prozent aller von der DAK verschickten Kinder darunter gefallen. Seitdem ging der Anteil dieser Diagnose kontinuierlich zurück. Dritthäufigste Diagnose im Jahre 1972 war „Nervenschwäche, vegetative Dystonie" mit 13,9 Prozent – der Anteil dieser Diagnose hatte sich seit 1960 zwischen elf und 22 Prozent eingependelt. Alle anderen Diagnosen spielten 1972 nur noch eine marginale Rolle, darunter auch jene, die in den frühen 1950er Jahren noch bedeutsam gewesen waren: „Unterentwicklung, Untergewicht, Fehlernährung, Wachstumsschäden" wurden 1972 noch bei 3,1 Prozent aller von der DAK verschickten Kinder festgestellt, „Rachitis, Asthma" bei 1,1 Prozent, „Blutarmut" bei 0,8 Prozent. Als „tuberkulosegefährdet" galt kein einziges Kind mehr.[49]

In den 1970er/80er Jahren verschob sich das „Krankheitspanorama"[50] in den Kinderkurheimen ganz allgemein weiter in Richtung der Krankheiten, „die durch Umwelt- und Zivilisationseinflüsse ausgelöst werden, z. B. Erschöpfungszustände, Kreislauferkrankungen, Allergien, Stoffwechselerkrankungen und Krankheiten des Bewegungsapparates."

Die quantitative Dimension der Kinderkuren 1951 – 1993

Die folgende Tabelle gibt, beruhend auf den Jahresberichten der DAK, Aufschluss über die Zahl der in die eigenen bzw. in Vertragsheime verschickten Kinder sowie der Beihilfen zu Kinderkuren in „fremden Heimen" für die Jahre von 1951 bis 1993.

Tabelle 5 Anzahl der von der DAK in eigene und Vertragsheime verschickten Kinder sowie der Beihilfen für „Fremde-Heime-Kuren" und Kosten der Kinderheilkuren, 1951 – 1993[51]

Jahr	Gesamtzahl der Kinder in DAK-Heimen und Vertragsheimen	Kinder mit DAK-Beihilfe für „Fremde-Heime-Kuren"	Gesamtzahl der DAK-Kinderkuren	Aufwand der DAK für die Kinderkuren in DM	Aufwand je Kind in DM
1951	1.891	1.977	3.868	k.A.	
1952	3.879	1.998	5.877	k.A.	
1953	5.484	4.000	9.484	k.A.	
1954	7.385	3.882	11.267	k.A.	
1955	7.517	3.709	11.226	k.A.	
1956	8.487	3.598	12.085	k.A.	
1957	8.715	k.A.	8.715*	k.A.	
1958	8.328	4.367	12.695	k.A.	
1959	7.944	1.998	9.942	2.670.477,53	268,61
1960	7.980	5.144	13.124	2.981.487,61	227,18
1961	8.189	5.344	13.533	3.407.094,78	251,76
1962	7.701	5.423	13.124	3.668.868,52	279,55
1963	7.906	5.344	13.250	3.885.652,19	293,26
1964	6.648	5.256	11.904	3.593.347,49	301,86
1965	6.984	5.621	12.605	4.122.918,25	327,09
1966	7.096	5.961	13.057	4.714.640,72	361,08
1967	6.507	6.121	12.628	5.046.787,55	399,65
1968	6.543	6.131	12.674	5.158.213,44	406,99
1969	6.698	7.332	14.030	5.332.448,50	380,08
1970	6.640	7.962	14.602	5.877.085,34	402,49
1971	6.978	9.901	16.879	7.746.084,52	458,92
1972	6.377	11.362	17.739	8.701.944,71	490,56
1973	6.576	12.560	19.136	10.360.400,72	541,41
1974	6.223	13.849	20.072	12.711.350,97	633,29

Jahr	Gesamtzahl der Kinder in DAK-Heimen und Vertragsheimen	Kinder mit DAK-Beihilfe für „Fremde-Heime-Kuren"	Gesamtzahl der DAK-Kinderkuren	Aufwand der DAK für die Kinderkuren in DM	Aufwand je Kind in DM
1975	6.018	15.973	21.991	16.055.108,90	730,08
1976	5.936	12.548	18.484	18.335.214,35	991,95
1977	3.930	11.532	15.462	15.984.961,95	1.033,82
1978	4.387	9.339	13.726	12.933.518,80	942,26
1979	4.370	9.628	13.998	14.409.699,11	1.029,41
1980	4.362	5.486	9.848	15.402.534,51	1.564,03
1981	4.230	5.441	9.671	13.962.720,30	1.443,77
1982	4.010	3.671	7.681	13.091.631,86	1.704,42
1983	3.371	2.753	6.124	11.804.734,54	1.927,62
1984	3.188	3.365	6.553	12.812.974,78	1.955,28
1985	2.235	3.368	5.603	10.551.816,57	1.883,24
1986	699	4.284	4.983	7.199.026,27	1.444,72
1987	701	4.232	4.933	6.982.332,11	1.415,43
1988	702	3.962	4.664	6.996.538,58	1.500,12
1989	701	k.A.	701*	Ab 1989 nur noch Gesamtwert zu Kinder- und Jugendkuren	
1990	698	k.A.	698*		
1991	698	k.A.	698*		
1992	697	k.A.	697*		
1993	696	k.A.	696*		
Summe	216.304	234.422	450.726*		

* Summe ohne die „Fremde-Heime-Kuren" in den Jahren 1957 und 1989 bis 1993

Man sieht, dass die Zahl der pro Jahr in eigene und Vertragsheime verschickten Kinder bis 1957 kräftig von knapp 2.000 auf fast 9.000 anstieg, sich dann allmählich, mit leichten Schwankungen, zwischen 6.000 und 7.000 einpendelte, um dann ab 1976 immer deutlicher, auf zuletzt unter 1.000, zurückzugehen. Die Zahl der von der DAK bezuschussten „Fremdheimkuren" verdoppelte sich 1953 von knapp 2.000 auf 4.000, stieg dann, mit stärkeren Schwankungen, weiter an, übertraf 1969 mit über 7.000 erstmals die Zahl der Kinderkuren in eigenen und Vertragsheimen, erreichte 1975 mit fast 16.000 ihren Höchststand, um dann allmählich wieder auf unter 4.000 abzusinken – für die Jahre von 1989 bis 1993 liegen für die „Fremdheimkuren" keine Zahlen mehr vor. Die Gesamtzahl der von der DAK durchgeführten bzw. bezuschussten Kinderkuren pro Jahr stieg dementsprechend, von manchen Schwankungen abgesehen, bis 1975 auf knapp 22.000 an und sank dann deutlich ab.

Insgesamt summieren sich die Zahlen für die Jahre von 1951 bis 1993 auf rund 450.000 – wobei für die Jahre 1957 sowie 1989 bis 1993 keine Zahlenangaben für die „Fremdheimkuren" vorliegen. Die tatsächliche Zahl der von der DAK in eigener Regie durchgeführten *und* der von ihr bezuschussten Kinderkuren liegt also *über* diesem Wert. Da manche Kinder zwei- oder mehrmals zur Kur verschickt waren, deckt sich die Zahl der Kuren nicht genau mit der der zur Kur verschickten Kinder – sie bietet aber einen sehr guten Anhaltspunkt für die Größenordnung des Kinderkurwesens der DAK. Setzt man diese Zahl in Relation zur Gesamtzahl aller in der Bundesrepublik Deutschland in Kurheime verschickten Kinder, die, wie eingangs dargestellt, bei mindestens sechs bis acht Millionen liegt, so kommt man zu dem Schluss, dass die DAK mit rund 450.000 in Eigenregie durchgeführten oder bezuschussten Kinderkuren zu den bedeutenderen Akteuren auf diesem Feld gehörte.

Wie ist das Auf und Ab der Zahlen zu erklären? Die steigende Tendenz bis Mitte der 1970er Jahre spricht für eine lange Zeit ungebrochene Nachfrage von Seiten der Versicherten, die von der DAK durch eine intensive Werbung noch zusätzlich stimuliert wurde. Nachdem die Hauptverwaltung, überrascht vom ersten Ansturm im Jahre 1951, die nachgeordneten Geschäftsstellen zunächst angewiesen hatte, bei der Werbung für die wiederaufgenommenen Kinderkuren Zurückhaltung zu üben, vollzog die DAK bereits im Jahre 1953 eine weitere Wendung. Im Mittelpunkt der nun anlaufenden Werbekampagne stand der neue Film „Einer trage des anderen Last".[52]

Die sinkende Tendenz im Kinderkurwesen der DAK seit Mitte der 1970er Jahre dürfte wesentlich mit einer rückläufigen Nachfrage zu tun haben. *Erstens* gehörten die Nachkriegszeit und mit ihr Hunger, Kälte und Wohnungsnot mittlerweile der Vergangenheit an. Die Lebensverhältnisse breiter Bevölkerungsschichten hatten sich im Zuge des „Wirtschaftswunders" in den 1950er/60er Jahren entscheidend verbessert. Untergewicht und Fehlernährung, Unterentwicklung und Wachstumsstörungen, Blutarmut, Rachitis und Tuberkulose spielten bei den Begründungen von Kinderkuren kaum noch eine Rolle. *Zweitens* hatte der steigende Lebensstandard zur Folge, dass der jährliche Familienurlaub kein Privileg höherer Gesellschaftsschichten mehr war. Damit fiel für viele Familien ein Anreiz weg, die Kinder zur Kur an die See oder in die Berge zu schicken. *Drittens* ist zu berücksichtigen, dass sich im Zuge der 68er-Bewegung auch in der Kindererziehung einiges getan hatte – Eltern waren nun immer weniger bereit, ihre Kinder für sechs Wochen wegzugeben und in dieser Zeit die Erziehungsgewalt einem Kurheim zu übertragen.

Erklärungsbedürftig ist auch die gegenläufige Entwicklung bei den Kinderkuren in den eigenen bzw. Vertragsheimen und den „Fremdheimkuren". Hier bildet sich eine veränderte Politik der DAK ab. Bei der Wiederaufnahme der Kinderkuren in eigener Regie im Jahre 1951 war es, wie erwähnt, das erklärte Ziel gewesen, die Beihilfen für „Fremdheimkuren" restriktiv zu handhaben und stattdessen ein eigenes Kinderkurwesen aufzubauen. „Wir kämen billiger und einfacher davon, wenn wir uns darauf beschränkten, nach allgemeinen Richtlinien Beihilfen von 1,50 DM oder 2 DM je Kurtag zu genehmigen und den Eltern die Sorge um die Heimwahl, Anreise und Rückreise, Preisvereinbarung, Vorsichtsmaßnahmen, Kurplan, Verpflegungskontrolle, Betreuung des Kindes usw. usw. überließen",[53] schrieb Wilhelm Clasen aus der Geschäftsführung der

DAK im September 1951, um sofort hinzuzufügen: „Aber hier setzt die besondere Denkungsart in unserer Kasse ein.“ Hervorzuheben ist, dass sich die DAK mit diesem Kurs bewusst über politische Vorgaben hinwegsetzte: So vereinbarte die „Ausgleichsstelle für Gesundheitsfürsorge“ des westfälischen Provinzialverbandes mit den westfälischen Krankenkassenverbänden am 14. Juni 1951 „Richtlinien für die Durchführung der Entsendefürsorge für kurheilbedürftige Kleinkinder, Schulkinder und Jugendliche in Zusammenarbeit mit den Krankenkassen“, die zwar unter Verweis auf die §§ 187 und 363 RVO das Recht der Kassen bekräftigten, Kindererholungs- und -genesungskuren durchzuführen, und ihnen auch gestatteten, *eigene* Kinderkurheime zu unterhalten, zugleich jedoch die Kassen dazu anhielten, sich angesichts knapper Mittel auf die Erstattung der Arztkosten bei Kuren der Heilfürsorge zu beschränken. Dies löste Kritik bei den Ersatzkassen aus, insbesondere bei der DAK.[54]

Bis in die zweite Hälfte der 1950er Jahre hinein hielt die DAK an diesem Kurs fest. 1958 hieß es dann in den „Mitteilungen“ der DAK erstmals, es sei „in diesem Jahr nicht beabsichtigt, die eigenen Kinderkuren auszudehnen, vielmehr soll die Platzzahl konstant bleiben“.[55] Den Geschäftsstellen wurde nahegelegt, Eltern, die von sich aus eine „Fremdheimkur“ wünschten oder beantragten, nicht unbedingt auf die eigenen Kinderkuren zu verweisen, sondern die Beihilfeanträge an die Landesgeschäftsstellen weiterzugeben. Tatsächlich ging 1959 sowohl die Zahl der Verschickungen in eigene und Vertragsheime als auch insbesondere die in „fremde Heime“ deutlich zurück. Ab 1960 stiegen die Zahlen allerdings schon wieder, wobei der Zuwachs nun eindeutig durch die Zuschüsse zu „Fremdheimkuren“ zustande kam, obwohl seit 1960 mit dem „Haus Hamburg“ ein drittes kasseneigenes Kinderkurheim zur Verfügung stand.

1964 machten die „Mitteilungen“ – „aus gegebener Veranlassung“, wie es hieß – darauf aufmerksam, dass Beihilfen für Kuren in „fremden Heimen“ nach wie vor vergeben würden. Doch sollten solche Beihilfen in den Monaten von November bis Februar nur in besonderen Fällen gewährt werden – es komme darauf an, die eigenen Kinderkurheime „das ganze Jahr hindurch voll [zu] belegen“.[56] Hier wird noch einmal ein Problem deutlich, vor das sich schon die

Angestelltenkrankenkassen vor 1945 gestellt sahen und mit dem nun auch die DAK konfrontiert war: Während die Sommerkuren sehr beliebt waren, fiel es immer schwerer, die Winterkurgänge zu füllen. Die fortgesetzte Werbung für die Winterkuren in den Publikationen der DAK ist ein Beleg dafür, dass es sich um ein Dauerproblem handelte.[57] Deshalb wollte man die Kuranträge, die für die Wintermonate eingingen, möglichst in die eigenen Einrichtungen lenken, während Beihilfen für „fremde Kuren" im Sommer die eigenen Kinderkurheime entlasteten. In den „Mitteilungen" von 1964 wurden auch noch einmal die Bedingungen für die Gewährung einer Beihilfe für „fremde Kuren" erläutert: Solche Beihilfen wurden für Kinder zwischen vier und 14 Jahren gezahlt, wenn eine „Kurnotwendigkeit" nachgewiesen wurde. Die Beihilfe betrug je nach Eigenbeteiligung der Eltern höchstens 2,50 DM pro Tag und wurde längstens 42 Tage, mindestens aber 28 Tage gewährt – „Kurzkuren" sollten nicht gefördert werden. Das ausgewählte Heim musste unter ärztlicher Leitung stehen und vom zuständigen Gesundheitsamt als Kurheim anerkannt sein. Und es musste in der Bundesrepublik Deutschland liegen.

Diese letzte Bedingung ging auf eine Vorgabe des Bundesversicherungsamtes (BVA) zurück. Nachdem bekannt geworden war, dass neben Pflichtkrankenkassen auch manche Ersatzkassen Auslandskuren bezuschussten, wandte sich die DAK 1966 an das BVA und beklagte, dass sie durch diese Praxis „in eine ungünstige Wettbewerbslage"[58] gerate. Das BVA teilte daraufhin mit, es bestünden keine Bedenken dagegen, dass die Krankenkassen Kindererholungskuren im Ausland bezuschussten, wenn diese „von anerkannten Entsendestellen – z. B. dem Deutschen Roten Kreuz, der Inneren Mission, dem Caritasverband und den Wohlfahrtsverbänden" – durchgeführt würden. Folgerichtig wurden die Landesgeschäftsstellen der DAK ermächtigt, „Fremdheimkuren" im Ausland zu bezuschussen, wenn die allgemeinen Voraussetzungen für eine Beihilfe gegeben waren.

Diese wurden 1969 noch einmal aufgeweicht. Beihilfen für „Fremdheimkuren" konnten fortan auch bezuschusst werden, wenn die verschickten Kinder das 14. Lebensjahr „geringfügig überschritten“[59] hatten oder die Kurdauer weniger als 28 Tage, mindestens aber 21 Tage betrug. Die Möglichkeiten zur Bezuschussung von „Fremdheimkuren“ wurden also nach und nach ausgeweitet, diese Form der Förderung von Kinderkuren wurde augenscheinlich als Manövriermasse genutzt, um die immer noch wachsende Nachfrage insbesondere in den Sommermonaten zu befriedigen, ohne die eigenen Kinderkurheime auszubauen oder weitere Heime in anderer Trägerschaft vertraglich einzubinden. Die von rund 5.000 (1960) auf rund 16.000 (1975) stetig steigende Zahl von Beihilfen zu „Fremdheimkuren“ erlaubte es der DAK, die Zahl der Verschickungen in eigene oder Vertragsheime relativ konstant zu halten.

Deutlich ist zu erkennen, dass hierbei Kostengründe eine wichtige Rolle spielten, stiegen doch die Aufwendungen der DAK für Kinderkuren von rund 2,6 Mio. DM (1959) – vorher liegen keine Zahlen vor – kontinuierlich auf 18,3 Mio. DM (1976). Der stetige Rückgang der Beihilfen zu „Fremdheimkuren“ seit 1976 dürfte zunächst der Auslastung der eigenen und der Vertragsheime zugutegekommen sein – erst 1986 brach auch die Zahl der in eigener Regie durchgeführten Kinderkuren massiv ein und sank dauerhaft unter 1.000 pro Jahr, während sich die Zahl der „Fremdheimkuren“ um die 4.000 einpendelte. Die Aufwendungen der DAK für Kinderkuren sanken dementsprechend auf rund 7 Mio. DM (1988), während die durchschnittlichen Kosten für jedes zur Kur verschickte Kind mit 1.500 DM (1988) auf einem – verglichen mit den 1970er Jahren – relativ hohen Niveau verharrten.

Die Kinderkurheime der DAK

Zur Durchführung der Kinderkuren in eigener Regie standen der DAK ab 1952 ein, ab 1954 zwei und ab 1960 drei kasseneigene Kinderkurheime zur Verfügung. Hinzu kamen bis zu 26 Vertragsheime.

Das 1911 erbaute „Haus Quickborn“ in Westerland auf Sylt, das seinerzeit „als das bestgebaute Haus im Friesenstil [...] auf der ganzen Insel“[60] galt (Abb. 22), wurde 1925 von der „Deutschnationalen Krankenkasse", also der Kasse des DHV, gekauft – es sollte erklärtermaßen als Kurheim für etwa fünfzig Kinder dienen, wurde aber zunächst mit Erwachsenen belegt.[61] Tatsächlich scheint es nur um 1939/40 vorübergehend für Kinderkuren genutzt worden zu sein.[62] Das änderte sich 1945, als das Haus mehrere Jahre lang von einer nicht näher bezeichneten Landesversicherungsanstalt zur Verschickung erholungsbedürftiger Kinder genutzt wurde. 1952 ging „Haus Quickborn" dann in das Eigentum der DAK über.[63] Es war damit das erste kasseneigene Kinderkurheim, das nach 1945 den Betrieb wieder aufnahm. Am 23. Mai 1952 begann der erste Kurgang.[64] 1973 wurde beschlossen, anstelle des alten Friesenhauses, das mit seinen beengten Räumlichkeiten nur 31 Kindern Platz bot,[65] einen modernen Neubau zu errichten. Deshalb wurde der Kurbetrieb am 29. März 1974 vorübergehend eingestellt. Am 4. Mai 1976 nahm das neu erbaute Kinderkurheim mit sechzig Plätzen den Kurbetrieb wieder auf (Abb. 23–24). Das Haus sei, so verkündeten die „Mitteilungen" der DAK, „nach den neuesten Erkenntnissen mit allen erforderlichen Einrichtungen ausgestattet, um unter Berücksichtigung der für die Nordsee gegebenen Heilanzeigen (z. B. Bronchitiden, asthmatische Veranlagungen, Ekzeme, Allergien, Übergewicht) gezielte Kuren durchführen zu können."[66] Neben den Schlaf-, Wohn- und Spielräumen hielt der Neubau daher eine therapeutische Abteilung mit Schwimmhalle, Gymnastikraum, Inhalatorium und Solarium vor. Bei der äußeren Gestaltung hatte man versucht, dem Neubau, der in krassem Gegensatz zu dem alten Friesenhaus stand, „durch burgartige Bauteile und die Farbgebung"[67] ein freundliches, die Kinder ansprechendes Gepräge zu geben. Bei der Gestaltung der Innenräume hatte man zudem versucht, „eine überschaubare, familiäre Atmosphäre" zu schaffen, die aber auch die „Möglichkeit zu vielfältigen sozialen Kontakten" bieten sollte. Dieser Vorgabe gemäß hatte man vier „Wohnungen" für je 15 Kinder geschaffen, mit je eigenen „Schlafräumen, Wohnraum, Spieldiele, Speiseraum sowie Sanitär- und Nebenräumen". Trotz der bedeutenden Erweiterung der Platzzahl war man bemüht, einen Massenbetrieb zu vermeiden.

1954 erhielt die DAK „nach langen Bemühungen“[68] das eigene Kinderkurheim „Schuppenhörnle“ in Falkau im Hochschwarzwald zurück. Am 29. Oktober 1954 begann dort der erste Kurgang. Die Presseberichterstattung über die Wiederaufnahme des Kurbetriebs erinnerte noch einmal daran, dass dieses Haus bei seiner Errichtung im Jahre 1937 „eines der modernsten Europas“[69] gewesen sei. Noch immer sei es „vorbildlich eingerichtet“. Einschränkend fügte die „Badische Zeitung“ hinzu: „In dieser Größe würde man es allerdings nicht mehr bauen.“ Doch sei die schon in anderen Heimen der DAK erfahrene Jugendleiterin, Traute Stawitzki,[70] zusammen mit neun Kindergärtnerinnen und einer Kinderpflegerin „bemüht, jeglichen Massenbetrieb zu verhindern“, indem die Kinder zu kleineren Gruppen zusammengefasst würden. In den beiden Flügeln des Hauptgebäudes waren Jungen und Mädchen „getrennt und nach Alter gestaffelt untergebracht“.[71] Kuranzeigen für das Kinderkurheim „Schuppenhörnle“ waren „Erkrankungen der Atemwege, Infektanfälligkeit, Übergewicht, Haltungsschwäche und Nervosität“.[72]

„Haus Hamburg“ war, wie bereits erwähnt, 1928/29 unter der Bezeichnung „Anton-Tarnowski-Heim“ von der „Deutschnationalen Krankenkasse“ in Betrieb genommen worden, die hier fortan Kurgänge mit bis zu 110 Kindern durchführte. Seit 1936 wurde das Heim von der „Arbeitsgemeinschaft der Berufskrankenkassen für Kaufmannsgehilfen und weibliche Angestellte“ genutzt. Im Zweiten Weltkrieg diente es als Lazarett, in den ersten Monaten nach Kriegsende waren hier an Tuberkulose erkrankte „Fremdarbeiter“ untergebracht, die von den alliierten Truppen befreit worden waren. 1946 pachtete die Stadt Dortmund das Haus, die Städtischen Krankenanstalten brachten darin „fast wiederhergestellte tbc-kranke Kinder bis zu ihrer vollständigen Gesundung“[73] unter. Am 1. März 1959 übernahm die DAK das Haus. Nach Plänen der Soester Architekten Willy Bauchmüller und Karl-Heinz Beyerling wurde es gründlich renoviert und erweitert, damit es „als moderne Kindergesundungsstätte“ weiter genutzt werden konnte. Im Erdgeschoss wurden größere Fenster eingesetzt, die Fußböden erneuert, neue Heizkörper installiert, neue Bade- und Duschräume und neue Waschanlagen geschaffen. Weiterhin sollten hier künftig die Räume für das Personal liegen. Aber auch im Obergeschoss wurden einige Zimmer für Kindergärtnerinnen reserviert. Die bisherigen sechs großen Schlafräume wurden unterteilt, so dass kleinere Räume für je sechs Kinder entstanden. Insgesamt hielt das ‚Haus Hamburg' künftig 16 Schlafräume vor, dazu die entsprechenden Tagesräume. Der an der Rückfront liegende bisherige Speisesaal wurde aufgestockt. In dem neuen Obergeschoss wurde ein zweiter Speisesaal eingerichtet, der gleichzeitig auch als großer Tagesraum benutzt werden konnte. Die Küche wurde „nach modernsten Gesichtspunkten neu eingerichtet", die Liftanlage erneuert, der Gymnastikraum erweitert. Auch die Außenfront wurde „gründlich überholt und geringfügig verändert". Der „Clou", so heißt es in einem zeitgenössischen Presseartikel, sei das neue Badehaus, das an den Westflügel des bestehenden Gebäudes angebaut wurde. Zunächst hatte man an ein „Sole-Planschbecken" gedacht, später entschied man sich aber doch für „Sole-Badewannen". Zwei große Liegehallen wurden auf dem Gelände westlich des Heimes errichtet und durch einen Gang mit dem Badehaus verbunden. Die Südseite dieser Liegehallen bestand ganz aus Glas und war mit Glasschiebetüren versehen, die man bei sonnigem Wetter zur Seite schieben konnte. Ansonsten waren die Liegehallen mit Infrarotheizung ausgestattet. Das Spielgelände wurde durch einen Ballspielplatz erweitert. Künftig bot „Haus Hamburg" Platz für 96 Kinder. Ab dem 3. Januar 1960 stand es als drittes kasseneigenes Kinderkurheim wieder zur Verfügung. Als „Spezialheim"[74] mit eigenem Solebad und Inhalationsräumen sollte es vor allem Kinder aufnehmen, die unter „Krankheiten der oberen Luftwege, Bronchitiden und Skrofulose" litten, es war aber auch gedacht für Kinder mit „Haltungsschäden" oder „Wirbelsäulenverbiegungen", die „heilgymnastischer Behandlung" bedurften. Unter der Leiterin Anita Loff[75] arbeiteten elf Kindergärtnerinnen und eine staatlich geprüfte Heilgymnastin.[76] Die ärztliche Betreuung, welche die Eingangs- und Entlassungsuntersuchungen sowie die Behandlung erkrankter Kinder umfasste, lag bei einem ortsansässigen niedergelassenen Arzt.[77]

In einem Vortrag anlässlich einer Besichtigung des neuen Kinderkurheims durch hochrangige Vertreter der DAK und den Landrat ging Prof. Dr. Fritz Lejeune (1892–1966), der ärztliche Berater im Vorstand der DAK,[78] auf das Prinzip der inneren Differenzierung ein: „Trotz der klaren Aufgliederung des Hauses in vier Kinderstationen mit Speise- und Spielräumen ist es das besondere Anliegen der Heimleitung, auch in diesen klaren[,] modern gehaltenen Räumen eine gemütliche Atmosphäre zu schaffen."[79] Es solle den Kindern „Nestwärme" gegeben, eine „familiäre Atmosphäre" geschaffen werden. Ein „Massenbetrieb", darin war sich Lejeune mit dem stellvertretenden Hauptgeschäftsführer der DAK, Wilhelm Clasen, einig, sollte vermieden werden. „Die Kinder würden immer nur zu kleinen Gruppen zusammengefasst. Trillerpfeife und Anschnauzen gebe es nicht. Auch in einem neuen Hause würde man die kleinen Gäste an der ‚langen Leine' führen."[80] Die Wirklichkeit sah, wie an anderer Stelle gezeigt werden soll, anders aus. Die Versuche, in den drei kasseneigenen Kinderkurheimen überschaubare Wohngruppen von 15 bis 25 Kindern zu bilden, misslang – die räumlichen Rahmenbedingungen (wie auch der Personalschlüssel) ließen die Kuren trotz gegenteiliger Intentionen zu Massenveranstaltungen werden.

Am 27. September 1985 beschloss der Vorstand der DAK auf Vorschlag der Geschäftsführung, die beiden kasseneigenen Kinderkurheime „Haus Hamburg" und „Schuppenhörnle" nach Ablauf des Kurgangs vom 22. Oktober bis zum 19. November 1985 nicht wieder zu belegen. Schon zu Beginn des Jahres hatten die beiden Heime wegen „ständig sinkender Antragszahlen"[81] vorübergehend geschlossen werden müssen. Die zunehmenden Schwierigkeiten, die kasseneigenen Kinderkurheime außerhalb der Ferienzeiten zu belegen, führte man in der Hauptverwaltung der DAK auf den wachsenden „Leistungsdruck schon in der Schule als Folge der Ausbildungs- und Studienplatzprobleme" zurück; immer weniger Eltern seien bereit, ihre Kinder während der Schulzeit zur Kur zu geben. Aus „gesundheitspolitischen Gründen" sei die Schließung der beiden Einrichtungen zwar zu bedauern, unter finanziellen Gesichtspunkten aber sei der unwirtschaftliche Betrieb der beiden Häuser nicht länger zu verantworten.

Das „Haus Quickborn“ wurde vorerst weitergeführt und 1993 in eine „Fachklinik für übergewichtige Kinder und Jugendliche“ umgewandelt. Am 1. Oktober 2014 wurde das Haus endgültig geschlossen. Grund dafür war vor allem die anhaltend rückläufige Belegungsquote. Hinzu kam ein Skandal im Jahre 2010. Innerhalb einer Wohngruppe von 16 Jungen war es während der abendlichen „Ruhephasen“ zu massivem sexuellem Missbrauch gekommen. Drei Jungen im Alter von neun bis zwölf Jahren hatten die anderen in ihrer Gruppe – die Staatsanwaltschaft Flensburg, die aufgrund der Anzeige einer Mutter tätig wurde, ging von bis zu zwölf Opfern aus – zu sexuellen Handlungen bis hin zum Oralverkehr gezwungen. Nach Bekanntwerden der Vorfälle im August 2010 wurden die drei „Rädelsführer“ umgehend nach Hause geschickt. Die Klinik ergriff Maßnahmen, um Vorfällen dieser Art vorzubeugen: Die Kinder wurden bei Antritt der Kur ermutigt, sich dem Personal anzuvertrauen, wenn sie sich unwohl fühlten, die nächtlichen Kontrollgänge sollten künftig unregelmäßig und für die Kinder nicht vorhersehbar erfolgen, dem Personal wurde gestattet, Zimmertüren zu öffnen, ohne anzuklopfen, die Spätdienste sollten spontan verlängert werden, wenn es Unruhe in den Gruppen gab, der Nachtdienst sollte bei „Auffälligkeiten“ unbedingt die Rufbereitschaften hinzuziehen.[82] Die staatsanwaltschaftlichen Ermittlungen wurden eingestellt, da die Täter noch nicht strafmündig waren, eine Verletzung der Aufsichtspflicht konnte nicht nachgewiesen werden. Dass es dennoch im September 2010 zu einem Presseskandal kam, lag an einer verunglückten öffentlichen Stellungnahme des damaligen stellvertretenden Pressesprechers der DAK. Er hatte zwar eingeräumt, dass es in einer Wohngruppe im „Haus Quickborn“ zu sexuellen Handlungen gekommen war, Berichte über Vergewaltigungen wies er entschieden zurück. Wörtlich sprach er von „erweiterten Doktorspielen“ auf freiwilliger Basis – was zu massiver Kritik in der Presse führte.[83]

Der Skandal dürfte die schon seit Längerem bestehenden Belegungsprobleme des „Hauses Quickborn“ noch verschärft haben. Jedenfalls war der Abwärtstrend nicht zu stoppen. Mehrere Wirtschaftlichkeitsanalysen ergaben, dass eine Fortführung des Betriebs ungleich teurer kommen würde als ein Verkauf oder eine Stilllegung. Nachdem ein Betreiberwechsel nicht zustande gekommen war, entschied man sich schließlich für die Einstellung des Betriebs.[84]

In der Zeit von 1951 bis 1993 arbeitete die DAK – so der aktuelle Kenntnisstand – mit 65 Vertragsheimen zusammen.[85] Die Zahl der Kinderkurheime in anderer Trägerschaft, mit denen die DAK Verträge zur Durchführung geschlossener Kurgänge abgeschlossen hatte, stieg zunächst rasch von vier auf 26 im Jahre 1954 an und sank danach langsam, aber sicher bis auf null ab. Von 1985 an hatte die DAK keine Vertragsheime mehr.

Seit den 1950er Jahren schossen Kinderkurheime in der Bundesrepublik Deutschland wie Pilze aus dem Boden – der Betrieb eines solchen Heims war augenscheinlich für die Betreiber ein einträgliches Geschäft, zumal die behördlichen Anforderungen gering waren. Wie viele solcher Heime es in der Bundesrepublik Deutschland gab, kann nur ungefähr gesagt werden. Der 1965 erstattete Jugendbericht der Bundesregierung nennt für das Jahr 1963 „insgesamt 839 Kur-, Heil-, Genesungs- und Erholungsheime für minderjährige Jugendliche mit 56.608 Plätzen".[86] Die „Initiative Verschickungskinder" kommt aufgrund der Auswertung der 1964 erschienenen zweiten Auflage des Handbuchs der Kinderheime und Kinderheilstätten in der Bundesrepublik Deutschland, Österreich und der Schweiz, das von dem Kinderarzt Sepp Folberth (1908 – 1990) herausgegeben wurde, auf 1.143 solcher Einrichtungen.[87] Dabei ist zu berücksichtigen, dass dieses Handbuch längst nicht alle Kinderkurheime erfasste, da das Verzeichnis auf freiwilligen Meldungen beruhte. So finden sich etwa die drei Kinderkurheime im Besitz der DAK nicht darin. Andererseits bezieht Folberths Handbuch auch manche Einrichtung der Fürsorgeerziehung und der Behindertenhilfe mit ein – die Grenzen zwischen den verschiedenen Heimformen sind nicht klar gezogen.[88] Immerhin vermittelt das Handbuch eine ungefähre Vorstellung von der Größenordnung des Netzwerks von Kinderkurheimen in der Bundesrepublik Deutschland.

Beim Abschluss von Verträgen hatte die DAK mithin eine große Auswahl. Der Blick in die Liste der Vertragsheime der DAK zeigt, dass diese sich recht gleichmäßig auf die verschiedenen Klimazonen, die für eine Kur besonders geeignet schienen (die Ost- und Nordfriesischen Inseln, die Mittelgebirge, die Alpen und Voralpen), verteilten und immer auch Solekurorte umfassten. Von der Größe her lagen, soweit bekannt, die meisten Vertragsheime zwischen zwanzig und siebzig Plätzen, es finden sich aber auch mehrere kleine Einrichtungen mit weniger als zwanzig Plätzen und mehrere Großeinrichtungen mit bis zu 350 Plätzen. Was die Träger der Vertragsheime angeht, so befand sich mindestens die Hälfte in privater Hand, wobei, soweit erkennbar, von den Besitzern und Besitzerinnen nur wenige über eine einschlägige Qualifikation verfügten – fünf der Vertragsheime der DAK wurden von Ärzten oder Ärztinnen geleitet, sechs von Krankenschwestern, eines von einer Jugendleiterin. Sechs Vertragsheime der DAK hatten Träger aus dem Bereich der Inneren Mission, ein weiteres wurde von der evangelischen Kirchengemeinde Köln betrieben. Dagegen findet sich unter den Vertragsheimen der DAK nur ein einziger katholischer Träger – hier waren Ursulinen tätig. Vier Vertragsheime befanden sich in der Trägerschaft des Deutschen bzw. Bayerischen Roten Kreuzes, hinzu kamen eine nicht näher bezeichnete Gemeinnützige Stiftung, ein Gemeinnütziger Verein, ein Landkreis, die Stadt Nürnberg, die Deutsche Angestelltengewerkschaft sowie eine GmbH.[89]

Das Konzept der Kindererholungskur

Die Konzeption der Kinderkuren, insbesondere der Kinder*erholungs*kuren, die sich seit dem späten 19. Jahrhundert im Grenzbereich von Balneologie, Pädiatrie, Pädagogik, Psychologie und Soziologie des Kindes- und Jugendalters („Jugendkunde") herausgebildet hatte, wurde in der frühen Bundesrepublik, unter Auslassung spezifisch nationalsozialistischer Elemente, die sich im „Dritten Reich" eingeschlichen hatten, fortgeschrieben.

Substrat dieser Konzeption war der zivilisationskritische Blick auf die moderne Großstadt. Diese, so die Grundthese, mache Kinder krank. Dabei wurde zunächst auf den Mangel an frischer Luft,

Licht und Bewegung verwiesen – schon früh wurde vor der zunehmenden Luftverschmutzung in den Städten gewarnt, die zu einem vermehrten Auftreten von Asthma, Bronchitis oder grippalen Infekten führe. Als besorgniserregend wurde auch die Absorption der ultravioletten Strahlung des Sonnenlichts durch die Abgasfahne der Städte wahrgenommen – sie wurde für die Zunahme von Rachitis, Skrofulose und Hautkrankheiten mit verantwortlich gemacht. Die Einengung des städtischen Lebensraums, die dem kindlichen Bewegungsdrang allzu enge Grenzen setze, galt ebenfalls als pathogener Faktor – Kinder hielten sich viel zu sehr in geschlossenen Räumen auf, woraus etwa Haltungsschäden und allgemeine Krankheitsanfälligkeit resultieren könnten. Kritisch sahen viele Mediziner zudem die vermeintliche Mangel- und Fehlernährung in der städtischen Lebenswelt – sie führe zu Lebensmittelunverträglichkeiten, häufigem Erbrechen und Durchfall. Schließlich wurde immer wieder auch auf das „psychische Klima“[90] der Großstadt hingewiesen, das der Gesundheit der Kinder abträglich sei. Allgemein war von einer Reizüberflutung die Rede, die die Kinder überfordere. Insbesondere wurde vor den ständigen „Mikrotraumen des oft unerträglichen Stadtlärmes“ gewarnt. Stadtkinder litten daher, so die weithin vertretene Auffassung, häufig unter „größerer Erregbarkeit, Nervosität, Schlaflosigkeit“. Gelegentlich war unter Berufung auf eine französische Publikation aus den 1930er Jahren von *„inadaptés urbains“* die Rede.[91]

Insgesamt, so das Urteil der Balneologie und der Pädiatrie, führe die „Giftatmosphäre“[92] der städtischen Lebenswelt bei Kindern zu Entwicklungsstörungen, die sich in einer erhöhten Krankheitsanfälligkeit, Überempfindlichkeit und allgemeinen Konstitutionsschwäche, Unterernährung und Blutarmut äußere. Einigkeit herrschte unter den Fachleuten darüber, dass Stadtkinder, auf das Land versetzt, „sofort aufleben und ihre Überempfindlichkeit verlieren“,[93] „wieder Gewicht ansetzen, rosige Hautfarbe bekommen, [und] festeres Fleisch“.[94] Die Balneologie erklärte sich diesen vermeintlich augenfälligen Befund mit der von Rudolf Virchow (1821–1902) formulierten Reizphysiologie.[95] Würde der kindliche Organismus durch gesunde Reize stimuliert, so die Grundidee, dann würden seine natürlichen Widerstandskräfte gestärkt, der Organismus regeneriere sich von den Auswirkungen der schädlichen Reize der urbanen Lebenswelt – das wirke sich schon nach kurzer Zeit „auf die körperliche und geistige Leistungsfähigkeit, überhaupt auf das Allgemeinbefinden“[96] des Kindes aus. In der Kur wirkten, so kann man es immer wieder lesen, verschiedene Reize auf das Kind ein: das Meeres-, Mittelgebirgs- oder Hochgebirgsklima, Solebäder, Inhalationen, Höhensonne, Gymnastik und Bewegung an frischer Luft, aber auch der Milieuwechsel, die Reiseeindrücke oder das Gemeinschaftserlebnis. Dabei komme es zu Wechselwirkungen zwischen Körper und Seele.[97] Aus all dem zogen Pädiater wie Prof. Kurt Nitsch (1915–1984), Chefarzt des Kinderkrankenhauses Cecilienstift in Hannover, den Schluss, „dass jedes Stadtkind, insbesondere jedes Großstadtkind der ‚Erholung‘ bedarf“. Wenigstens einmal jährlich sollten diese Kinder die Gelegenheit haben, „den Dunstkreis der Zivilisation zu verlassen, um sich in der Lebensfrische der Landschaft auszutoben“.[98] Dabei sei es „fast gleichgültig [...], wohin man diese gesunden Kinder bringt, wenn sie nur Gelegenheit haben, sich frei von allen Schädlichkeiten des unnatürlichen Stadtklimas in kindlichem Spiel ‚auszuarbeiten‘“.[99] In Frage kämen „Waldschule, Landheim, Stadtrandheime, Zeltlager“[100] oder eben auch einfache Kindererholungsheime.

Ein Element der Großstadtkritik, das auch in den Schriften über das Kinderkurwesen immer wieder aufscheint, ist die Warnung vor dem Wandel des familiären Milieus in der großstädtischen Lebenswelt. Dieser Aspekt rückte in den Publikationen der 1950er/60er Jahre weiter in den Fokus. Das ist zunächst vor dem Hintergrund der Nachkriegsgesellschaft zu verstehen: Flucht und Vertreibung, Wohnungsnot, die gestiegene Zahl alleinerziehender Frauen, deren Ehemänner im Krieg gefallen oder in Kriegsgefangenschaft geraten waren, die steigende Zahl der Ehescheidungen, die Entstehung von Patchworkfamilien – all das schien darauf hinzudeuten, dass die überkommenen familiären Strukturen in Auflösung begriffen waren. Bei der Bewilligung von Kinderkuren spielten „soziale Gründe“ nicht selten eine ausschlaggebende Rolle, auch wenn sie für gewöhnlich nicht offen thematisiert wurden.

Standen hierbei in den frühen 1950er Jahren noch die sozialen Probleme der Nachkriegszeit im Vordergrund, trat später ein weiteres Element hinzu: die Sorge vor einer „Luxusverwahrlosung“[101] der Jugend in der modernen Konsumgesellschaft. „Das Streben nach wirtschaftlicher Sicherheit und beruflichem Aufstieg, der Egoismus in der Lebensführung, die Sucht nach einem hohen Lebensstandard sind auf unsere Jugend nicht ohne Einfluß geblieben“,[102] heißt es in einer jugendkundlichen Schrift aus den 1960er Jahren, die bei der Fortbildung von Jugendleitern der DAK verwendet wurde. „Die Autorität der Erwachsenen wird nicht mehr kritiklos hingenommen.“[103] Die Familie könne hier immer weniger als Gegengewicht fungieren – der Trend zur Kleinfamilie, die Abnahme der durchschnittlichen Kinderzahl, der Trend zum Doppelverdienertum, die Trennung von Arbeiten und Wohnen und der damit verbundene Funktionsverlust der Familie führten zu einer Lockerung der familiären Bindungen. „Heute ist die Wohnung fast nur noch eine Schlafstätte. Die einzelnen Familienmitglieder treffen sich abgespannt und abgearbeitet abends.“[104] Dies habe zur Folge, dass Werte „wie Rücksichtnahme, Verzicht, Opferbereitschaft, Mitleid, Einordnung und Unterordnung“[105] durch die Familie nur noch unzureichend vermittelt würden. Hier sah das Kinderkurwesen eine wichtige Aufgabe für sich: Es sei hervorgehoben, dass es aus der Sicht der Pädiatrie und Pädagogik bei den Kinderkuren nicht nur darum ging, Stadtkinder körperlich abzuhärten, es sollte zugleich *erzieherisch* auf sie eingewirkt werden.

In Zusammenhang mit dem durch ein ungünstiges familiäres Milieu ausgelösten abweichenden Verhalten von Kindern ist in der Literatur zum Kinderkurwesen nicht selten von „Psychopathie“ die Rede.[106] Dieser Begriff war aus der Psychiatrie entlehnt, wo er sich als Bezeichnung für psychische *Auffälligkeiten,* die aber noch nicht den Charakter einer psychischen *Erkrankung* aufwiesen, eingebürgert hatte.[107] Seit dem Beginn des 20. Jahrhunderts waren in vielen Einrichtungen der Kinder- und Jugendhilfe und der Behindertenhilfe besondere „Psychopathenabteilungen“ entstanden. Bei den Kindererholungsheimen ergibt sich kein eindeutiges Bild: Viele lehnten die Aufnahme von Kindern mit psychischen Auffälligkeiten ausdrücklich ab. Kurt Nitsch schrieb hingegen zu diesem Thema:

> *„Eine Verschickung wegen psychopathischer Wesensart erscheint wenig sinnvoll; trotzdem verschicken wir solche Kinder gar nicht selten und oft mit recht schönem Erfolg. Voraussetzung zum Erfolge ist, daß während der Abwesenheit der Kinder eine Milieubereinigung und eine Beeinflussung der Erziehungsberechtigten erfolgen kann. Vorausgehende und nachgehende Fürsorge entscheiden hier ganz besonders darüber, ob eine Beeinflußbarkeit durch eine Verschickung erfolgt.“*[108]

Diese konzeptionellen Leitlinien des Kinderkurwesens hatten weitreichende Konsequenzen für die Praxis. Das betraf, *erstens,* die Dauer der Kur. Aus heutiger Sicht ist kaum mehr nachvollziehbar, dass damals selbst kleine Kinder für sechs Wochen oder noch länger verschickt wurden. Aus zeitgenössischer Perspektive schien dies nur konsequent, ging es doch darum, die Kinder so lange aus dem vermeintlich schädlichen Herkunftsmilieu herauszuholen, bis dessen pathogene Wirkungen abgeklungen wären: „Die längere Trennung des Kindes von den häuslichen Noxen ermöglicht eine Unterbrechung des circulus vitiosus, wodurch dem Körper die Möglichkeit gegeben wird, die eingefahrenen pathologischen Reflexe zu verlernen.“[109] Heimweh wurde zwar als „gesunde psychische Reaktion“[110] anerkannt – wenn es aber nicht innerhalb weniger Tage verflog, deutete man es als eine seelische Störung oder gar als Ausdruck einer „Psychopathie“. So unterschied etwa Dr. Hans Kleinschmidt (* 1905), Chefarzt der Kinderheilstätte Bad Dürrheim,[111] zwischen einer *offenen* und einer *versteckten* „Heimwehkrankheit“.[112] Die offene Heimwehkrankheit äußere sich gleich nach der Ankunft durch „Weinen“, „Verlangen nach der Mutter“, manchmal auch durch „Ausreißversuche“. Dies könne einfach auf „Übermüdung nach langer Bahnfahrt“ zurückzuführen sein. Nachdem die Kinder gründlich ausgeschlafen hätten, sei das Heimweh meist schon überwunden. Auf jeden Fall würden sich diese Kinder bei gutem Zureden rasch eingewöhnen. Die „versteckte Heimwehkrankheit“[113] aufzuspüren, sei ungleich schwieriger, da die „Zeichen“ hier weniger sichtbar seien. Als „Symptome“ führte Kleinschmidt „Blässe, Kopfschmerz, Appetitlosigkeit, Erbrechen, Leibschmerzen, Einnässen, Einkoten, Isolierung, Sperren, Ablehnung“ auf. Diese Kindern sollte man beschäftigen, ihnen „kleine Pflichten“ übertragen, sie „täglich mit einem Anliegen“ ansprechen. Auch könne man „vorsichtig eine größere Ansprache mit Heranziehen von bestimmten Spielen“ versuchen. Nicht angebracht seien „Schreien, Schimpfen, Nichtbeachtung, Verspotten, Bestrafung“ – man unterdrücke damit jede Regung des Kindes, „sein Heimweh selbst zu beherrschen“. Gefragt sei vielmehr „tatkräftige ‚strenge‘ Liebe“. Wenn man sich nur Mühe gebe, gelinge es „fast ausnahmslos, diese psychisch verkrampften Kinder aufzuschließen“. Es würden schließlich nur wenige Fälle hartnäckigen Heimwehs übrig bleiben: „Nach Erfahrungen muß von 10.000 Kindern nur eines nach Hause zurückgeschickt werden – es sind wenig beeinflußbare Psychopathen.“ Kleinschmidts Argumentation pathologisiert das Heimweh der zur Kur verschickten Kinder, es wird zur „Heimwehkrankheit“, die mit Hilfe einer „Psychotherapie im Kleinen“[114] behandelt werden soll. Misslingt die „Behandlung“, werden die Gründe dafür in einer psychischen Störung des Kindes verortet – und nicht etwa im situativen Kontext. Dass es ganz natürlich war, wenn Kinder, die, aus ihrem familiären Umfeld jäh herausgerissen, durch die für sie neue Lebenswelt des Kurheims, die vielen fremden Menschen, den Massenbetrieb, die starren Betriebsabläufe, die strenge Disziplin, den nicht selten barschen Umgangston der Betreuerinnen verängstigt waren, Heimweh hatten, weinten, nicht essen wollten, sich übergeben mussten, einnässten und einkoteten, sich in sich selbst zurückzogen, sich gegen die Anweisungen des Personals sperrten – all das konnten sich die Vordenker des Kinderkurwesens und mit ihnen auch die meisten Mitarbeiterinnen und Mitarbeiter in den Kinderkurheimen schlichtweg nicht vorstellen. Allzu sehr waren sie in der Überzeugung gefangen, dass die Kur binnen kurzer Zeit zu einer Steigerung der körperlichen, geistigen und seelischen Gesundheit führen *müsse*.

Indem der „Milieuwechsel“ – der weit mehr meinte als eine bloße „Luftveränderung“[115] – als ein zentrales Element in der Konzeption der Kindererholungskur verstanden wurde, erschien es, *zweitens*, nur konsequent, den Kontakt der Kinder zu ihren Familien für die Dauer der Kur auf ein Minimum zu begrenzen und einer strengen Kontrolle zu unterwerfen, sah man doch die Familie eher als Teil des Problems denn als Teil der Lösung an. Besuche der Eltern in Kinderkurheimen waren unerwünscht. Auch in diesem Punkt äußerte sich Hans Kleinschmidt ganz unverblümt, wobei er nicht einmal mehr – wie es die DAK noch in den 1950er Jahren getan hatte – mit der Infektionsgefahr argumentierte, sondern kaum verhüllt auf erzieherische Gesichtspunkte abhob:

> *„Besuche von Eltern, Verwandten und Freunden müssen unbedingt vermieden werden. Die Eltern sind davon vor Antritt der Kur in Kenntnis zu setzen. Trotz dieses bekannten ‚Besuchsverbotes' wird häufig ein Besuch versucht. Die meisten dieser Besucher sind einsichtig, oft allerdings erst nach langen zeitraubenden Erklärungen, in denen besonders der Schaden für das Kind besprochen wird, so daß sie Abstand nehmen, ihr Kind zu sprechen. Sehr uneinsichtige Eltern erzwingen den Besuch oder fangen das Kind auf dem Spaziergang ab. Die sehr ungünstigen Reaktionen auf unsere Kurkinder sind uns allen bekannt. Die sogenannte Kindesliebe der Eltern geht oft eigenartige Wege!"*[116]

Drittens galt es als ausgemacht, dass Kindererholungsheime wie auch Kinderheilstätten fernab der Großstädte, eingebettet in die Natur, gelegen sein sollten, setzte man doch auf „die seelisch förderlichen Wirkungen der anmutigen Landschaft"[117] und hoffte, die Kinder würden, aus ihrer städtischen Lebenswelt herausgerissen, eine Bindung zur Natur entwickeln. Die Folge war, dass die Kinderkurheime häufig weitab vom Schuss waren, was – in Verbindung mit dem Konzept der „geschlossenen Kur" – zur Abschottung der Häuser nach außen beitrug.

Viertens sollten die Kindererholungsheime möglichst „einfach" eingerichtet und ausgestattet sein, um einen bewussten Kontrapunkt zur urbanen Lebenswelt zu setzen. Die spartanische Einrichtung vieler Heime entsprach diesem Ideal.

Fünftens hatten die Kindererholungsheime einen dezidiert pädagogischen Auftrag. Dies betonte auch Hans Kleinschmidt, der sich dabei auf eine Schrift des Pädagogen Rudolf Wegmann bezog,[118] der zufolge die Entwicklung des menschlichen Geistes mit dem Fortschritt der Technik nicht mithalten könne, wodurch eben ein seelisches „Vakuum“[119] entstünde, das der Mensch durch „Alkohol, Morphium, Nikotin“, aber auch durch allerlei „neue Süchte“ – „Sensation, Genuß, Jazz, Tempo, Sammelwut, Toto, Lotto, Kino, Fernsehen, Tanz, Halbstarke, Geldgier“ – zu füllen versuche. Dieser „‚Zeitgeist‘“ führe „zu allgemeiner Maßlosigkeit, zu einer ‚Entordnung‘ des Gesamtverhaltens“. Hier, so Kleinschmidt, seien Medizin, Psychologie, Soziologie und Ethik gefordert. „Das Grundprinzip der Hilfe heißt: ausfüllen der seelischen Leerräume [...] mit wohlüberlegten, sinnvollen Handlungen“.[120] Hier sah Kleinschmidt auch eine wichtige Aufgabe der Kinderkuren: „Wesentlich in unserer Arbeit ist es, das noch nicht in Unordnung geratene Kleinkind vor der Entordnung zu beschützen, also frühzeitig zu versuchen, eine gewisse feste und gute Linie in den Lebensstil des Kindes zu bringen.“[121] Dies sollte zum einen durch eine „schöpferische Beschäftigungstherapie“ mit Gymnastik,[122] Spielen,[123] Volkstanz,[124] Musizieren,[125] Lesen,[126] Basteln und Werken,[127] Naturerlebnis und -beobachtung[128] geschehen. „Fernsehen und Rundfunk gehören grundsätzlich nicht in Kindererholungsheime und Kinderheilstätten“,[129] forderte Kleinschmidt. „Unsere Kinder sind fast alle durch Reizüberflutung irgendwie beeinträchtigt. Sie werden in unseren Heimen weggeführt von diesen Reizen – das ist eine unserer wichtigsten Aufgaben. Die passive Beschäftigung muß einer *aktiven Tätigkeit* weichen.“ Empfohlene Mittel, um der „Entordnung“ entgegenzuwirken, waren erklärtermaßen aber auch eine straffe pädagogische Führung, eine feste Tagesstruktur, die Übertragung von „Ordnungsdiensten“,[130] eine konsequente „Gesundheitserziehung“,[131] die Einübung „guter Tischsitten“[132] oder die strikte Einhaltung von Ruhezeiten, schließlich auch Strafen bis hin zur körperlichen Züchtigung, auch wenn diese, so die offizielle Mahnung, zurückhaltend eingesetzt werden sollte.[133]

Das pädagogische Regime in den Kinderkurheimen zielte, *sechstens,* auf „Gemeinschaftsfähigkeit" ab.[134] Die Kinder, die gemeinsam zur Kur verschickt wurden, sollten zu einer homogenen Gruppe geformt werden, das einzelne Kind sollte lernen, sich in die Gemeinschaft einzuordnen, sich dem pädagogischen Regime der Betreuerinnen unterzuordnen.

EXKURS **BILDER ALS QUELLE**

Ganz deutlich wird dieser Aspekt auch in den überlieferten Bildquellen. In den 1920er/1930er Jahren entstanden – wie übrigens auch in vielen Einrichtungen im Bereich der Fürsorgeerziehung oder der Behindertenfürsorge – mehrere Fotoserien zu den Kinderkurheimen der Angestelltenkrankenversicherungen. Diese Fotoserien, vom Einrichtungsträger in Auftrag gegeben, dienten ebenso wie die ersten, in den 1930er Jahren aufgenommenen Filme über das Kinderkurwesen der Werbung und wurden als Vorlagen für Postkarten oder zur Bebilderung von Prospekten benutzt. Sie spiegeln daher die Selbstwahrnehmung und Selbstdarstellung der Einrichtung wider. Beispielhaft sei eine Serie von neun Fotografien über das Hermann-Hedrich-Haus in Bad Frankenhausen (Abb. 3 – 11) vorgestellt.[135] Neben einer Gesamtansicht bietet die Fotoserie Einblicke in den Speisesaal, einen Schlafraum und einen Waschraum und dokumentiert die Morgengymnastik, das orthopädische Turnen, die Höhensonnenbestrahlungen sowie die Liegekur. Die Bildkomposition ist von diagonalen Linien[136] und symmetrischen Mustern geprägt, die etwa von den exakt ausgerichteten Tischen, Stühlen, Tellern und Fensterflügeln im Speisesaal, den aneinandergereihten Betten im Schlafsaal oder den durchnummerierten Fächern und Handtüchern im Waschraum gebildet werden. Die Kurkinder tauchen nur auf den Fotos auf, die die Kuranwendungen dokumentieren, Sie erscheinen in fast schon militärischer Formation, in Reihen, im Halbkreis oder im Kreis aufgestellt, in gleicher Haltung und synchroner Bewegung – die Individualität der Kinder tritt dabei ganz zurück. Die Botschaft, die diese Fotos aussenden, ist klar: In der Kur werden die Kinder – unter dem Einfluss einer strengen, ganz auf Funktionalität ausgerichteten Raumordnung – zu einer homogenen, disziplinierten Gruppe geformt.[137]

Interessant ist, dass sich bestimmte Motive und Darstellungsformen über die Epochenzäsur von 1945 hinaus durchhalten (Abb. 19 – 20). So findet sich die Darstellung der in Formation turnenden Kinder auch noch auf Postkarten aus jüngerer Zeit. Die Bildsprache in den offiziellen Fotografien änderte sich erst im Laufe der 1960er Jahre. Allmählich werden darauf Kurkinder als Individuen sichtbar, die etwa in freiem Spiel miteinander agieren (Abb. 23). Die Unterschiede zu privaten „Schnappschüssen" ebnen sich allmählich ein (Abb. 25).

Der Aspekt der „Kurgemeinschaft" wird in den nach 1945 erschienenen Schriften nur noch vorsichtig angesprochen, wohl auch, um jeden Anklang an die Volksgemeinschaftsideologie des Nationalsozialismus zu vermeiden. Nun geht es zunehmend auch um die Stärkung der individuellen Persönlichkeit. So heißt es in einem Artikel zu den Kuren der DAK für Schulanfänger aus dem Jahre 1969:

> *„Die in den Kindergesundungsstätten liebevoll betreuten Kleinen gewöhnen sich in der Gemeinschaft sehr schnell an das Zusammenleben mit anderen, sie werden unbewusst rücksichtsvoller, selbständiger und vor allem aufnahmefähiger. Zum ersten Male erleben sie etwas außerhalb ihrer engsten Familie, und das macht sie selbstsicher und formt sie zu kleinen Persönlichkeiten.* "[138]

Diese Darstellung deckte sich, wie die Zeugnisse von Menschen, die als Kinder über die DAK zur Kur verschickt wurden, in vielen Fällen nicht mit der Wirklichkeit in den Kinderkurheimen. Weder bildete sich innerhalb eines Kurgangs eine Gemeinschaft heraus – vielmehr kapselten sich viele Kinder in ihrer Trauer, Angst und Scham voneinander ab. Noch stärkte die Kur die Persönlichkeit – im Gegenteil: Viele Menschen erlitten in der Kur tiefe und lange fortwirkende Verletzungen ihres Selbst.

Das hier skizzierte Konzept der Kinderkuren wurde erstaunlich lange fast unverändert fortgeschrieben. Erst ab den 1980er Jahren scheint es hier zu einem allmählichen Wandel gekommen zu sein. Den Hintergrund bildeten die bereits geschilderten Verschiebungen in den Diagnosen der zur Kur verschickten Kinder hin zu den „Zivilisationskrankheiten". Um etwas an den „negativen Lebensgewohnheiten" zu ändern, die mit der Entstehung dieser Krankheiten zu tun hatten, sei, so heißt es in einem Beitrag aus dem Jahr 1990, ein breiterer Therapieansatz erforderlich, der über die ärztliche Diagnostik und Behandlung hinaus auch den Einsatz von „gesundheitspädagogischen und psychologischen Maßnahmen und Hilfen" umfassen sollte. Gerade in den Kindererholungskuren sollte der Schwerpunkt auf der „Gesundheitserziehung"[139] liegen. Dazu sollten „Hilfen zur psychischen Konfliktverarbeitung, zum Erlernen einer gesunden Lebensweise und Ernährung sowie zur Vermittlung von Bewegung und Entspannung" gehören. Im Hinblick auf die personelle Besetzung der Kinderkurheime sei deshalb – neben einem qualifizierten Arzt, in der Regel einem Kinderarzt – der Einsatz von „Kinderkrankenschwestern, Erzieherinnen, Sozialpädagogen und je nach Indikationsbereich Gymnastiklehrerinnen, Diätassistentinnen, Krankengymnasten bzw. Pädagogen"[140] zu empfehlen. Es steht zu vermuten, dass mit diesen Professionen neue Ansätze Einzug in das Kinderkurwesen hielten, die das überkommene Kurkonzept modifizierten.

„Eine andere Welt". Möglichkeiten und Grenzen der Aufsicht über die Kinderkurheime

Kinderkurheime bildeten – so viel dürfte deutlich geworden sein – lange Zeit eine „Welt in der Welt". Inwieweit unterlag diese Welt der Kontrolle der Behörden? Welche Einblicke hatten die Entsendestellen, in diesem Fall die DAK, in den Alltag der Kinderkuren? Diesen Fragen soll abschließend nachgegangen werden.

Nach den Erfahrungen der ersten „Heimskandale" in den 1950er Jahren wurde in das neu gefasste Jugendwohlfahrtsgesetz

(JWG) vom 11. August 1961 ein eigener Abschnitt zur Heimaufsicht aufgenommen.[141] Nach § 78 JWG lag die Rechtsaufsicht über Einrichtungen, in denen Kinder und Jugendliche unter 16 Jahren dauerhaft oder, wie im Fall der Kurheime, zeitweilig betreut wurden, bei den Landesjugendämtern.[142] Diese hatten „das leibliche, geistige und seelische Wohl"[143] der in solchen Einrichtungen untergebrachten Minderjährigen zu gewährleisten. Die Träger der Einrichtungen wurden verpflichtet, geeignetes Personal vorzuhalten.[144] Auch wurde ihnen eine erweiterte Meldepflicht auferlegt, die Informationen zur Qualifikation des Betreuungspersonals, zu Veränderungen bei der Platzzahl oder der Zweckbestimmung der Einrichtungen umfasste.[145] Die Landesjugendämter waren gehalten, die Einhaltung der Bestimmungen zum Personal und zur Meldepflicht „regelmäßig an Ort und Stelle [zu] überprüfen".[146] Auf dem Papier waren die Dinge klar. In der Art und Weise, wie die Landesjugendämter die Rechtsaufsicht über die Kinderkurheime ausübten, scheint es indessen deutliche Unterschiede gegeben zu haben.[147] Sofern überhaupt Besichtigungen stattfanden – sei es durch das zuständige Landesjugendamt, das Kreisjugendamt und / oder auch das örtliche Gesundheitsamt[148] –, konnten diese angesichts der schieren Masse der Kinderkurheime allenfalls stichprobenartig erfolgen.[149] Fielen bei einer Besichtigung Mängel oder Missstände auf, kann man nicht ohne Weiteres davon ausgehen, dass diese auch behoben wurden. Aus dem Bereich der Fürsorgeerziehung sind Fälle bekannt, in denen Einrichtungsträger die in den Berichten über solche Besichtigungen formulierten Auflagen oder Empfehlungen einfach ignorierten, ohne dass die Landesjugendämter ernsthaft einschritten – hier wirkte sich ein Geflecht von Abhängigkeiten aus, das den Einrichtungsträgern weite Handlungsspielräume eröffnete.[150] In vielen Fällen führten die Landesjugendämter auch gar keine Besichtigungen durch, sondern beließen es bei einem formalisierten Kontrollverfahren. Dabei hatten die Kurheime einmal jährlich einen Fragebogen zum Personal und zu den Räumlichkeiten auszufüllen.[151] Auch bestand die Möglichkeit einer „Befreiungsverfügung" – sie entband das Landesjugendamt von der Pflicht, der Einrichtung eine Pflegeerlaubnis zu erteilen, was wiederum die Anforderungen an die Rechtsaufsicht senkte.[152]

Als Grundlage für eine solche „Befreiungsverfügung" schickte das Kreisjugendamt Soest am 5. Oktober 1961 einen Meldebogen an das „Haus Hamburg" in Bad Sassendorf, in dem Einzelheiten zu den Eigentumsverhältnissen, zur Anzahl und Qualifikation der Mitarbeiterinnen und Mitarbeiter, zu den Räumlichkeiten, zur Belegung u. a. abgefragt wurden.[153] Damit war der Rechtsaufsicht durch ein schriftliches Meldeverfahren Genüge getan. Eine vorab angekündigte Besichtigung des Hauses fand erst am 28. Februar 1967 statt.[154] Durchgeführt wurde diese Besichtigung vom Kreisjugendamtsleiter, einer Mitarbeiterin des Landesjugendamtes und einem Mitarbeiter des Gesundheitsamtes. Anwesend waren auch der Heimarzt sowie zwei Vertreter der Hauptgeschäftsstelle der DAK, die Leiterin der Abteilung Gesundheitsdienst und der Leiter der Abteilung Finanzen. Eine „Befreiungsverfügung", so stellte der Bericht abschließend fest, könne unter Auflagen erteilt werden: Die „beiden großen Schulkindergruppen", die zum Zeitpunkt der Besichtigung 24 Kinder zwischen sieben und 14 Jahren umfassten, sollten in Gruppen von zwölf bis 16 Kindern aufgeteilt werden; es sollte mehr Spielzeug angeschafft werden; für die Kleinkinder sollten kleinere Tische in den Spiel- und Essräumen aufgestellt werden; die Heizkörper waren unfallsicher zu verkleiden; die Badetücher sollten in weiteren Abständen voneinander aufgehängt werden, so dass sie sich nicht berührten; in den „Toilettenvorräumen" sollte „für eine einwandfreie Möglichkeit zum Händetrocknen" gesorgt werden. Des Weiteren sprach die Besichtigungskommission drei Empfehlungen aus: *Erstens* sollte den Kindern „ein eigenes Fach für persönliche Dinge" zur Verfügung gestellt werden – in den Schlafräumen, die eine Fläche von 20,5 Quadratmetern hatten, waren sechs Betten aufgestellt, es blieb kein Platz für ein Nachtschränkchen. *Zweitens* mahnte die Kommission „eine religiöse bzw. weltanschauliche Erziehung der Kinder" an – hier handelte es sich um Nachwehen des zehn Jahre zuvor ausgetragenen Konflikts um den sonntäglichen Gottesdienstbesuch. *Drittens* schließlich nahm die Kommission Anstoß an der Praxis, nach dem Frühstück und dem Mittagessen alle Kinder zur Toilette zu schicken. „Durch das entsprechend lange Anstehen geht den Kindern Spielzeit verloren.“ Es wurde daher empfohlen, zumindest den Schulkindern „mehr Selbständigkeit und Selbstkontrolle“ beim Toilettengang einzuräumen. Der Erinnerung von Zeitzeuginnen und Zeitzeugen zufolge änderte sich indessen nichts, die Auflagen und Empfehlungen wurden nicht umgesetzt.

Der Bericht zeigt die Möglichkeiten und Grenzen der behördlichen Aufsicht auf. Die Räumlichkeiten wurden unter hygienischen Gesichtspunkten genau inspiziert, die Kommission achtete auch darauf, ob die Ausstattung den persönlichen Bedürfnissen der Kinder Rechnung trug, wie die Forderungen nach einem Fach für die persönlichen Dinge, mehr Spielzeug, kleineren Tischchen für die Vorschulkinder und der Verkleinerung der Gruppen der älteren Kinder belegen. Während der Besichtigung bekam die Kommission einen Eindruck von den Alltagsroutinen – so fiel ihnen die lange Schlange von Kindern vor den Toiletten auf. Weiter konnte die Kommission bei der angekündigten Besichtigung nicht in den Alltag des Kinderkurheims eindringen.

Das gilt auch für die Hauptverwaltung der DAK in Hamburg. Sie nahm, wie bereits erwähnt, für sich in Anspruch, die Vertragsheime streng zu überwachen. 1951 hatte die Geschäftsführung angekündigt: „Alle Vertragsheime werden durch uns von erfahrenen Fachleuten kontrolliert, wobei nicht nur Hygiene, Bettenzustand, Tagesplan, Raumaufteilung (keine Überbelegung!), Betreuungspersonal (ausreichende Anzahl von Kindergärtnerinnen) usw. beachtet werden, sondern auch das Essen geprüft, Küchenpläne besprochen und viele Einzelgespräche mit den Kindern geführt werden.“[155] Ob und inwieweit dieser Vorsatz in die Tat umgesetzt wurde, muss offen bleiben – in den Quellen finden sich keine Spuren regelmäßiger Kontrollen. Wohl aber waren diese Standards in den Verträgen festgeschrieben, die die DAK mit den Trägern der Heime abschloss.

Einblick in den *Alltag* der Kinderkurheime hatte die Hauptverwaltung der DAK nicht – ganz anders als bei den Jugendkuren, wie Frau Elke Brandt und Frau Helga Lütjens, die in den 1960er Jahren als Kurleitungen in diesem Bereich tätig waren, im Interview hervorheben.[156] Die von der DAK angebotenen vierwöchigen Jugendkuren für jeweils fünfzig weibliche oder männliche Jugendliche wurden, in Zusammenarbeit mit den Heimleitungen, von besonderen Kurleiterinnen oder Kurleitern betreut, die von der Hauptverwaltung ausgesandt wurden. Diese Leitungskräfte hatten eine interne Weiterbildung absolviert, in der es – neben Fragen der Ernährung, Freizeitgestaltung, Gymnastik usw. – um pädagogische Inhalte ging. In einem dieser Lehrgänge – wahrscheinlich in den 1970er Jahren – trat der Pädagoge Horst W. Opaschowski (* 1941) als Dozent auf, dessen Konzept einer Freizeitpädagogik wichtige Denkanstöße gab, auch wenn die Teilnehmerinnen und Teilnehmer des Lehrgangs – so beschreibt Frau Brandt ihre eigenen Eindrücke – Zweifel an der praktischen Umsetzbarkeit des freiheitlichen Ansatzes Opaschowskis gehabt haben mögen. Dass die pädagogische Weiterbildung der Kurleiterinnen und Kurleiter ein beachtliches wissenschaftliches Niveau hatte, lässt sich anhand von Unterlagen belegen, die im Zentralarchiv der DAK überliefert sind.[157]

Während der Jugendkuren standen den Kurleiterinnen und Kurleitern jeweils eine Assistentin oder ein Assistent zur Seite. Gemeinsam gestalteten diese Zweierteams die Kuren, wobei sie ein hohes Maß an Gestaltungsfreiheit hatten – es gab nur wenige Vorgaben, etwa zur Gymnastik und Haltungsschulung. Frau Brandt und Frau Lütjens heben hervor, dass die Jugendlichen an der Gestaltung der Kuren aktiv beteiligt wurden – die Jugendlichen, sagen sie, seien ihre Lehrer gewesen. Die Zweierteams wurden immer wieder neu zusammengestellt. Dieser regelmäßige Wechsel war, wie Frau Brandt betont, sehr wichtig: Wandte jemand „merkwürdige Erziehungsmethoden" an, so wurde das im Kreis der Kolleginnen und Kollegen rasch bemerkt, zumal die Kurleiterinnen und Kurleiter am Ende jeder Kur eine schriftliche Beurteilung ihrer Mitarbeiterinnen und Mitarbeiter vorzulegen hatten, und es wurden Konsequenzen gezogen. Frau Brandt erzählt, dass ihr verschiedentlich „Zweifelsfälle" als Assistentinnen beigegeben wurden, über deren Eignung sie sich ein Bild machen sollte.

Bemerkenswert ist ferner, dass es in der Abteilung Kurwesen in der Hauptverwaltung drei Jugendleiterinnen gab – im Jargon der

Kolleginnen „Überwachungskräfte“ genannt –, die zu Hilfe gerufen werden konnten, wenn es in einer Kur zu Problemen, etwa mit Alkohol, Drogen oder Diebstählen, kam. In schwierigen Situationen standen die Kurleitungen nicht allein, sie bekamen Unterstützung aus der Hauptverwaltung. Es herrschte, so erinnern sich die beiden Zeitzeuginnen, im Kreis der Kurleiterinnen und Kurleiter eine Atmosphäre der Begeisterung, das Engagement war groß, es gab einen regen Gedankenaustausch. So sorgte die Organisation der Jugendkuren für Professionalität, Transparenz, Kommunikation, Reflexion und Diskussion – unter diesen Bedingungen war es nahezu ausgeschlossen, dass die Dinge aus dem Ruder liefen.

Über die Kinderkuren, so die beiden Zeitzeuginnen, sei im Kreis der Mitarbeiterinnen und Mitarbeiter, die in den Jugendkuren eingesetzt wurden, kaum gesprochen worden. Dies sei, so merkt Frau Lütjens an, „eine andere Welt“ gewesen, in die man nicht hineinsehen konnte und wollte. Mechanismen der Evaluation gab es bei den Kinderkuren nicht. Hier verließ man sich darauf, dass in den Heimen qualifiziertes Personal arbeitete. Die gesetzlichen Bestimmungen sahen vor, dass die Leitung von Kindererholungsheimen einer staatlich geprüften Jugendleiterin übertragen werden sollte, in kleineren Heimen mit bis zu dreißig Plätzen wurde eine staatlich geprüfte Kindergärtnerin mit Berufserfahrung für ausreichend erachtet. Zur Betreuung sollten für je zwanzig Kinder eine staatlich geprüfte Kindergärtnerin und eine Helferin, etwa eine Kinderpflegerin, angestellt werden.[158] Damit, so meinte man, sei die Gewähr dafür gegeben, dass in den Kinderkurheimen fachliche Standards eingehalten wurden.

Frau Brandt half Mitte der 1960er Jahre bei einem Kinderkurgang im „Haus Hamburg“ aus und bekam auf diese Weise einen Einblick in diese sonst verschlossene Welt. Zu ihren Aufgaben in der Kinderkur gehörte es auch, während der Mittagsruhe Aufsicht in der großen Liegehalle zu führen. Sie erinnert sich an einen kleinen rothaarigen Jungen, der nicht still liegen konnte und ständig auf die Toilette gehen wollte, was ihm verwehrt wurde – aus Trotz habe dieser Junge sich eingekotet. Frau Brandt war mit dieser Praxis nicht einverstanden. „Da war eine Strenge da, wo ich dachte, man kann das auch anders lösen." Sie habe darüber ein längeres Gespräch mit der Heimleiterin geführt – ob dies irgendwelche Konsequenzen hatte, weiß sie nicht.

In der Regel stellten die Kinderkurheime ein geschlossenes System dar, aus dem nichts nach außen drang, es sei denn, Eltern, die von ihren Kindern von Missständen oder Misshandlungen erfuhren, beschwerten sich. Wie die DAK mit solchen Beschwerden – die es nach den Aussagen von ehemaligen Verschickungskindern gegeben haben muss – umging, lässt sich nicht sagen, weil sich im Zentralarchiv der DAK keinerlei Unterlagen zu diesem Thema finden.[159] Es steht aber zu vermuten, dass Beschwerden von Seiten der Familien von vornherein mit einer gewissen Skepsis entgegengenommen wurden. Aus den damaligen Fachpublikationen zum Kinderkurwesen spürt man nicht selten eine gewisse Voreingenommenheit gegenüber den Familien der zur Kur verschickten Kinder heraus. In den Augen der Kurärzte hatten viele Eltern ihre Kinder allzu sehr verwöhnt und eine klare Linie in der Kindererziehung vermissen lassen – hier sollte, wie oben geschildert, in der Kur ganz bewusst gegengesteuert werden. Während der Kur wurden Eltern tendenziell als Störfaktor wahrgenommen, der Kontakt zu den Kindern wurde so weit wie möglich eingeschränkt. Beschwerden der Eltern nach der Kur stießen von vornherein auf ein gewisses Misstrauen. Selbstverständlich betonten Fachleute wie Hans Kleinschmidt, dass „gerechtfertigte Beanstandungen zu berücksichtigen",[160] „aufgedeckte Mißstände [...] unverzüglich zu beheben" seien. Gleichzeitig jedoch ermutigte Kleinschmidt die Kindererholungsheime, „ungerechtfertigte Beschwerden abzuweisen" – zu diesem Zweck sollten die Heime möglichst engen Kontakt zu den Entsendeärzten und Entsendestellen halten. Gut geführte Kindererholungsheime bekämen, so Kleinschmidt, viele anerkennende Schreiben von zufriedenen Eltern. „Mit einzelnen unzufriedenen Eltern hat es aber auch weniger schöne Erfahrungen, die hie und da groteske Formen annehmen. Das gut geführte Haus kann diese gelegentlichen, wenig schönen Angriffe aber mit gutem Gewissen zurückweisen."

Auffallend ist, dass in den Publikationen der DAK immer wieder Briefe zufriedener Eltern zitiert werden – so wird wiederholt

Bezug genommen auf einen Brief, der erstmals 1956 unter der Überschrift „Ein Vater spricht für viele: Wie unser Hajo im DAK-Kinderheim gesund wurde" zum Abdruck kam:

> *„,Hajo, du darfst nicht so krumm sitzen!' ,Hajo, du musst deinen Teller leer essen!' ,Hajo, du sollst das Bäuchlein nicht so vorstrecken!' ,Hajo, sprich mal langsam, du stotterst ja!' Liebe, mit Kindern gesegnete Eltern, kennt Ihr diese sich täglich wiederholenden Mahnungen? Wir kennen sie! Unser Hajo, das dritte Blättchen unseres vierblättrigen Kleeblattes, war lange unser Sorgenkind. Zwischen zwei Fliegeralarmen geboren, erhielt er die erste Mahlzeit in seinem noch jungen Erdendasein in einem Luftschutzkeller, und der Luftschutzkeller wurde in den ersten zwei Lebensjahren seine fast ständige Bleibe. Wir Eltern meinen immer, dass die bis heute noch nicht restlos abgeklungene Nervosität der Kinder eine Spätfolge des Sirenengeheuls der Kriegsjahre ist.* [...]
>
> *Mitte Dezember* [1952] *hatten wir unseren Jungen wieder zu Hause, mit gesunder Gesichtsfarbe, dick und rund – und mit einigen uns bis dahin ungeläufigen Ausdrücken, die er als besondere Errungenschaften importierte und die uns großen Spaß gemacht haben.*
>
> *Der Schluss der Geschichte ist schnell erzählt. Dank seiner besseren körperlichen Verfassung schaffte Hajo den Anschluss in der Schule jetzt spielend, trotz der langen Krankheit und der fünfwöchigen Kur. Und zu unserem nicht geringen Verwundern ging in den folgenden Monaten und Jahren eine deutlich sichtbare Wandlung mit ihm vor. Es war, als wenn diese fünf Wochen Winter auf der Nordseeinsel sein körperliches Wachstum auf ein ganz anderes Gleis gelenkt hätten. Der gesunde Appetit hat bis heute über die ganzen drei Jahre angehalten. Hatte der Arzt bei der Voruntersuchung noch schreiben müssen: ,Deutlich rachitisch verformter Thorax', so wuchs der Brustkorb nun sichtlich in die Breite, der vorgetriebene Bauch verlor sich immer mehr, und die Haltung wurde gefestigt.*"[161]

Ob dieser Brief tatsächlich im Original wiedergegeben oder von der Redaktion des „DAK-Magazins“ überarbeitet worden ist, mag dahingestellt bleiben. Wichtig ist, dass er wesentliche Elemente des Kurkonzepts geradezu paradigmatisch auf den Punkt bringt: Entwicklungsrückstand, Haltungsschwäche, Appetitlosigkeit, Nervosität, auch mitbedingt durch die Erfahrungen der Kriegszeit, als Verschickungsgründe, der deutlich sichtbare positive Effekt einer fünfwöchigen Kur, noch dazu einer Winterkur, die jahrelang andauernde Wirkung in Richtung eines gesunden körperlichen Wachstums, einer aufrechten Haltung, gesteigerten Leistungsfähigkeit und seelischen Ausgeglichenheit. Zudem wird suggeriert, dass das Kind die Kur genossen habe. Kurz: Solche Zeugnisse aus den Familien der verschickten Kinder schienen alle Vorannahmen und Erwartungen, die sich mit einer Kinderkur verbanden, zu bestätigen und gingen in die Selbstwahrnehmung und Selbstdarstellung der DAK ein. Das machte einen unvoreingenommenen Blick auf die Verhältnisse in den Kinderkurheimen nahezu unmöglich.

Anmerkungen

1 Böge / Stein, 225 Jahre, S. 244.

2 Im Jahre 1949 kooperierte die DAK mit dem „Kindererholungsheim am Schloßberg“ in Dillenburg, dem „Kindergenesungsheim Waldheim“ in Schienenberg am Bodensee, dem von der Inneren Mission getragenen „Kindererholungsheim Herzberghaus“ in Goslar und dem „Kindererholungsheim Haus Sonnenschein“ in Wittdün auf Amrum, das – vormals im Besitz der GDA – mittlerweile von der Deutschen Angestellten-Gewerkschaft getragen wurde. DAK-Mitteilungen 34/1948, 17/1949, 37/1949.

3 1921 – 1951. 30 Jahre Gesundheitsdienst der Deutschen Angestellten-Krankenkasse Hamburg, S. 2 (Tabelle), ZA-DAK, A0318-1.

4 Karl-Heinz Rothenberger, Die Hungerjahre nach dem Zweiten Weltkrieg am Beispiel von Rheinland-Pfalz, www.regionalgeschichte.net/bibliothek/aufsaetze/rothenberger-hungerjahre-zweiter-weltkrieg-rheinland-pfalz.html [letzter Zugriff: 26.1.2023].

5 1921 – 1951. 30 Jahre Gesundheitsdienst der Deutschen Angestellten-Krankenkasse Hamburg, Vorwort [ohne Seitenzählung], ZA-DAK, A0318-1.

6 Böge / Stein, 225 Jahre, S. 263.
7 DAK-Mitteilungen 12/1951 (13.2.1951). Danach auch die folgenden Zitate.
8 Gesunde Kinder – glückliche Eltern!, in: DAK-Betriebshelfer 4 – 6/1951, S. 5. Danach auch die folgenden Zitate (Hervorhebung im Original). – Der Artikel stammte von Wilhelm Clasen, der 1953 zum stellvertretenden Geschäftsführer der DAK gewählt wurde. Böge / Stein, 225 Jahre, S. 267.
9 DAK-Mitteilungen Nr. 12/1951 (Hervorhebungen im Original).
10 Gesunde Kinder – glückliche Eltern!, in: DAK-Betriebshelfer 4 – 6/1951, S. 5.
11 DAK-Mitteilungen Nr. 12/1951.
12 Hatte ein Schul- oder Fürsorgearzt die Kur angeregt, waren deren Befunde in den Kurantrag einzutragen. Eine nochmalige Untersuchung war unnötig.
13 Die Versicherten sollten ausdrücklich darauf hingewiesen werden, dass die Untersuchungen des Vertrauensärztlichen Dienstes kostenlos waren. Bei der Einschaltung des Vertrauensärztlichen Dienstes kam es allerdings zu Konflikten. Mancherorts weigerten sich die Vertrauensärzte, die Vordrucke der DAK zu benutzen. Besonders kooperativ verhielt sich der Vertrauensärztliche Dienst in Oldenburg. DAK-Mitteilungen 37/1951.
14 DAK-Mitteilungen 12/1951.
15 Von den Kinderkuren ausgeschlossen wurden „kranke Kinder", „Kinder, die als Bazillenträger verdächtigt werden können", sowie „Kinder, die nicht aktiv gegen Diphtherie immunisiert sind". Das „Einschleppen von ansteckenden Krankheiten" in die Kinderkurheime sollte nach Möglichkeit verhindert werden. Explizit genannt wurden Masern, Windpocken, Mumps, Diphtherie, Keuchhusten, Röteln, Scharlach, Typhus, Spinale Kinderlähmung sowie übertragbare Genickstarre. Dass hier auch Krankheiten aufgelistet waren, die damals als „harmlos" galten, wurde einerseits damit begründet, dass auch solche Krankheiten die Abläufe im Kurbetrieb erschwerten. Andererseits wurde darauf verwiesen, dass „diese Krankheiten in den Kinderheimen ernster zu nehmen" seien, weil dort anfällige und erholungsbedürftige Kinder wären. Anleitung für die Beurteilung der „Erklärungen" (Vordruck 688), Ergänzung zu den DAK-Mitteilungen 26/1951 (Hervorhebungen im Original).
16 DAK-Mitteilungen 12/1951. Danach auch die folgenden Zitate.
17 Vgl. auch: DAK-Mitteilungen 37/1951, 70/1951.
18 DAK-Mitteilungen 109/1952.
19 DAK-Mitteilungen 9/1952. Danach auch die folgenden Zitate.
20 DAK-Mitteilungen 12/1951.
21 DAK-Mitteilungen 109/1952.
22 DAK-Mitteilungen 12/1951. Danach auch die folgenden Zitate.
23 DAK-Mitteilungen 45/1951 (8.6.1951). Danach auch die folgenden Zitate (Hervorhebungen im Original).
24 DAK-Mitteilungen 9/1952. Danach auch das folgende Zitat.
25 DAK-Mitteilungen 45/1951. Danach auch die folgenden Zitate (Hervorhebungen im Original).
26 DAK-Mitteilungen 70/1951.
27 DAK-Mitteilungen 9/1952.
28 DAK-Mitteilungen 99/1952.
29 DAK-Mitteilungen 70/1951. Danach auch das folgende Zitat.
30 DAK-Mitteilungen 94/1951. Danach auch das folgende Zitat (Hervorhebung im Original).

31 DAK-Mitteilungen 70/1951. Danach auch die folgenden Zitate.
32 Die Hauptverwaltung der DAK wies ausdrücklich darauf hin, „dass zur Kur eingewiesene Kinder aus Städten, in denen vom Gesundheitsamt auf das Vorhandensein von Kinderlähmung hingewiesen ist, nicht in die Kinderheime fahren dürfen, ohne dass das Gesundheitsamt ausdrücklich die Zustimmung zur Abreise des Kindes gegeben hat. Aus Städten oder Stadtbezirken, über die wegen spinaler Kinderlähmung Sperre verhängt ist (Ausreisesperre, Schulschließung usw.), dürfen auf keinen Fall Kinder in unsere Heime anreisen." DAK-Mitteilungen 68/1952 (Hervorhebungen im Original).
33 DAK-Mitteilungen 70/1951. Danach auch die folgenden Zitate.
34 DAK-Mitteilungen 50/1952.
35 Dagegen hielt die Hauptverwaltung der DAK die „Transportbegleiter", soweit sie Mitarbeiterinnen und Mitarbeiter der DAK waren, ausdrücklich dazu an, die Heime zu besichtigen, „damit sie selbst einen Eindruck von unseren Vertragsheimen haben und den Mitgliedern entsprechende Auskunft geben können". Allerdings sollten diese Besichtigungen in der Regel bei der Abholung der Kinder am Ende der Kur geschehen – so bekamen die „Transportbegleiter" keinen Eindruck von den Abläufen der Kur. Ausdrücklich wies die Hauptverwaltung auch noch einmal darauf hin, dass die „Transportbegleiter" nach den Bestimmungen der Bundesbahn nicht mit den Kindern des Transports verwandt sein durften. Es war unzulässig, Mutter oder Vater, Tante oder Onkel eines Kindes als „Transportbegleiter" einzusetzen, auch wenn sie hauptamtliche Mitarbeiterinnen und Mitarbeiter der DAK waren. „Sammeltransporte sind keine Vergnügungsreisen!" DAK-Mitteilungen 70/1951 (Hervorhebung im Original).
36 DAK-Mitteilungen 81/1953. Danach auch die folgenden Zitate.
37 DAK-Mitteilungen 61/1954. Danach auch die folgenden Zitate.
38 Zit. n. DAK-Mitteilungen 16/1957. Danach auch die folgenden Zitate.
39 DAK-Mitteilungen 19/1957. Danach auch die folgenden Zitate.
40 Die „Neue Bildpost" kommentierte, mit dieser Erklärung sei der Konflikt beigelegt. Seitens der Zeitung erklärte der Herausgeber Dr. Werth, man habe „keine wirtschaftliche Schädigung der DAK oder die Förderung von Konkurrenzunternehmen im Sinn gehabt". DAK-Mitteilungen 20/1957.
41 1921–1951. 30 Jahre Gesundheitsdienst der Deutschen Angestellten-Krankenkasse Hamburg, S. 2, ZA-DAK, A0318-1.
42 Ebd., S. 5 (Tabelle).
43 Ebd., S. 3 (Tabelle).
44 Ebd., S. 4 (Tabelle).
45 Ebd., S. 2. Danach auch die folgenden Zitate.
46 DAK-Arbeitsbericht 1945–1954, S. 58. Die Zahlen für 1938 und 1952 beziehen sich auf die Gesamtzahl der in eigene Kinderkurheime, in Vertragsheime und in „fremde Heime" verschickten Kinder. Die Zahlen für 1953 und 1954 erfassen hingegen lediglich die in eigene und Vertragsheime verschickten Kinder. „Fremde-Heime-Kuren" sind hier nicht berücksichtigt.
47 DAK-Arbeitsbericht 1945–1954, S. 58. Danach auch das folgende Zitat.
48 60 Jahre Kurwesen, in: DAK-Magazin 1/1981, S. 11.
49 Zahlen nach den Jahresberichten der DAK.

50 Hanspeter Grigoleit, Mehr Qualität für Kinder- und Jugendlichenkuren. Anforderungsprofile für Vorsorge- und Rehabilitationseinrichtungen, in: Die Ersatzkasse 70 (1990), S. 93-96, Zitat: S. 93. Danach auch das folgende Zitat.

51 Quelle: DAK-Jahresberichte, 1951 – 1993; Auswertung und Design: Peter Krausse M. A. Ich danke Herrn Peter Krausse herzlich für die Überlassung der Tabelle.

52 Der Film sollte im Rahmen von Veranstaltungen am Sonntagmorgen gezeigt werden, eingerahmt durch Begrüßungsworte, einen Arztvortrag, eine Einführung in den Film und ein Schlusswort. Die Hauptverwaltung der DAK lieferte Entwürfe für die Begrüßungsworte, die Einführung und das Schlusswort. Darin stellte sich die DAK als „eine soziale Gesinnungsgemeinschaft" dar. Das Schlusswort endet mit einem geradezu emphatischen Bekenntnis: „Ein glückliches Volk kann nur ein gesundes Volk sein. Das Ideal eines glücklichen Lebens sehen wir in dem Freisein von körperlicher, seelischer und sozialer Not, verbunden mit einem in der Tiefe des Bewußtseins wirkenden gesunden Lebensgefühl, das uns den frohen Mut für körperliche und geistige Leistung gibt und unsere Seele abstimmt auf Lebensbejahung und Lebensfreude." DAK-Mitteilungen (Gf.) 39/1953 (Hervorhebung im Original).

53 Warum eigene DAK-Kinderkuren?, in: Der Betriebshelfer im Dienste der Gesundheit 7 – 9/1951, S. 13.

54 Von Miquel, Verschickungskinder, S. 19 f., 23 f.

55 DAK-Mitteilungen 21/1958.

56 DAK-Mitteilungen 93/1964. Danach auch die folgenden Zitate.

57 Vgl. z. B. Winterkuren für Kinder, DAK-Magazin 3/1974, S. 20; Winterkuren für Kinder, DAK-Magazin 3/1975, S. 5. Die Versuche muten manchmal etwas hilflos an. So wurde den Geschäftsstellen 1961 als Argumentationshilfe das Schreiben eines Versicherten zur Kenntnis gebracht, der gelobt hatte, der „Winteraufenthalt im Schwarzwald" sei seinen Kindern „besser bekommen als eine frühere gemeinsame Sommerreise nach Italien". DAK-Mitteilungen 106/1961. Der Kurgang im Januar / Februar 1969 wurde erstmals als „Schulanfänger-Kurgang" beworben. Zur Begründung hieß es: „Reihenuntersuchungen haben ergeben, dass eine sehr große Zahl von 6-jährigen unter nervösen Erscheinungen oder sonstigen körperlichen Störungen leidet. Viele dieser Kinder müssen aus diesem Grunde vom Schulbesuch zurückgestellt werden." Kinderkuren für Schulanfänger, DAK-Magazin 4/1969, S. 91. Zehn Jahre später, zu Beginn des Jahres 1979, richtete sich die DAK, die Möglichkeiten der EDV nutzend, im Bereich verschiedener Landesgeschäftsstellen gezielt an Mitglieder, deren Kinder im Herbst dieses Jahres eingeschult werden sollten, um sie über die Möglichkeit einer Kur für Schulanfänger zu informieren. Dies sollte künftig jedes Jahr im gesamten Bundesgebiet und in Berlin wiederholt werden. DAK-Mitteilungen (weiße Reihe) 92/1979.

58 DAK-Mitteilungen 95/1966. Danach auch die folgenden Zitate.

59 DAK-Mitteilungen 15/1969.

60 Rundschreiben der Deutschnationalen Krankenkasse, Ersatzkasse, Hamburg (Anton Tarnowski), 23.7.1925 (Empfänger nicht genannt), ZA-DAK, A0421-1.

61 Vgl. Werbebroschüre der Deutschnationalen Krankenkasse, Berufskrankenkasse der Kaufmannsgehilfen, Haus Quickborn, Westerland auf Sylt, Nordsee, undatiert [um 1930], ZA-DAK, A0421-1.
62 Ein Prospekt der BKW mit dem Titel „So ist das Leben in unseren Gesundungsstätten!" (ZA-DAK, B0203-2), der wahrscheinlich aus dem Jahre 1940 stammt, nennt als fünfte „Kindergesundungsstätte" das „Haus Quickborn" in Westerland auf Sylt.
63 Tagesbericht der DAK, Nr. 44, 13.6.1952, ZA-DAK, A0421-1/2.
64 Tagesbericht der DAK, Nr. 44/1952 (Wiedergabe eines Artikels der „Sylter Nachrichten", Mai 1952), ZA-DAK, A0421-1.
65 DAK-Mitteilungen (gelbe Reihe) 132/1973.
66 DAK-Mitteilungen (weiße Reihe) 60/1976.
67 DAK-Kinderkurheime – der Entwicklung angepasst, in: DAK-Magazin 3/1976, S. 18. Danach auch die folgenden Zitate.
68 DAK-Mitteilungen 42/1954.
69 „Schuppenhörnle" öffnet seine Pforte. Hundert Kinder aus dem Bundesgebiet ziehen in der nächsten Woche ein, Badische Zeitung, Nr. 247, 23./24.10.1954. ZA-DAK, A0302-3.
70 Vgl. Eröffnungsfeier auf dem Schuppenhörnle. Das Kinderheim der DAK erwartet die ersten Gäste, Badische Zeitung, Nr. 249, 26.10.1954 („Die künftigen Betreuerinnen der Kinder, an ihrer Spitze die Jugendleiterin, Fräulein Stawitzki, legte[n] in schlichter Form das Versprechen ab, ihre ganze Kraft dem Wohle der Kinder zu widmen."). – Traute Stawitzki publizierte mehrmals im DAK-Magazin. Vgl. Traute Stawitzki, Frohes Kinderlachen, in: DAK-Magazin 7 – 8/1956; dies., Wenn Kinder spielen ..., in: DAK-Magazin 1 – 3/1964, S. 11; dies., Die Kur-Rakete. Kinder machen eine Zeitung, in: DAK-Magazin 1/1969, S. 20 f.
71 Kinderparadies in 1000 Meter Höhe. Schwarzwaldluft im Dienste vorbeugender Heilfürsorge. Besuch im DAK-Heim, Westfälische Rundschau, 28.2.1955, ZA-DAK, A0302-3.
72 DAK-Magazin 1/1981, S. 13.
73 Liegehallen mit verglaster Sonnenseite für neue „Kindergesundungsstätte der DAK". Kinderheim „Haus Hamburg" auf der Hepper Höhe wird gründlich renoviert, Westfalenpost, Nr. 196, 26.8.1959, ZA-DAK, A0302-3. Danach auch die folgenden Zitate.
74 DAK-Mitteilungen 63/1959. Danach auch die folgenden Zitate.
75 Anita Loff hatte 1935 das staatliche Examen als Kindergärtnerin, 1938 das staatliche Examen als Jugendleiterin abgelegt. Meldebogen betr. Heime, in denen Kinder bis zu 14 Jahren aufgenommen werden, gemäß §§ 20-23, 29 RJWG, Kreisarchiv Soest, Altkreis Soest, Nr. 5368. Ich danke Frau Prof. Dr. Lena Krull für den Hinweis auf diesen Quellenbestand.
76 1961 meldete „Haus Hamburg" eine Jugendleiterin, zwölf Kindergärtnerinnen, eine Gymnastin, zwei Hauswirtschaftsleiterinnen, eine Verwaltungskraft, 13 Arbeitskräfte in Haus und Küche, einen Hausmeister und eine Arbeitskraft in der Gärtnerei. 1962 sind noch elf Kindergärtnerinnen vermerkt, die Gymnastin war wohl aus dem Dienst geschieden. Ebd.
77 Der Name dieses Arztes ist bekannt, darf aber aus rechtlichen Gründen hier nicht genannt werden.

78 Fritz Lejeune war bereits 1925/26 Mitglied der NSDAP gewesen und hatte in dieser Zeit als stellvertretender Gauleiter in Pommern fungiert. 1932 trat er erneut der NSDAP und auch der SA bei, später auch der SS. Weiter gehörte Lejeune dem NS-Ärztebund, dem NS-Lehrerbund, der NSV und dem Deutschen Reichskriegerbund „Kyffhäuser" an. Von 1928 bis 1934 war er Vorsitzender der „Reichsnotgemeinschaft deutscher Ärzte", eines Sammelbeckens meist junger, nicht zur kassenärztlichen Praxis zugelassener Ärzte, die im rechten politischen Spektrum anzusiedeln war. Mit der „Gleichschaltung" dieses Verbandes wurde Lejeune 1934 in den „Reichsausschuss für Ärzte und Krankenkassen" berufen. Ab 1933 bekleidete er verschiedene Ämter an der Universität Köln. So nahm er im Wintersemester 1934/35 die Leitung des Portugiesisch-Brasilianischen Instituts an der Universität Köln wahr. 1939 wechselte er nach Wien und übernahm die Leitung des Instituts für Geschichte der Medizin. Nach Kriegsende setzte sich Lejeune aus Wien ab, Anfang April wurde er von amerikanischen Truppen verhaftet und bis Ende 1946 in einem Internierungslager festgesetzt. Seine Bemühungen, seine akademische Karriere nach dem Krieg fortzusetzen, scheiterten. Er ließ sich in Hamburg nieder, wo er 1953 zum Mitbegründer und ersten Präsidenten des Deutschen Kinderschutzbundes avancierte. Ebenfalls seit 1953 gehörte er als beratender Arzt dem Vorstand der DAK an. https://de.wikipedia.org/wiki/Fritz_Lejeune [letzter Zugriff: 26.1.2023]. Ausführliche Darstellung: Klaus Schmierer, Medizingeschichte und Politik. Karrieren des Fritz Lejeune in der Weimarer Republik und im Nationalsozialismus, Husum 2001.

79 Für die Gesundheit der Kinder: Vorbildlich eingerichtetes Heim. „Haus Hamburg" schon seit Jahrzehnten bekannt. Jetzt noch schöner, Westfälische Rundschau, 7.11.1960, ZA-DAK, A0302-3. Danach auch die folgenden Zitate.

80 Für kleine Kurgäste gut gesorgt. Liegehallen mit Infrarot-Heizung. Prominente Besucher besichtigten „Haus Hamburg" – Ganz ohne Trillerpfeife, Westfalenpost, Nr. 261, 7.11.1960, ZA-DAK, A0302-3. Vgl. auch den Prospekt „Kinder-Solekurheim ‚Haus Hamburg', Bad Sassendorf" [1961], ZA-DAK, A0302-2.

81 DAK-Mitteilungen-bfg (gelbe Reihe) 55/1985. Danach auch die folgenden Zitate.

82 Protokoll: Maßnahmen zur Begleitung der Patienten der Maßnahmen VI und VII 2010 bzgl. der Presseberichte seit 14.9.2010, 29.9.2010, ZA-DAK, loses Material.

83 Vgl. z. B.: DAK-Sprecher: „Erweiterte Doktorspiele" auf Sylt gewaltlos, Hamburger Abendblatt, 14.9.2010, https://www.abendblatt.de/region/article107852526/DAK-Sprecher-Erweiterte-Doktorspiele-auf-Sylt-gewaltlos.html [letzter Zugriff: 26.1.2023]; „Erweiterte Doktorspiele", Frankfurter Rundschau, 14.9.2010, https://www.fr.de/panorama/erweiterte-doktorspiele-11671752.html [letzter Zugriff: 26.1.2023]; „Erweiterte Doktorspiele", in: Süddeutsche Zeitung, 14.9.2010, https://www.sueddeutsche.de/panorama/verdacht-auf-sexuellen-missbrauch-erweiterte-doktorspiele-1.999869 [letzter Zugriff: 26.1.2023]; Missbrauch oder Doktorspiele? Zwölf Verdachtsfälle auf Sylt, Stern, 14.9.2010, https://www.stern.

de/panorama/stern-crime/zwoelf-verdachtsfaelle-auf-sylt-missbrauch-oder-doktorspiele--3887816.html [letzter Zugriff: 26.1.2023].

84 Vorlage des Vorstandes FA-VR Sitzung am 11.9.2014.

85 Eine Liste aus dem Jahr 1951/52, in der Orte verzeichnet waren, an denen sich Vertragsheime der DAK befanden, nennt u. a. Ruhpolding in Oberbayern. 1921–1951. 30 Jahre Gesundheitsdienst der Deutschen Angestellten-Krankenkasse Hamburg, S. 6, ZA-DAK, A0318-1. In den „Mitteilungen" der DAK, die regelmäßig über den Abschluss und die Kündigung von Verträgen mit Kinderkurheimen in anderer Trägerschaft berichteten, taucht indessen kein Kinderkurheim in Ruhpolding auf.

86 Deutscher Bundestag, Drucksache V/302, Bericht der Bundesregierung über die Lage der Jugend und über die Bestrebungen auf dem Gebiet der Jugendhilfe gemäß § 25 Abs. 2 des Gesetzes für Jugendwohlfahrt vom 11. August 1961, 21.6.1965, S. 151. Auf diesen Bericht hat erstmals Anja Röhl hingewiesen. Röhl, Elend, S. 33.

87 Sepp Folberth (Hg.), Kinderheime und Kinderheilstätten in der Bundesrepublik Deutschland, Österreich und der Schweiz, 2. Aufl., Lochham b. München 1964.

88 Darauf weist von Miquel, Verschickungskinder, S. 5 f., hin.

89 Vgl. das Verzeichnis der Vertragsheime im Anhang.

90 E.[duard] Glanzmann, Die Bedeutung des Klimas für die Erholung im Kindesalter, in: Sepp Folberth (Hg.), Kinderheime [und] Kinderheilstätten in der westdeutschen Bundesrepublik, Österreich und der Schweiz, Lochham b. München 1956, S. 11-14, Zitat: S. 12. Danach auch die folgenden Zitate. – Der kurze Beitrag des Schweizer Pädiaters Eduard Glanzmann (1887–1959), Direktor der Universitätskinderklinik Bern, bringt das Moment der Großstadtkritik genau auf den Punkt.

91 W.[alter] Goeters, Indikationen und Kontraindikationen für die Verschickung von Kindern in das Seeklima, in: Folberth (Hg.), Kinderheime [und] Kinderheilstätten, S. 15 f., Zitat: S. 15. Vgl. Georges Mouriquand / P. Josserand, Syndromes météoropathologiques et inadaptés urbains, Masson 1935.

92 Glanzmann, Bedeutung, S. 14.

93 Ebd., S. 12.

94 Ebd., S. 13. Vgl. Abb. 12–13.

95 Beck, Leistung, S. 22 f.

96 So heißt es in einem Kurbrief der DAK aus den 1950er Jahren, der von dem Internisten und Medizinjournalisten Dr. med. Dr. phil. Paul Erich Schütterle geschrieben worden war. Der DAK-Kurbrief für Eltern und Kinder, undatiert [1952–1959], ZA-DAK, WER-00244.

97 Vgl. z. B. Dr. med. Schüte, Winterkuren an der See, 1954, ZA-DAK, WER-00243.

98 Kurt Nitsch, Das Flachlandklima (Klima der Niederungen und geringen Höhenlagen), in: Folberth (Hg.), Kinderheime [und] Kinderheilstätten, S. 17-21, Zitat: S. 18.

99 Ebd., S. 18 f.

100 Ebd., S. 19.

101 Vgl. dazu Schmuhl / Winkler (Hg.), Heimwelten, S. 28-30.

102 Dr. Karl Heindl, Über den Umgang mit jungen Menschen. Eine kurze Einführung in die wichtigsten psychologischen und pädagogischen Begriffe und Probleme der Jugendkunde zur Orientierung für Jugendleiter, 1962, S. 23, ZA-DAK, A0318-16.

103 Ebd., S. 23.
104 Ebd., S. 25.
105 Ebd., S. 26.
106 Vgl. z. B. A. Viethen, Das Hochgebirgsklima, in: Folberth (Hg.), Kinderheime [und] Kinderheilstätten, S. 37-42, hier: S. 39; Kurt Nitsch, Indikationen zur Balneotherapie im Kindesalter, in: ebd., S. 43-56, hier: S. 46.
107 Der Begriff der „psychopathischen Minderwertigkeit“ war 1891 vom Direktor der Heil- und Pflegeanstalt Zwiefalten, Julius Ludwig August Koch (1841 – 1908), entwickelt worden. Koch fasste darunter angeborene oder erworbene, dauerhafte oder vorübergehende psychische Abweichungen, die aber keine psychische Erkrankung im eigentlichen Sinn darstellten. Freilich schrieb Koch diesen Abweichungen per definitionem einen „minderen Wert“ zu – mit langfristig fatalen Folgen. Der Psychiater Kurt Schneider (1887 – 1967) definierte in den 1920er Jahren „Psychopathen“ als „abnorme Persönlichkeiten, die an ihrer Abnormität leiden, oder an deren Abnormität die Gesellschaft leidet“ (Kurt Schneider, Die psychopathischen Persönlichkeiten, 3. Aufl., Wien 1944, S. III). Vgl. Christian Müller, Verbrechensbekämpfung im Anstaltsstaat. Psychiatrie, Kriminologie und Strafrechtsreform in Deutschland 1871 – 1933, Göttingen 2004, S. 64-72.
108 Kurt Nitsch, Grundsätze der Kinderverschickung, in: Folberth (Hg.), Kinderheime [und] Kinderheilstätten 2. Aufl., S. 9-24, hier: S. 23. – Die Kinderheilanstalt in Bad Sassendorf, eine Einrichtung der Inneren Mission, die in den 1950er Jahren vorübergehend Vertragsheim der DAK war, warb in den 1960er Jahren mit einer „Abteilung für neurotische Kinder“, die von zwei Kinderärztinnen – von denen eine psychiatrisch ausgebildet war – „tiefenpsychologisch betreut“ wurden. Zur Ausstattung dieser Abteilung gehörte u. a. ein „Enthemmungsraum“, in dem die Kinder mit Lehm kneten konnten. In einem Pressebericht über die Kinderkurheime in Bad Sassendorf hieß es dazu: „Statistisch wurde bereits festgestellt, daß jedes dritte Kind neurotische Störungen in mehr oder weniger starkem Maße aufweist.“ Vgl. Die kleinen Kurgäste im Badedorf, Soester Anzeiger, 22.10.1966, ZA-DAK, A0302-3.
109 H.[ans] Kleinschmidt, Über die Durchführung von Kindererholungs- und Heilkuren, in: Folberth (Hg.), Kinderheime [und] Kinderheilstätten, 2. Aufl., S. 25-89, Zitat: S. 53. Kleinschmidt bezieht sich an dieser Stelle auf asthmatische Kinder, über die er an anderer Stelle schreibt: „Viele Asthmatiker kommen mit Tascheninhalatoren, die sie wahl- und kritiklos anwenden. Sie sind schon so fixiert auf ihr Gerät, daß sie glauben, es nicht mehr entbehren zu können. Durch sehr geschickte psychologische Führung und sehr intensive, völlig andere Behandlung als früher (atemgymnastische Maßnahmen, entsprechende ‚ungiftige‘ Inhalationen sowie Veränderung des gesamten Lebensstils) gelingt es fast immer, die Asthmatiker von ihrem Inhalations-Taschenapparat zu befreien.“ Ebd., S. 48.
110 Ebd., S. 72.
111 Bei Röhl, Elend, S. 232, wird Kleinschmidt mit seinem Namensvetter, dem Göttinger Pädiater Prof. Dr. Hans Kleinschmidt (1885 – 1977), verwechselt. Der Verlag hat diesen Irrtum mittlerweile richtiggestellt. Zum Chefarzt der

Kinderheilstätte in Bad Dürrheim vgl. auch: Elke Reinauer, Die Verschickungskinder von Dürrheim, Neckarquelleextra 27.2.2021, https://www.verschickungsheime-bw.de/fileadmin/Artikel_Neckarquelle_3-21.pdf [letzter Zugriff: 26.1.2023]. Eine Veröffentlichungsliste Hans Kleinschmidts findet sich unter: https://www.verschickungsheime-bw.de/fileadmin/user_upload/Ver%C3%B6ffentlichungen_Hans_Kleinschmidt.pdf [letzter Zugriff: 26.1.2023].

112 Kleinschmidt, Durchführung, S. 71. Danach auch die folgenden Zitate.

113 Ebd., S. 72. Danach auch die folgenden Zitate.

114 Ebd., S. 52. Auch wenn man versuche, „nicht allzu tief in die Psyche einzudringen, um in der kurzen uns zur Verfügung stehenden Zeit keinen Schaden anzurichten", habe man doch bei verschiedenen „Abartigkeiten" – „Bettnässen, Einkoten, Pseudolähmungen, aggressive Abneigungen, Schwierigkeiten in der Familie, depressive Zustände, Pubertätsstörungen, kleine Diebstähle usw." – „schon ganz erstaunliche Erfolge" erzielt. Ebd., S. 52 f.

115 So etwa Dr. med. Schüte, Winterkuren an der See, 1954, ZA-DAK, WER-00243.

116 Kleinschmidt, Durchführung, S. 50.

117 U. Grüninger, Kinderheilverschickung in das Mittelgebirge, in: Folberth (Hg.), Kinderheime [und] Kinderheilstätten, S. 22-36, Zitat: S. 23.

118 Rudolf Wegmann, Der Urfeind der Erziehung. Die Suchtgefährdung unserer Jugend als pädagogisches Problem, Freiburg im Breisgau 1962.

119 Kleinschmidt, Durchführung, S. 76. Danach auch die folgenden Zitate.

120 Ebd., S. 76 f.

121 Ebd., S. 77. Zum Folgenden: ebd., S. 77-86.

122 Ebd., S. 65-69. In den Kinderkurheimen der DAK wurde großer Wert auf die Gymnastik, auch auf Haltungs-, Atem- und Fußgymnastik gelegt. Man stützte sich dabei auf Empfehlungen von Lieselott Diem, der Leiterin der Frauenabteilung der Sporthochschule in Köln, und entwickelte eigene Gymnastikbögen für Kinder, textlich gestaltet von der Sportlehrerin Edith Schumacher und zeichnerisch gestaltet von Diplomsportlehrer Karl-Heinz Grindler. Helga Franz, Die sozialhygienische Arbeit der Deutschen Angestellten-Krankenkasse, Diplomarbeit Sporthochschule Köln, Wintersemester 1956/57, ZA-DAK. Vgl. auch: Gymnastikübungen für weibliche Jugendliche; Gymnastik, Sport und Spiel für männliche Jugendliche, ZA-DAK, A 0318-16.

123 Kleinschmidt, Durchführung, S. 63-65, 83-85.

124 Ebd., S. 63.

125 Ebd., S. 80. Vgl. auch: Gabriele Kapp (Hg.), Singe! Und wir sind Brüder und Schwestern! DAK-Liederbuch, o. O. 1966, ZA-DAK, A 0318-16.

126 Kleinschmidt, Durchführung, S. 85 f.

127 Ebd., S. 86 f.

128 Ebd., S. 81-83.

129 Ebd., S. 44. Danach auch das folgende Zitat.

130 Ebd., S. 81.

131 Ebd., S. 78-80.

132 Ebd., S. 59.

133 Vgl. S. 195-198.

134 Kleinschmidt, Durchführung, S. 87.

135 Die Umstände der Entstehung dieser Fotoserie lassen sich nicht rekonstruieren. Sie muss vor 1938 entstanden sein.

136 Bevorzugt werden dabei von links unten nach rechts oben aufsteigende Diagonalen, die den Blick länger auf dem Bild verweilen lassen und ein Moment der Spannung schaffen. Ausnahmen bilden die Fotos der Liegekur und des Solebades, deren Komposition durch von links oben nach rechts unten absteigende Diagonalen gekennzeichnet ist – diese leiten den Blick schneller aus dem Bild, vermitteln aber zugleich einen Eindruck von Ruhe. Der unterschiedliche Bildaufbau soll den Wechsel von Anspannung und Entspannung verdeutlichen, der zu den Kernelementen des Kurkonzepts gehört. Lediglich die Bildkomposition der Gesamtansicht des Kurheims ist von horizontalen Linien geprägt.

137 Wie in dieser Fotoserie, so werden die Kurkinder in vielen Fotografien, auch lange noch nach 1945, bevorzugt leicht bekleidet, halb nackt oder auch völlig nackt dargestellt. Auch diese an die Lebensreformbewegung und Freikörperkultur erinnernde Darstellung ist kein Zufall. Hier soll die wohltuende Wirkung natürlicher Reize wie Luft, Licht und Wasser bildlich dargestellt werden.

138 Kinderkuren für Schulanfänger, DAK-Magazin 4/1969, S. 91.

139 Grigoleit, Qualität, S. 94. Danach auch das folgende Zitat.

140 Ebd., S. 95. Anlass für diesen Artikel war, dass die Spitzenverbände der Kranken- und Rentenversicherungsträger zusammen mit der „Deutschen Gesellschaft für Sozialpädiatrie" „Anforderungsprofile für die Auswahl von Vorsorge- und Rehabilitationseinrichtungen zur stationären Behandlung von Kindern und Jugendlichen" entwickelt hatten, die am 1. Januar 1990 in Kraft getreten waren.

141 Andreas Henkelmann / Uwe Kaminsky, Die Geschichte der öffentlichen Erziehung im Rheinland (1945 – 1972), in: Henkelmann u. a., Verspätete Modernisierung, S. 92; von Miquel, Verschickungskinder, S. 43.

142 Gesetz für Jugendwohlfahrt (BGBl. I 1961, Nr. 64, S. 1205-1213, https://www.bgbl.de/xaver/bgbl/start.xav?start=//*%5B@attr_id=%27bgbl161s1205.pdf%27%5D#__bgbl__%2F%2F*%5B%40attr_id%3D%27bgbl161s1205.pdf%27%5D__1673424080875 [letzter Zugriff: 26.1.2023], § 78, Abs. 1.

143 JWG § 78, Abs. 2.

144 JWG § 78, Abs. 3.

145 JWG § 78, Abs. 4. Hier findet sich auch die Bestimmung, dass jeder Todesfall in einer Einrichtung zur Betreuung von Kindern und Jugendlichen „unverzüglich unter Angabe der Todesursache" dem zuständigen Landesgesundheitsamt zu melden war.

146 JWG § 78, Abs. 5. Diese Überprüfung bezog sich ausdrücklich nur auf die Bestimmungen der Absätze 3 und 4, nicht auf die in Absatz 2 festgeschriebene Gewährleistung des leiblichen, geistigen und seelischen Wohls der Kinder und Jugendlichen.

147 Zu Niedersachsen vgl. Kleinschmidt / Schweig, Dokumentationen, S. 139-142.

148 Nach Kleinschmidt, Durchführung, S. 33, nahmen in der Regel die örtlichen Gesundheitsämter im Auftrag der Landesjugendämter die Aufsicht wahr.

149 So besichtigte das Landesjugendamt Rheinland im Jahre 1964 ein Kurheim, 1974 waren es zwei,

1979 wieder eins. von Miquel, Verschickungskinder, S. 43.

150 Henkelmann / Kaminsky, Geschichte, S. 92 ff. Eine ganze Reihe solcher Beispiele findet sich auch in: Schmuhl / Winkler (Hg.), Heimwelten.

151 von Miquel, Verschickungskinder, S. 43 f.

152 JWG §§ 28, 79. § 79, Abs. 2, hält fest, dass die Befreiung „nur versagt werden [kann], wenn das Landesjugendamt Tatsachen feststellt, die die Eignung einer Einrichtung zur Pflege und Erziehung Minderjähriger unter 16 Jahren ausschließt".

153 Dieser Meldebogen findet sich im Kreisarchiv Soest, Altkreis Soest, Nr. 5368. Der Vorgang liegt vor dem Inkrafttreten des JWG und bezieht sich deshalb noch auf dessen Vorgänger, das Reichsjugendwohlfahrtsgesetz vom 9. Juli 1922 (RGBl. I 1922, Nr. 54, S. 633-647), §§ 20-23, 29. Die Regelungen decken sich in etwa mit denen des JWG.

154 Bericht des Landesjugendamtes, Landschaftsverband Westfalen-Lippe, über die Besichtigung des Kinder-Solekurheims „Haus Hamburg" am 28.2.1967, 31.3.1967, Kreisarchiv Soest, Altkreis Soest, Nr. 5368. Danach auch die folgenden Zitate.

155 Warum eigene DAK-Kinderkuren?, in: Der Betriebshelfer im Dienste der Gesundheit 7 – 9/1951, S. 13. – Der Artikel stammte von Wilhelm Clasen.

156 Interview mit Frau Elke Brandt und Frau Helga Lütjens, 23.9.2022. Frau Brandt und Frau Lütjens waren Angestellte der DAK.

157 Vgl. z. B. die „Anweisungen und Richtlinien für die Kurgangsleitungen in unseren Jugendgesundungsstätten", 15.3.1953; Dr. Karl Heindl, Über den Umgang mit jungen Menschen. Eine kurze Einführung in die wichtigsten psychologischen und pädagogischen Begriffe und Probleme der Jugendkunde zur Orientierung für Jugendleiter, 1962; Adolf Lipp, Beiträge zum Verständnis der Jugendlichen von 14 – 18 Jahren, 1965, ZA-DAK, A0318-16.

158 Kleinschmidt, Durchführung, S. 35.

159 Beschwerden wurden den einzelnen Versichertenakten zugeordnet. Da diese nach Ablauf der gesetzlichen Aufbewahrungsfristen vernichtet werden, sind Beschwerdeschreiben leider nicht überliefert.

160 Kleinschmidt, Durchführung, S. 54.

161 „Ein Vater spricht für viele: Wie unser Hajo im DAK-Kinderheim gesund wurde", DAK-Magazin 7/8 (1956).

3 Theoretischer Rahmen
Die „totale Institution“ und die Verletzungen des Selbst

Die Kindererholungsheime und Kinderheilstätten in der frühen Bundesrepublik Deutschland fügten sich in einen größeren Heimkosmos ein, der Kinderheime und Fürsorgeerziehungsheime, Einrichtungen für Kinder und Jugendliche mit körperlichen oder geistigen Beeinträchtigungen und Anstalten der Kinder- und Jugendpsychiatrie einschloss. In allen diesen Einrichtungsformen kam es, wie die jüngere Forschung gezeigt hat, zu zahlreichen Fällen von teils subtiler, teils massiver Gewalt – in manchen Einrichtungen lässt sich die Herausbildung einer regelrechten Subkultur der Gewalt nachweisen. Dabei beobachtet man immer wiederkehrende Muster, was darauf hindeutet, dass es sich nicht um Einzelfälle handelt, sondern dass in der Organisationsform der „Anstalt“ strukturelle Faktoren wirksam sind, die Gewalt ermöglichen, bedingen, auslösen oder begünstigen. Auf der Suche nach einem theoretischen Konzept, das zu erklären hilft, wie der Betrieb einer „Anstalt“ funktioniert, stößt man fast unweigerlich auf die 1961 erschienene Studie zur „totalen Institution“[1] des kanadischen Soziologen Erving Goffman (1922–1982). Bei der Analyse von Gewaltverhältnissen in Einrichtungen der Kinder- und Jugendhilfe, der Behindertenhilfe und Psychiatrie hat dieses Konzept seine Erklärungskraft eindrucksvoll unter Beweis gestellt. Im Folgenden soll das Konzept der „totalen Institution“ in einem ersten Schritt noch einmal kurz erläutert werden, verbunden mit der Frage, ob und inwieweit sich dieses Konzept auch auf Kindererholungsheime und Kinderheilstätten anwenden lässt. In einem zweiten Schritt sollen, ausgehend vom Konzept der „totalen Institution“, eine Definition von Gewalt sowie eine Typologie von Gewaltformen entwickelt werden, die als Raster für die Einordnung der Gewalterfahrungen der Verschickungskinder nutzbar gemacht werden kann.

Das Konzept der „totalen Institution“

Goffman definiert die „totale Institution“ als eine soziale Einrichtung, die darauf abzielt, sämtliche Lebensäußerungen der in ihr untergebrachten Menschen allumfassend zu regeln und zu kontrollieren, um einen möglichst störungsfreien Betriebsablauf zu gewährleisten. Beispiele für „totale Institutionen“ sind Kasernen, Kriegsschiffe, Klöster, Internate, Arbeitslager, Gefängnisse oder psychiatrische Anstalten – Goffman hat sein Konzept im Rahmen teilnehmender Beobachtung in der Psychiatrie entwickelt. „Totale Institutionen“ verfolgen zumeist gesellschaftlich gebilligte *Ziele,* z.B. Erziehung, Ausbildung, Bewahrung, Besserung, Resozialisierung, Therapie, Rehabilitation usw. Der eigentliche Organisations*zweck* „totaler Institutionen“ besteht jedoch – ungeachtet aller offiziellen Ziele – darin, eine große Zahl von Menschen mit begrenzten Ressourcen in aller Regel gegen ihren Willen in einem abgeschlossenen Raum festzuhalten und ihre elementaren Lebensfunktionen sicherzustellen.[2]

Innerhalb der „totalen Institution“ existieren zwei verschiedene soziale und kulturelle Sphären: die „Welt des Stabes“ und die „Welt der Insassen“.[3] Produktion und Reproduktion der „totalen Institution“ liegen in den Händen des „Stabes“ – auch dieser wird durch die Strukturen der „totalen Institution“ nachhaltig geprägt. Das Personal ist gegenüber der Leitung dafür verantwortlich, dass die „Insassen“ ausreichend Schlaf bekommen, ihre Notdurft verrichten, sich waschen und ankleiden, ihren Wohnbereich in Ordnung halten, genügend essen, dass sie sauber sind, die ihnen aufgetragene Arbeit tun, die Einrichtung nicht beschädigen oder verschmutzen, nicht flüchten, sich nicht gegenseitig verletzen oder umbringen. Um all dies zu bewerkstelligen, kommt es entscheidend darauf an, reibungslose Betriebsabläufe zu schaffen. In einer straff durchorganisierten Tagesstruktur sollen die „Insassen“ wie gut geölte Rädchen in einem Getriebe funktionieren.

In dem Maße, wie es dem Personal gelingt, die „Insassen“ zu „Objekten“ ohne individuelle Persönlichkeit umzugestalten, wird der Betrieb perfektioniert. Menschen können, darauf weist Goffman ausdrücklich hin, „als Arbeitsmaterial viel fügsamer“ sein „als unbelebte Objekte“,[4] denn man kann sie, wenn man sie richtig „dressiert“, dazu bringen, die Ordnung der Institution zu *verinnerlichen*. Aber: Menschen können die Betriebsabläufe „auch weitaus wirksamer behindern [...] als unbelebte Objekte“.[5] Sie können die Hausordnung subversiv unterlaufen, sich zu Subkulturen zusammenschließen, Obstruktion üben, das Personal offen provozieren, sie können arbeitsunlustig, träge, unordentlich, schmutzig oder widerspenstig sein. Aus der Sicht der Mitarbeiter und Mitarbeiterinnen sind dies ernsthafte Bedrohungen, die ihren Arbeitsalltag extrem belasten und ihre fachliche Kompetenz, ihre Autorität, ihren sozialen Status in der Welt des Personals in Frage stellen. Die Binnenlogik der „totalen Institution“ legt es dem Personal daher nahe, solche Verhaltensweisen – und eigentlich jede individuelle Lebensäußerung der „Insassen“ – durch ein straffes Regime und strenge Disziplin schon im Ansatz zu unterdrücken oder aber, wenn dies nicht gelingt, gewaltsam zu unterbinden.

Die Mitglieder des „Stabes“ identifizieren sich in der Regel mit den offiziellen Organisationszielen. Die meisten haben sich zu dieser Arbeit gemeldet, weil sie Menschen erziehen, bilden, therapieren, rehabilitieren, bessern *wollen* – und sie werden unter der Maßgabe eingestellt, dass sie dies auch tun *sollen*. Zugleich aber sehen sie sich im alltäglichen Betrieb zunächst und vor allem vor die Aufgabe gestellt, die „Insassen“ in den Betrieb einzupassen – und dies legt ihnen, wie beschrieben, nahe, die „Insassen“ als Objekte anzusehen und zu behandeln und sie gerade nicht als eigensinnige und eigen-willige Menschen mit Ecken und Kanten anzunehmen.

„Totale Institutionen“ werden nur in den allerseltensten Fällen bewusst geschaffen, um die Persönlichkeit der in ihnen untergebrachten Menschen zu zerstören.[6] Zumeist bilden sich die Strukturen einer „totalen Institution“ heraus, ohne dass es der Leitung und dem „Stab“ bewusst, geschweige denn, dass es intendiert ist. Der springende Punkt ist die Knappheit der zur Verfügung stehenden finanziellen, materiellen, räumlichen und personellen Ressourcen – dadurch werden die Rahmenbedingungen für das Funktionieren der Institution so eng abgesteckt, dass die individuelle Persönlichkeit der „Insassen“ zu einem „Störfaktor“ im laufenden Betrieb wird und der „Stab“ sich gezwungen sieht, diesen „Störfaktor“ auszuschalten. So können sich rigide Alltagspraktiken herausbilden, die mit der Konzeption der Institution an sich unvereinbar sind – Ziele und Zweck der Institution fallen auseinander.

Daraus folgt eine ungeheure „kognitive Dissonanz“ (Leon Festinger).[7] Die Mitarbeiter und Mitarbeiterinnen müssen den unauflöslichen Widerspruch zwischen den anerkannten Organisationszielen und dem eigentlichen Organisationszweck in ihrem eigenen Gedanken- und Gefühlshaushalt ausbalancieren.

Deshalb wird das Personal in „totalen Institutionen“ sich selbst, den „Insassen“, vor allem aber der Außenwelt gegenüber unbedingt an den offiziellen Organisationszielen festhalten – und in gewisser Weise Potemkinsche Dörfer errichten. So betont Goffman die große Bedeutung von Vergemeinschaftungsritualen in „totalen Institutionen“: Beim Jahresfest, bei der Weihnachtsfeier oder beim Sport wird eine „Gemeinschaft“ inszeniert, die im Alltag so gar nicht existiert. Für das Selbstverständnis der Institution und deren Stellung in der Gesellschaft sind solche Rituale aber von immenser Bedeutung. Wichtiger noch zur psychischen Entlastung des Personals ist ein zweiter Faktor: Die Mitarbeiter und Mitarbeiterinnen werden im Idealfall alle gewaltförmigen Praktiken, die in „totalen Institutionen“ vorkommen, in ein Narrativ integrieren, das den offiziellen Organisationszielen entspricht – etwa in dem Sinne, dass zunächst eine „Brechung“ der „abnormen Persönlichkeit“ stattfinden muss, ehe man pädagogisch, therapeutisch oder rehabilitativ tätig werden kann.

Wie reagieren die „Insassen“ auf die Verhältnisse, Bedingungen und Zumutungen einer „totalen Institution“? Oft sind sie ja nicht freiwillig, sondern gezwungenermaßen – etwa aufgrund von Krankheit, Behinderung oder Delinquenz – in einer Anstalt untergekommen. Goffman beschreibt verschiedene Überlebensstrategien der „Insassen“: Zum einen kann ein „Insasse“ sich vollkommen aus der Anstaltssituation herausziehen und den Rückzug nach innen antreten. In solchen Fällen interessiert er sich nur noch für die Dinge und Gegenstände, die ihn „unmittelbar körperlich umgeben“.[8] Dann gibt es jene „Insassen“, die die Kooperation mit dem Personal verweigern und gegen die Ordnung aufbegehren. Diese Haltung ist aber meist nur von kurzer Dauer, kann sie doch in den meisten Fällen vollständig und nachhaltig gebrochen werden. Offene Rebellion ist keine Erfolg versprechende Strategie – wohl aber können die „Insassen“ durch versteckte Obstruktion und Subversion die Spielräume ausloten, die sich ihnen innerhalb der rigiden Strukturen einer „totalen Institution“ bieten. Den Weg der „Kolonisierung“ beschreiten diejenigen, die sich an die Welt, die ihnen die „totale Institution“ bietet, angepasst haben. Dieser Gruppe gelingt es, sich – wie Goffman konstatiert – eine „stabile, relativ zufriedene Existenz“[9] aufzubauen. Die „Konvertiten“ schließlich haben sich das Urteil des „Stabes“ über ihre Person zu eigen gemacht, die Ziele und Ordnungen der „totalen Institution“ internalisiert. Sie sind gleichsam zu „perfekten Insassen“ mutiert, die gelegentlich auch den Habitus des Personals nachahmen oder sogar Funktionen des Personals übernehmen.[10] Die meisten „Insassen“ in „totalen Institutionen“ befolgen indes die Strategie des „ruhig Blut Bewahrens“ [sic], also eine „mehr oder minder opportunistische Kombination“[11] aus Anpassung, Subversion, Kolonisierung und Konversion.

Auf den ersten Blick mag es zweifelhaft erscheinen, ob sich das Konzept der „totalen Institution“ tatsächlich als Interpretationsfolie eignet, um die soziale Interaktion in einem *Kinderkurheim* oder einer *Kinderheilstätte* zu analysieren.[12]

Erstens ist zu fragen, ob solche Heime – so wie ein Fürsorgeerziehungsheim, eine Behinderteneinrichtung oder eine psychiatrische Institution – in sich geschlossene, nach außen abgeschottete soziale Räume bildeten. Tatsächlich waren, wie bereits dargestellt, die Außenkontakte in Kinderkurheimen und Kinderheilstätten gemäß dem Prinzip der „geschlossenen Kur“ auf ein Minimum reduziert. Für die Angehörigen bestand ein striktes Besuchsverbot. Außenstehende hatten, mit Ausnahme des Heimarztes, in aller Regel keinen Zutritt zu den Kureinrichtungen. Die Kinder verließen das Gelände des Kurheims nur in geschlossenen Gruppen unter Aufsicht der Betreuerinnen. Kontakte zur Bevölkerung wurden mit Hinweis auf den Infektionsschutz vermieden. Das Personal wechselte nicht, die fachlichen Standards wurden, abgesehen von der formalen Qualifikation, nicht kontrolliert, die Entsendestellen hatten nur sehr bedingt Einblick in den Alltag der Kurheime, die Rechtsaufsicht war zumeist oberflächlich. Alles zusammengenommen, wird man davon ausgehen können, dass die Kinderkurheime und Kinderheilstätten tatsächlich als geschlossene soziale Räume angesehen werden können. Diese Annahme ist im Rahmen der Analyse der Erfahrungsberichte ehemaliger Verschickungskinder zu überprüfen.

Zweitens ist die begrenzte Dauer der Kuren – in der Regel sechs Wochen – zu bedenken. Diese Fluktuation unterscheidet Kinderkurheime und Kinderheilstätten von anderen Einrichtungsformen wie Kinder- und Fürsorgeerziehungsheimen, Behinderteneinrichtungen oder Psychiatrien, in denen Kinder und Jugendliche häufig über Jahre hinweg untergebracht waren – in Einrichtungen der Kinder- und Jugendhilfe oft bis zum Erreichen der Volljährigkeit. Einrichtungen der Behindertenhilfe und Psychiatrie für Kinder und Jugendliche bildeten nicht selten den Startpunkt einer „Heimkarriere“, die in manchen Fällen erst mit dem Tod endete. Reichten sechs Wochen aus, um die zur Kur verschickten Kinder im Sinne der Binnenlogik einer „totalen Institution“ gleichsam „abzurichten“? Auch hier soll die Analyse der Erfahrungsberichte ehemaliger Verschickungskinder näheren Aufschluss geben. Dabei ist auch zu fragen, wie die Kinder die Dauer der Kur subjektiv wahrnahmen. Hatten sie eine Vorstellung davon, wie lange sechs Wochen sind? War ihnen überhaupt bewusst, dass ihr Aufenthalt zeitlich begrenzt war?

Drittens fragt sich, ob das Kriterium der begrenzten Ressourcen, das für die Entstehung einer „totalen Institution“ unabdingbar ist, in den Kinderkurheimen und Kinderheilstätten gegeben war. Im Falle der von der DAK in Eigenregie betriebenen Kinderkurheime wurden, wie gesehen, große Gruppen von Kindern gemeinsam zur Kur geschickt, und auch wenn man sich zunehmend bemühte, durch eine Binnendifferenzierung der Kurheime überschaubarere Gruppen zu bilden, bleibt doch der Eindruck eines Massenbetriebs. Dieser wurde auch durch die räumlichen Verhältnisse in den Kurheimen befördert, die sich durch eine klare Trennung der verschiedenen Funktionsbereiche auszeichneten. Insgesamt war der Raum in den Kurheimen knapp bemessen. Deutlich sichtbar wird dies etwa in den Schlafräumen, in denen die Betten dicht bei dicht standen, ohne Platz für Nachttische oder Schränke – und ohne jede Rückzugsmöglichkeit. Der Personalschlüssel war, soweit erkennbar, gerade ausreichend. Die Schichten der Betreuerinnen dauerten von morgens bis abends – der Arbeitszeitausgleich erfolgte über freie Tage. Was die Qualifikation anging, so waren die Betreuerinnen in der Regel examinierte Jugendleiterinnen oder Kindergärtnerinnen, spezifische Qualifikationen in Richtung Psychologie, Sozialpädagogik oder Freizeitpädagogik dürften erst gegen Ende des Untersuchungszeitraums mehr Gewicht bekommen haben. Schwierig ist die Einschätzung der finanziellen Ressourcen. So stiegen etwa die Aufwendungen der DAK pro Kind und Tag im Laufe der Zeit, doch kann nicht nachvollzogen werden, ob dieser Anstieg der allgemeinen Kostensteigerung entsprach oder ob zusätzliche Mittel in die Qualität der Unterbringung, Verpflegung, Betreuung und Kurbehandlung flossen. In diesem Zusammenhang ist auch zu bedenken, dass die Vertragsheime als Wirtschaftsunternehmen geführt wurden, deren Interesse auf Kostenersparnis gerichtet sein musste. Der Gesamteindruck geht dahin, dass das Kriterium der begrenzten Ressourcen in den Kinderkurheimen und Kinderheilstätten durchaus gegeben war.

Viertens ist zu untersuchen, ob das für „totale Institutionen“ notwendige Kriterium eines von einer zentralen Instanz vorgegebenen, rational geplanten, streng formalisierten und für alle „Insassen" gleichermaßen gültigen Tagesablaufs in Kinderkurheimen und Kinderheilstätten gegeben war – was sich, so viel sei bereits vorweggenommen, eindeutig nachweisen lässt.[13]

Fünftens schließlich stellt sich die Frage, ob es Narrative gab, die – wenn Kinderkurheime und Kinderheilstätten in die Binnenlogik einer „totalen Institution" verfielen – das Auseinanderfallen von Ziel und Zweck überwölben konnten, um die daraus entstehende kognitive Dissonanz aufzulösen. Diese Frage ist eindeutig zu bejahen. Das Kurkonzept, das im vorangegangenen Kapitel skizziert wurde, lieferte eine Rechtfertigung dafür, die Kinder strikt von ihren Eltern zu trennen, über ihr Heimweh hinwegzugehen, ihnen eine straffe Erziehung zuteilwerden zu lassen, sie einer festen Tagesstruktur zu unterwerfen, ihre Einordnung in die Gemeinschaft zu forcieren. Dies alles geschah in der Logik des Konzepts der Kinderkuren, um die Kinder den schädlichen Reizen der alltäglichen Lebenswelt zu entziehen und sie den gesunden natürlichen Reizen auszusetzen. Auf diese Weise konnten die rigiden Erziehungspraktiken in Kinderkurheimen scheinbar wissenschaftlich legitimiert werden. Hinzu kam, dass die in den offiziellen Broschüren, Publikationen und Filmen, aber auch in einer Vielzahl von Presseberichten vermittelten Bilder fröhlicher, in freier Natur ausgelassen spielender, vor Gesundheit strotzender Kurkinder die Potemkinschen Dörfer aufbauten, die den Blick auf den Alltag in den Kinderkurheimen versperrten.

Gewalt als Verletzung des Selbst

Der in dieser Studie zugrunde gelegte Gewaltbegriff fügt sich insofern in das Konzept der „totalen Institution", als jede dieser Einrichtungen, wie Erving Goffman schreibt, „ein natürliches Experiment" darstellt, das auslotet, „was mit dem Ich eines Menschen angestellt werden kann".[14] Als Gewalt soll demnach jede Form sozialen Handelns[15] aufgefasst werden, die bewusst darauf abzielt, die persönliche Integrität (das „Selbst"[16]) des Gegenübers zu verletzen und auf diese Weise Macht über ihn zu gewinnen.[17] Verletzungen des Selbst rufen bei den Betroffenen einen wahren Gefühlssturm hervor: Bestürzung, Schmerz, Angst, Verwirrung, Wut, Verzweiflung, Niedergeschlagenheit, vor allem aber eine „traumatische Scham“,[18] die sich zu einem überwältigenden „Gefühl der absoluten Verworfenheit“[19] (Léon Wurmser) steigern und tief in das emotionale Gedächtnis einbrennen kann. Zu bedenken ist auch, dass Scham „wesentlich auch eine zwischenmenschliche Dimension“[20] hat: Mitzuerleben, wie ein anderer Mensch verletzt, erniedrigt, gedemütigt, beschämt wird, löst ebenfalls Schamgefühle aus – die bewusste Verletzung der persönlichen Integrität eines Menschen hat emotionale Auswirkungen auch auf andere Menschen, die diese Verletzung mit ansehen müssen. Sie empfinden „empathische Scham“. Dies ist – im Sinne der Einschüchterung – oftmals Teil des Kalküls der Täter und Täterinnen.

In Anlehnung an das von Goffman entwickelte Konzept der „Territorien des Selbst“[21] lässt sich aus der eben entwickelten Definition eine Typologie der Gewalt ableiten:

1. *Die körperliche Hülle.*[22] Grundvoraussetzung eines intakten Selbst ist die Verfügungsgewalt über den eigenen Körper. Jeder Mensch zieht um seinen Körper eine unsichtbare Grenze und geht davon aus, dass andere Menschen diese Grenze nicht überschreiten. Wir erwarten, dass andere uns nicht zu nahe kommen, die räumliche Distanz nicht unterschreiten, die wir in der sozialen Interaktion mit anderen zu wahren bemüht sind,[23] dass andere uns nicht gegen unseren Willen berühren, entblößen, anstarren oder verunreinigen, uns keine Schmerzen zufügen, uns nicht verletzen, nicht gewaltsam in unseren Körper eindringen.

In „totalen Institutionen“ wird den „Insassen“ die Verfügungsgewalt über den eigenen Körper weitgehend entzogen, ihr Recht auf körperliche Unversehrtheit zumindest teilweise außer Kraft gesetzt. Die „Insassen“ leben in dem Bewusstsein, dass sie jederzeit gegen ihren Willen angefasst, ausgezogen oder geschlagen werden können. Auch Handlungen wie das zwangsweise Baden oder Duschen, das zwangsweise Eintrichtern von Essen oder gar Erbrochenem oder erzwungene sexuelle Handlungen verletzen in eklatanter Weise die

Verfügungsgewalt über den eigenen Körper. Solche Verletzungen der körperlichen Hülle, die das „Grundbedürfnis nach Schutz“[24] durchbrechen, lösen starke Schamgefühle aus, mit verheerenden Folgen für die Selbstwahrnehmung und Selbstachtung: „Ich bin schwach, hilflos, ausgeliefert, wehrlos, Opfer; ich bin es nicht wert, dass meine Grenzen respektiert werden; oder, im Extrem: Ich bin schlecht, und daher verdiene ich keine bessere Behandlung.“[25]

2. *Körperhaltung und Bewegung.* Zur Verfügungsgewalt über den eigenen Körper gehört es auch, bestimmte Haltungen, Stellungen und Bewegungen zu vermeiden, die gemeinhin als demütigend, entwürdigend und erniedrigend empfunden werden und ein „niedriges Eigenbild“[26] vermitteln. In „totalen Institutionen“ finden sich viele Strafrituale, die den Körper eines „Insassen“ in eine demütigende Pose zwingen. Andere Praktiken erlegen dem „Insassen“ völlige Bewegungslosigkeit auf (Strafstehen, Strafliegen, Fixierung, medikamentöse Ruhigstellung, Einsperren in einem engen Raum) und degradieren ihn damit symbolisch zu einem unbelebten Ding. Gerade solche beschämenden Rituale, die das „Grundbedürfnis nach Anerkennung“[27] bewusst missachten, suggerieren der beschämten Person: „Ich werde nicht gesehen. Ich bin es nicht wert, wahrgenommen zu werden. Ich bin nicht liebenswert. Ich bin ein Nichts, oder, im Extrem, ich bin nicht.“[28]

3. *Der persönliche Raum („Box“).*[29] Das Selbst eines Menschen braucht zu seiner Entfaltung einen begrenzten Raum, den es zumindest temporär als sein Eigen betrachten und zumindest symbolisch nach seinen eigenen Vorstellungen gestalten kann. Ein solcher „Raum für sich“ wird den „Insassen“ einer „totalen Institution“ in aller Regel nicht zugebilligt. Hier gibt es keine Privatsphäre, keinen Rückzugsort. So entfaltet bereits die spezifische Architektur „totaler Institutionen“ den „Terror totaler Transparenz“.[30]

4. *Dinge für sich.* „Die persönlichen Habseligkeiten eines Menschen sind ein wesentlicher Teil des Materials, aus dem er sein Selbst aufbaut.“[31] Dinge, die er sein Eigen nennen kann (Kleidung, Kamm,

Seife, Bettzeug, Bücher, Briefe, Spielzeug, Süßigkeiten, Zigaretten, Streichhölzer usw.), helfen dem „Insassen“ einer „totalen Institution“, eine eigene Identität aufzubauen und zu behaupten. Deshalb wird „das Personal um so leichter mit ihm auskommen können, je weniger er davon besitzt“.[32] Es liegt mithin in der inneren Logik einer „totalen Institution“, dass sie dem Wunsch der „Insassen“, sich mit eigenen Dingen zu umgeben, enge Grenzen zieht. In der Regel wird den „Insassen“ schon bei der Aufnahmeprozedur ihre „Identitäts-Ausrüstung“[33] – Kleidung, persönliche Habseligkeiten, Geld – abgenommen.

5. *Die soziale Position.* Das Selbst eines Menschen wird grundlegend von der Position bestimmt, die ihm in der sozialen Interaktion mit anderen zugewiesen wird. In einer „totalen Institution“ weist dieser Prozess verschiedene Besonderheiten auf. Insbesondere unterliegen die „Insassen“ *als Gruppe* einer sozialen Degradierung. Insofern, als ihnen bestimmte Verhaltensweisen, die in der Welt draußen von einem bestimmten Alter an selbstverständlich sind (z. B. sich seine Kleidung selbst aussuchen, seine Essensportion selbst bestimmen, mit Messer und Gabel essen, selbstständig zur Toilette gehen), verwehrt werden, wird ihnen der Status von Kleinkindern zugewiesen – was für ältere Kinder, Jugendliche oder gar Erwachsene zutiefst entwürdigend ist. Dauert dieser Zustand der Deprivation länger an, ist eine „Diskulturation“[34] die Folge – man verlernt Kulturtechniken, die man eigentlich schon beherrscht hat.

6. *Das Kommunikationsreservat.*[35] Jeder Mensch ist bemüht, ein gewisses Maß an Kontrolle darüber auszuüben, mit wem er wann in welcher Form kommuniziert. Den „Insassen“ einer „totalen Institution“ ist diese Kontrolle weitgehend entzogen. Das Personal hat die Macht, eine Kommunikation mit den „Insassen“ auch gegen deren Willen zu erzwingen („Heraus mit der Sprache“) oder umgekehrt eine Kommunikation zwischen „Insassen“ und „Stab“ („Du redest nur, wenn du gefragt wirst“) oder unter den „Insassen“ („Jetzt herrscht Ruhe“) zwangsweise zu unterbinden. Auch werden die Regeln des Sprechens und die Semantik der Sprache in einer

„totalen Institution" vom Personal bestimmt – die „Insassen" stehen vor der ständigen Herausforderung, diese Regeln und Semantiken zu entschlüsseln. Kurz: Die üblicherweise in einer Kommunikation herrschenden Konventionen sind außer Kraft gesetzt.

7. *Informationelle Selbstbestimmung.*[36] Jeder Mensch ist bemüht, im Umgang mit anderen ein gewisses Maß an Kontrolle darüber zu wahren, welche Informationen über sich selbst zur Sprache kommen. Es geht hierbei um die „kognitive Unversehrtheit", die Wahrung der Grenze, die ein Mensch um sein bewusstes, sprachlich gefasstes Selbst zieht, also jenes Ensemble von Begriffen, Bildern, Vorstellungen, Erzählungen, Deutungen und Wertungen, aus denen ein Mensch sich selbst inszeniert. „Insassen" in „totalen Institutionen" haben diese Kontrolle weitgehend verloren. So ist es in einer „totalen Institution" nahezu unmöglich, die Tatsache zu verheimlichen, „Bettnässer" zu sein.[37]

8. *Das Arkanum der Affekte.* Jeder Mensch geht im Umgang mit anderen von der Erwartung der Reziprozität aus: Wenn wir anderen Menschen gegenüber Emotionen zeigen, erwarten wir, dass sie mit einem gewissen Maß an Empathie und Respekt damit umgehen. „Insassen" von „totalen Institutionen" müssen hingegen lernen, dass die Preisgabe von Gefühlen wie Angst, Ekel, Abscheu, Enttäuschung, Hass, Zuneigung oder Liebe verletzlich macht für Beschimpfungen, sprachliche Herabwürdigungen, symbolische Demütigungen, Erpressungen oder ritualisierte Strafen, die darauf angelegt sind, „Gefühle zu verletzen".

Die soziale Degradierung durch erniedrigende Ge- und Verbote, die asymmetrische Kommunikation, die Bloßstellung durch die Enthüllung peinlicher Informationen, die ostentative Verletzung von Gefühlen – alle diese Formen der Kränkung und Beschämung sind verbunden mit der bewussten Außerachtlassung der sonst in einer Gesellschaft üblichen kulturellen Techniken, die es dem Gegenüber ermöglichen, „sein Gesicht zu wahren".[38] Hier wird ganz gezielt das „Grundbedürfnis nach Zugehörigkeit"[39] zu einer Gruppe missachtet – auch hier ist die Reaktion ein starkes Schamgefühl.

Die Botschaft, die sich dem Opfer der Beschämung vermittelt, lautet in diesem Fall: „Ich bin peinlich. Ich bin draußen. Ich bin ganz allein. Niemand mag mich. Keiner spielt mit mir. Ich gehöre nicht dazu. Ich bin hier falsch. Oder, im Extrem, ich bin falsch."[40]

Die hier skizzierte Definition von Gewalt und die daraus abgeleitete Typologie von Gewaltformen haben den Vorteil, dass sie quer zu der üblichen Unterscheidung von physischer, psychischer, verbaler,[41] symbolischer[42] und struktureller[43] Gewalt liegen. Ohnehin erweisen sich die Grenzen zwischen diesen Kategorien bei der Analyse konkreter sozialer Interaktionsformen als fließend – sie bezeichnen eher verschiedene *Ebenen* oder *Aspekte* eines komplexen Geschehens. Der vom System der totalen Institution her gedachte Begriff der Gewalt bietet zudem ein weites Dach, um pädagogische und auch medizinische Handlungen, ungeachtet der ihnen zugrunde liegenden subjektiven Motive, als Elemente eines umfassenderen Gewaltverhältnisses aufzufassen.

Der hier vorgeschlagene Gewaltbegriff ist, dies sei an dieser Stelle ausdrücklich hervorgehoben, viel weiter gefasst als der juristische Begriff der *Körperverletzung*. Wohl schließt er alle Formen körperlicher Gewalt ein, die nach heutigem und auch damals geltendem Recht als unzulässig oder strafbar anzusehen waren, geht aber deutlich über einen juristisch definierten Gewaltbegriff hinaus. So werden auch subtilere Formen der Gewalt sichtbar, die gleichwohl tiefe und dauerhafte Verletzungen des Selbst hinterließen und an denen die Betroffenen manchmal bis heute leiden.

Anmerkungen

1 Erving Goffman, Asyle. Über die soziale Situation psychiatrischer Patienten und anderer Insassen, Frankfurt am Main 1972 [1961], insbesondere S. 13-123. Dazu auch: Jürgen Raab, Erving Goffman, Konstanz 2008. – Goffmans Werk unterlag und unterliegt nationalen und internationalen Rezeptionskonjunkturen. Im deutschsprachigen Raum wurde es erst nach seiner Übersetzung 1972 breit zur Kenntnis genommen. In der heutigen Auseinandersetzung um die massiv in die Kritik geratene Heimerziehung, aber auch zur Analyse der Lebensumstände von Asylbewerbern und Asylbewerberinnen erleben Goffmans Studien eine erneute Renaissance. Zum Stand der Diskussion in der Geschichtswissenschaft: Martin Scheutz (Hg.), Totale Institution (= Wiener Zeitschrift für Geschichte der Neuzeit 8 (2008), H. 1).

2 Goffman, Asyle, S. 53, 78.

3 Ebd., S. 20. Kritisch zu einer allzu schablonenhaften Gegenüberstellung: Engelbracht / Hauser, Mitten in Hamburg, S. 148-150.

4 Goffman, Asyle, S. 84.

5 Ebd.

6 Dies sei an dieser Stelle ausdrücklich hervorgehoben, weil *„totale* Institutionen" mitunter allzu kurzschlüssig mit *„totalitären* Institutionen" gleichgesetzt werden. Nur in extremen Ausnahmefällen – etwa in den nationalsozialistischen oder stalinistischen Arbeits- und Konzentrationslagern – geht das Regime in einer „totalen Institution" auf eine *totalitäre Ideologie* zurück. Meist geht es nur darum, die Kosten niedrig zu halten und die zur Verfügung stehenden begrenzten Mittel optimal einzusetzen.

7 Vgl. Leon Festinger, Theorie der kognitiven Dissonanz, Bern u. a. 1978 [1957]. „Kognitive Dissonanz" bezeichnet einen als unangenehm empfundenen emotionalen Zustand, der darauf zurückzuführen ist, dass Wahrnehmungen, Gedanken, Meinungen, Einstellungen, Wünsche oder Absichten eines Individuums logisch unvereinbar sind oder mit früher gemachten Erfahrungen nicht übereinstimmen.

8 Goffman, Asyle, S. 65.

9 Ebd., S. 66.

10 Ebd., S. 67.

11 Ebd., S. 68.

12 Vgl. dazu auch: Matthiesen, Kinderheilanstalt, besonders S. 91-98.

13 Vgl. ebd., S. 93.

14 Goffman, Asyle, S. 23. Zu Theorien der Gewalt vgl. Jörg Baberowski, Gewalt verstehen, in: Zeithistorische Forschungen 5 (2008), H. 1, S. 5-17; Teresa Koloma Beck / Klaus Schlichte, Theorien der Gewalt zur Einführung, Hamburg 2014.

15 „Soziales Handeln" wird hier in Anlehnung an Max Weber (1864 – 1920) verstanden als ein Handeln, das sich am vergangenen, gegenwärtigen oder erwarteten Handeln anderer orientiert. Max Weber, Wirtschaft und Gesellschaft, Tübingen 1972, S. 17-30.

16 Das „Selbst" wird hier als das Bild verstanden, das ein Mensch sich selbst und anderen gegenüber von sich selbst entwirft – im Sinne des lateinischen *persona* = Person, Persönlichkeit, Charakter, aber auch Rolle (im Schauspiel) oder Maske (des Schauspielers). Vgl. auch: Hans-Walter Schmuhl, Das unbehauste Selbst. Der moderne Mensch und sein Verhältnis zu Gott und der Welt, in: Annette Kurschus / Vicco von Bülow (Hg.), Die

Entdeckung des Individuums? Wie die Reformation die Moderne geprägt hat, Bielefeld 2017, S. 73-88.

17 „Macht" wird hier mit Max Weber verstanden als „jede Chance, innerhalb einer sozialen Beziehung den eigenen Willen auch gegen Widerstreben durchzusetzen, gleichviel worauf diese Chance beruht". Weber, Wirtschaft, S. 28. Vgl. Koloma Beck / Schlichte, Theorien, S. 40. Der letzte Halbsatz engt den Begriff – entsprechend dem hier verfolgten Erkenntnisinteresse – stark ein, weil er die *Interessen und Intentionen* des Gewalttäters ins Spiel bringt und damit jenen Bereich weitgehend ausschließt, den Jan Philipp Reemtsma in seiner triadischen Gewalttypologie als „autotelische Gewalt" – die keinem Zweck dient, sondern um ihrer selbst willen ausgeübt wird – beschreibt. Die vorliegende Studie geht von der Prämisse aus, dass Gewalt im Anstaltskontext vorwiegend als Spezialfall des Typus der „lozierenden Gewalt" (Gewalt, die den Körper eines anderen entfernt, weil er dem eigenen Interesse im Weg steht) zu verstehen ist, manchmal auch dem Typus der „raptiven Gewalt" (Gewalt, die sich eines Körpers bemächtigt, um ihn für eigene Interessen zu nutzen) zuzurechnen ist und nur im Einzelfall als „autotelische Gewalt" aufgefasst werden kann. Vgl. Jan Philipp Reemtsma, Vertrauen und Gewalt. Versuch über eine besondere Konstellation der Moderne, Hamburg 2008.

18 Stephan Marks, Scham. Die tabuisierte Emotion, Ostfildern 2021, S. 15. Scham ist ein „Wesensmerkmal des Menschen" (ebd., S. 13), auch wenn sie einer starken kulturellen Prägung unterliegt. Bis zu einem gewissen Grad ist Scham ein nützliches Gefühl, sie hilft dem Individuum, sich in die Gemeinschaft mit anderen Menschen einzufinden. Von einem bestimmten Punkt an entfaltet die Scham jedoch ihre destruktiven Potenziale und wird zu einer existenziellen Herausforderung. Vgl. auch: Maren Lammers, Emotionsbezogene Psychotherapie von Scham und Schuld, Stuttgart 2016, besonders S. 121-125, 130-134.

19 Léon Wurmser, Die Maske der Scham. Zur Psychoanalyse von Schamaffekten und Schamkonflikten, 3. Aufl., Berlin 1997, S. 21.

20 Marks, Scham, S. 44.

21 Erving Goffman, Die Territorien des Selbst, in: ders., Das Individuum im öffentlichen Austausch. Mikrostudien zur öffentlichen Ordnung, Frankfurt am Main 1982 [1971], S. 54-97.

22 Ebd., S. 67.

23 Diese Distanz ist etwas sehr Persönliches, sie richtet sich aber an soziokulturellen Mustern aus.

24 Marks, Scham, S. 16.

25 Ebd., S. 27.

26 Goffman, Asyle, S. 31.

27 Marks, Scham, S. 16.

28 Ebd., S. 21.

29 Goffman, Territorien, S. 59-62.

30 Franz Kasperski, Der Terror totaler Transparenz, in: Olaf Geramanis / Kristina Hermann (Hg.), Organisation und Intimität. Der Umgang mit Nähe im organisatorischen Alltag – zwischen Vertrauensbildung und Manipulation, Heidelberg 2014, S. 247-261.

31 Goffman, Asyle, S. 82.

32 Ebd. Vgl. ders., Territorien, S. 67 f.

33 Ders., Asyle, S. 30.

34 Ebd., S. 24.

35 Goffman, Territorien, S. 69.

36 Ebd., S. 68 f.

37 Ders., Asyle, S. 29. Im Zusammenhang mit der informationellen Selbstbestimmung ist auch der Verlust des eigenen Namens zu nennen, der mitunter mit dem Eintritt in eine totale Institution verbunden ist (durch die Vergabe einer Nummer oder entwürdigende Anredeformen).

38 Dazu grundlegend: Erving Goffman, Interaktionsrituale. Über Verhalten in direkter Kommunikation, Frankfurt am Main 1986.

39 Marks, Scham, S. 16.

40 Ebd., S. 35.

41 Dazu grundlegend: Steffen Kitty Herrmann (Hg.), Verletzende Worte. Die Grammatik sprachlicher Missachtung, Bielefeld 2006. Die Beiträge dieses Bandes tendieren zu Recht dazu, Sprache als „Medium der Gewaltausübung" aufzufassen: „Mit Sprache können wir Gewalt nicht nur beschreiben, ankündigen und androhen, sondern auch selbst Gewalt zufügen. Worte können nicht nur etwas tun, sondern auch etwas antun." Steffen Kitty Herrmann / Hannes Kuch, Verletzende Worte. Eine Einleitung, in: ebd., S. 7-29, hier: S. 7.

42 Pierre Bourdieu / Jean-Claude Passeron, Grundlagen einer Theorie der symbolischen Gewalt, Frankfurt am Main 1973. Dazu auch: Stephan Moebius / Angelika Wetterer, Symbolische Gewalt, in: Österreichische Zeitschrift für Soziologie 36 (2011), S. 1-10.

43 Johan Galtung, Strukturelle Gewalt. Beiträge zur Friedens- und Konfliktforschung, Frankfurt am Main 1975.

4 Alltag und Gewalt in den Kinderkurheimen der DAK

1950er bis in die 1980er Jahre

Quellen und Methoden. Leitfadengestützte Interviews

In den ohnehin spärlichen Schriftquellen zu den Kinderkuren der DAK spiegelt sich der Alltag, also „das, was alle Tage passiert", so gut wie gar nicht wider – im Gegenteil, die offiziellen Berichte über das Kinderkurwesen der DAK zeichnen ein verklärend positives Bild, negative Aspekte werden völlig ausgeblendet. Um den Alltag in den Kinderkurheimen zu rekonstruieren, ist es unumgänglich, auf die Erinnerungen von Menschen zurückzugreifen, die in ihrer Kindheit zur Kur verschickt waren. In der vorliegenden Studie geschieht dies durch leitfadengestützte Interviews, die – anders als die in *Oral history*-Projekten sonst üblichen narrativen, also erzählerisch freien Interviews – die Gesprächssituation stark strukturieren. Auf diese Weise brechen leitfadengestützte Interviews eingeschliffene Erzähl- und Erinnerungsmuster auf – manchmal werden dabei lang vergessene, verschobene oder verdrängte Erinnerungen zutage gefördert. Was die Interviews an „Betriebswissen"[1] offenbaren, wird im Folgenden – ergänzt durch Dokumente aus dem Privatbesitz der Interviewten und dem Zentralarchiv der DAK sowie durch die zeitgenössische Literatur – zu einer „dichten Beschreibung"[2] zusammengefügt, um ein möglichst genaues Bild des Alltags in den Kinderkurheimen zu zeichnen und gewalttätiges Handeln in diesem Anstaltsalltag aufzuspüren.

Im Rahmen des Projekts wurden leitfadengestützte Interviews mit 17 Personen – zwölf Frauen und fünf Männern – geführt, die in ihrer Kindheit durch die DAK zur Kur verschickt worden sind.[3] Die Interviewpartnerinnen und -partner gehören den Jahrgängen von 1944 bis 1972 an: Einer wurde in den 1940er Jahren, vier in den 1950er Jahren, acht in den 1960er Jahren und vier in den 1970er Jahren geboren. Zum Zeitpunkt ihrer (ersten) Verschickung waren sie zwischen vier und 13 Jahren alt, wobei – mit einer Ausnahme – alle Interviewten noch im Vorschul- oder Grundschulalter waren. Der früheste Kurgang, der durch die Interviews abgedeckt wird, fand 1954 statt, der späteste 1982, wobei die 1970er Jahre den Schwerpunkt bilden. In den Interviews geht es sowohl um die drei Kinderkurheime im Besitz der DAK – „Haus Quickborn" in Westerland auf Sylt, „Haus Schuppenhörnle" in Falkau/Schwarzwald und „Haus Hamburg" in Bad Sassendorf/Westfalen – als auch um Vertragsheime der DAK („Berghof" in Polling, „Haus Gutermann" in Oberstdorf, „Kinderparadies" in Bad Rothenfelde, „Möwenhof" in Wittdün auf Amrum, „Haus Goltermann" in Nieblum auf Föhr) und spezielle Kurheime in anderer Trägerschaft („Prinzregent-Luitpold-Kinderklinik" in Scheidegg,[4] „Asthmaheilstätte Bad Reichenhall",[5] „Spezialkurheim G. Riebel" in Streit über Bayreuth[6]) – in diesen Fällen bezuschusste die DAK die Kur.

Auch wenn darauf geachtet wurde, dass in den Interviews beide Geschlechter und verschiedene Alterskohorten zu Wort kommen und dass verschiedene Typen von Kinderkurheimen thematisiert werden, so stellt die Gruppe der Interviewten – dies sei ausdrücklich betont – keinen repräsentativen Querschnitt durch die Gesamtzahl von rund 450.000 von der DAK in eine Kinderkur verschickten Menschen dar. Es ist schlichtweg nicht möglich, eine unausgelesene Stichprobe zu ziehen. Der Kontakt zu zwölf der 17 Interviewpartnerinnen und -partner wurde von der Initiative der Verschickungskinder vermittelt – es handelt sich hierbei um Menschen, die sich, *erstens,* noch an Einzelheiten ihrer Kur erinnern und die, *zweitens,* in der Kur traumatische Erlebnisse hatten, die ihnen bis heute nachgehen. Drei Interviewpartnerinnen und -partner haben sich aus eigener Initiative an die DAK gewandt.[7] Ein weiterer Interviewpartner und eine Interviewpartnerin sind selbst bei der DAK beschäftigt und haben sich aufgrund der internen Kommunikation für ein Interview zur Verfügung gestellt – die Erinnerungen dieser beiden Interviewten an ihre Kur sind übrigens sehr unterschiedlich.[8]

Übersicht über die Interviewpartnerinnen und -partner

Name[9]	Geburts-jahr	Jahr der Verschickung	Alter zum Zeitpunkt der Verschickung	Ort der Verschickung
Richard A.*	1944	1954	9	Kinderheim Berghof, Polling/Bayern
Helga B.*	1951	1956	5	Kinderheim Berghof, Polling/Bayern
Andrea C.*	1956	1961	4	Haus Quickborn, Westerland/Sylt
Astrid D.*	1954	1962	7	Kinderheim „Kinderparadies", Bad Rothenfelde/Niedersachsen
Miriam H.*	1959	1967	8	Privatkinderheim Möwenhof, Wittdün/Amrum
Regina F.*	1964	1970	6	Haus Hamburg, Bad Sassendorf/Westfalen; Kinderheim Gutermann, Oberstdorf
Kai G.*	1962	1970	7	Kinderheim Goltermann, Nieblum/Föhr
Oliver H.*	1965	1971	5	Kinderheim Gutermann, Oberstdorf
Petra I.*	1968	1972	4	Amrum[10]
Petra S.*	1960	1972	11	Haus Hamburg, Bad Sassendorf/Westfalen
Stefanie K.*	1967	1972/1977	5/10	Kinderheim Gutermann, Oberstdorf

Name[9]	Geburts-jahr	Jahr der Verschickung	Alter zum Zeitpunkt der Verschickung	Ort der Verschickung
Klaus-Jürgen L.*	1966	1974	8	Prinzregent-Luitpold-Kinderklinik, Scheidegg
Andrea M.*	1970	1976/1977	6/7	Schuppenhörnle, Falkau/Schwarzwald; Asthmaheilstätte Bad Reichenhall
Ronald O.*	1964	1978	13	Haus Quickborn, Westerland/Sylt
Dorothea Q.*	1972	1979	6	Haus Hamburg, Bad Sassendorf/Westfalen
Ina R.*	1972	1979	6	Haus Hamburg, Bad Sassendorf/ Westfalen
Stefanie D.*	1972	1982	9–10	Kinderkurheim G. Riebel – Streit über Bayreuth/Bayern

Alle Interviewpartnerinnen und -partner bemühen sich in ihren Schilderungen des Alltags im Kinderkurheim um größtmögliche Faktentreue. Sie alle sind äußerst reflektiert, unterscheiden sehr genau zwischen Selbsterlebtem, Miterlebtem, Gehörtem und Vermutetem, sind sich der Grenzen ihres Gedächtnisses sehr bewusst, versuchen nicht, Erinnerungslücken zu füllen, und unterziehen ihre eigenen Erinnerungen immer wieder einer kritischen Reflexion. Ihre Glaubwürdigkeit steht außer Frage.

Bei der Quellenkritik ist aber auch zu berücksichtigen, dass die Interviewpartnerinnen und -partner, wenn sie über ihren Aufenthalt in einem Kinderkurheim berichten, aus ihrer *Lebensgeschichte* erzählen. Menschen erschaffen, wenn sie ihre Lebensgeschichte erzählen, ein Narrativ, das einen Spannungsbogen schlägt, einen roten Faden sucht und idealerweise auf eine Schlusspointe zuläuft.

Die Arbeit an der eigenen Lebensgeschichte ist ein mehrstufiger Prozess. Dieser autobiographische Prozess beginnt bereits auf der Stufe des unmittelbaren *Erlebens:* Aus der Fülle der Eindrücke, die auf einen Menschen einstürmen, entgeht manches der Aufmerksamkeit, anderes wird verdrängt, wieder anderes im Gedächtnis abgespeichert, das fortan mit diesem Material arbeitet. Denn Menschen gehen mit ihren Erinnerungen durchaus frei um, sie wählen, wenn sie ihre Lebensgeschichte erzählen, manche Erlebnisse aus und heben sie hervor, rücken andere in den Hintergrund oder lassen sie ganz weg, ordnen die Ereignisse neu an, stellen die Chronologie um, verdichten die zeitlichen Abläufe, schaffen stringente Ereignisketten und Handlungsmuster, blenden Zusammenhänge zwischen Ereignissen aus und stellen neue Verbindungen her. Dabei wird das Erlebte durch den Filter der je eigenen Haltungen und Einstellungen, Hoffnungen und Ängste, Erfahrungsräume und Erwartungshorizonte[11] eines Menschen wahrgenommen, mit Emotionen aufgeladen und mit Bedeutungen und Wertungen belegt. So wird das in der Erinnerung abgespeicherte Erlebte sofort mit dem „sozialen Wissen“[12] eines Menschen verknüpft und gerinnt allmählich zur *Erfahrung,* wobei solche Erfahrungen mit zunehmendem zeitlichem Abstand manchen Wandel durchlaufen können. Bei der Umwandlung von Erlebnissen zu Erfahrungen geht es immer auch um Selbstwahrnehmung, Selbstdeutung und Selbstdarstellung. Die Lebensgeschichte erlaubt daher einen Einblick in das Selbstbild des Erzählers. Mit der nachträglichen *sprachlichen Gestaltung* fließen zudem literarische Darstellungsmuster ein. Man kann dies als „Selbstschematisierung“[13] beschreiben – die Verwendung von Identitäts*schemata* erlaubt „Vereinfachungen der Selbstbeschreibung, Abkürzungen, Abstraktionen“. Die letzte Stufe des autobiographischen Prozesses – oder wenn man so will: dessen oberste Schicht – stellen die *übergreifenden Deutungsversuche* dar, retrospektive Reflexionen, die dem gelebten Leben im Rückblick einen Sinn zuschreiben.

Der autobiographische Prozess, der das ganze Leben lang andauert, ist die Basis für die Konstruktion eines „Selbst“, einer reflektierten personalen Identität, die es dem einzelnen Menschen erlaubt, „sich als das Identisch-Bestehende im Strom der verschiedenen Akte [zu] begreifen und [zu] erleben“.[14] Dieser Punkt ist im Hinblick auf die Interviews mit ehemaligen Verschickungskindern von besonderem Interesse. Gehen wir, wie im vorangehenden Kapitel erläutert, davon aus, dass sie in der Kur tiefgreifende und schwerwiegende Verletzungen ihres Selbst davongetragen haben, bieten die Interviews nicht nur die Möglichkeit, diese Verletzungen als solche zu rekonstruieren, sie spiegeln zudem die autobiographische Arbeit der Interviewten wider, um die erlittenen Verletzungen zu deuten, mit anderen Elementen der Lebensgeschichte in Beziehung zu setzen – und letztlich geht es auch darum, diese Verletzungen zu heilen oder zumindest mit ihnen leben zu lernen. Es ist bezeichnend – dies sei an dieser Stelle bereits vorweggenommen –, dass die Lebensgeschichten, die in den Interviews erzählt werden, in aller Regel einen offenen Ausgang haben – die meisten Interviewten sehen sich noch immer auf dem Weg, sie setzen sich weiter mit den in der Kindheit erlittenen Traumata auseinander und versuchen, diese konstruktiv zu verarbeiten.

Die Interviews eröffnen mithin einerseits die Möglichkeit, über die Erinnerung der verschickten Kinder den Alltag in den Kinderkurheimen nachzuzeichnen – wobei manche Erinnerung im Detail trügen mag, weil sie im autobiographischen Prozess bearbeitet worden ist –, andererseits erlauben die Interviews aber auch tiefe Einblicke in eben jenen Prozess und geben Hinweise, wie Menschen mit den in einer Kinderkur erlittenen Verletzungen ihres Selbst umgehen.[15]

Gründe für die Verschickung in eine Kinderkur

Auf die Frage, von wem der Anstoß zur Verschickung in eine Kinderkur ausging, geben die Interviews eine eindeutige Antwort: 14 der 17 Interviewten können sich erinnern oder halten es zumindest für sehr wahrscheinlich, dass ihre Eltern die Kur auf Empfehlung des Hausarztes oder der Hausärztin bzw. des Kinderarztes oder der Kinderärztin beantragten. Einzelne Interviewpartnerinnen und -partner können sich noch konkret an den behandelnden Arzt oder die behandelnde Ärztin erinnern, die als freundlich und fürsorglich beschrieben werden. Folgt man den Interviews, so nahmen die niedergelassenen Ärzte und Ärztinnen eine Schlüsselstellung bei der Kurverschickung ein – welchen Beitrag die Betriebshelfer, die

Geschäftsstellen, die Publikationen und Filme der DAK leisteten, um die Versicherten und die niedergelassenen Ärzte über die Kinderkuren zu informieren, muss an dieser Stelle offen bleiben.

Im Hinblick auf die Diagnosen zeichnet sich ebenfalls ein klares Bild ab: Acht der Interviewten geben an, bei ihrer Verschickung habe es eine Rolle gespielt, dass sie „untergewichtig", „zu dünn" oder „sehr mager" gewesen seien – sie hätten in der Kur zunehmen sollen. Dies deckt sich mit den statistischen Erhebungen der DAK aus den frühen 1950er Jahren. 1953 wurden, wie bereits erwähnt, 41 Prozent der verschickten Kinder in die Kategorie „Unterentwicklung, Untergewicht, Fehlernährung, Wachstumsschäden" eingeordnet. Allerdings war der Anteil der als unterentwickelt und untergewichtig eingestuften Kinder schon im Jahr 1954 auf 22,5 Prozent zurückgegangen – zweifellos eine Folge der gegenüber der unmittelbaren Nachkriegszeit deutlich verbesserten Ernährungslage. Dennoch wurden sechs der acht Interviewten, die angeben, Untergewicht habe bei der Entscheidung, sie in die Kur zu schicken, eine Rolle gespielt, erst in den 1970er oder Anfang der 1980er Jahre verschickt – ein Indiz dafür, dass sich die Vorstellung, zarte Kinder sollten in der Kur an Gewicht zulegen, hartnäckig hielt, obwohl es daran in der Fachwelt mittlerweile durchaus Kritik gab – dazu später mehr.

Ansonsten herrschten bei den Indikationen die Infektionskrankheiten vor. Acht der Interviewten nennen chronische Bronchitis und/oder Asthma als einen Grund für ihre Kur – auch dies eine typische Diagnose: Im Jahr 1954 wurde in 19,3 Prozent aller Fälle eine Bronchitis als Indikation angegeben. Obwohl manche der Interviewten über recht starke Symptome berichten – so etwa Miriam H.*, die mit sechs Jahren an Keuchhusten erkrankte und dann eineinhalb Jahre an einer heftigen Bronchitis litt, die so schlimm war, dass sie sich nachts wegen des vielen Hustens erbrechen musste –, wurden sie in Kinder*erholungs*heime verschickt. Besonders ausgeprägt waren die Beschwerden bei Klaus-Jürgen L.*, der seit seinem vierten Lebensjahr unter chronischer Bronchitis litt. Obwohl er Medikamente einnahm, in der Klimakammer behandelt wurde und Inhalationen bekam, führten Treppensteigen, Fußballspielen oder Fahrradfahren bei ihm zu Hustenanfällen bis hin zu Erbrechen. Er wurde daher 1974 mit acht Jahren in die Prinzregent-Luitpold-Kinderklinik in Scheidegg verschickt – hier handelte es sich augenscheinlich eher um eine *Heil*kur, die sich in manchem Detail von den *Erholungs*kuren unterschied. Eine allgemeine Anfälligkeit für Infektionskrankheiten spielte bei zwei der Interviewten eine Rolle. Ein Interviewpartner, Oliver H.*, gibt häufige Mandelentzündungen als einen Grund für die Kur an, eine weitere Interviewpartnerin, Ina R.*, hatte nach einer Infektion mit Windpocken eine Meningitis entwickelt – hier sollte die Kur wohl der Genesung nach der schweren Erkrankung dienen.

Stefanie D.* war Enuretikerin, wobei in ihrem Fall die Enuresis auf körperliche Ursachen zurückzuführen sein dürfte – sie war vor ihrer Kur mehrmals an den Harnleitern operiert worden. Das Krankenhaus habe indessen mitgeteilt, so schrieb der Vater an die zuständige Landesgeschäftsstelle und die Zentrale der DAK, „dass organisch alles i.O. ist und dort nichts mehr getan werden kann, und dass es sich um eine seelische Sache handelt".[16] Die Richtlinien der DAK legten ausdrücklich fest, dass Kinder, die einnässten, nicht in den Kindererholungsheimen aufgenommen werden durften. Die Hamburger Zentrale teilte Stefanies Eltern mit, dass nur zwei ihrer Vertragsheime – in St. Peter-Ording und in Oberstdorf – Kinder aufnähmen, „die gelegentlich das Bett einnässten".[17] Für den Fall, dass die behandelnde Ärztin eine spezielle Therapie für nötig halten sollte, verwies die DAK auf die Träger der freien und öffentlichen Wohlfahrtspflege und machte auf die Möglichkeit eines Zuschusses zu einer solchen „fremden Kur" aufmerksam. Tatsächlich wurde Stefanie D.* 1982 im Alter von zehn Jahren in das private „Spezial-Kurheim für Bettnässer" von Gabriele Riebel in Streit über Bayreuth verschickt.

Wie bei der Bestandsaufnahme nach den ersten Kinderkurgängen im Jahre 1951 bereits festgestellt worden war, flossen in die Entscheidungen über die Gewährung von Kinderkuren von Anfang an auch soziale Gesichtspunkte ein: So wurden Kinder von Flüchtlingen, Vertriebenen und Spätheimkehrern, von vermissten oder kriegsgefangenen Wehrmachtsangehörigen oder von berufstätigen

Witwen bevorzugt verschickt. Wie es scheint, ging man im Laufe der 1950er Jahre offiziell dazu über, nur eine medizinische Indikation für eine Kur gelten zu lassen. In der Praxis flossen aber wohl nach wie vor in vielen Fällen soziale Gesichtspunkte in die Beantragung, Empfehlung und Bewilligung von Kinderkuren ein. Interessant ist eine Bemerkung aus dem Text des Pädiaters Kurt Nitsch über „Grundsätze der Kinderverschickung" in der zweiten Auflage des „Handbuchs der Kinderheime und Kinderheilstätten in der Bundesrepublik Deutschland" von Sepp Folberth:

> *„Die Einweisungsdiagnose ‚aus sozialen Gründen' ist in Kinderkrankenhäusern denkbar unbeliebt, im Verschickungswesen ist sie aber unentbehrlich. Während früher eine Entsendediagnose aus ‚sozialen Gründen' höchst anrüchig war und ein nebensächlicher Befund vom untersuchenden und gutmeinenden Arzt im Interesse des Kindes in den Vordergrund geschoben werden musste, um die Verschickung nicht zu gefährden, müssen wir heute unbedingt umlernen. Diese Diagnose muss von den Versicherungsträgern unter Anlegung eines strengen Maßstabes anerkannt werden."*[18]

Der Autor nannte auch Beispiele für solche „sozialen Gründe". Bevorzugt zur Kur geschickt werden sollten seiner Meinung nach Kinder aus Großstädten, deren Gesundheit „durch dauernde Reizüberflutung" gefährdet schien, „Kinder aus Flüchtlingsfamilien für die Übergangszeit", Kinder, denen aufgrund einer „Erkrankung, Operation oder Entbindung der Mutter" Vernachlässigung drohte, Kinder, deren Eltern in Scheidung lebten, „Kinder mit ausgesprochenem Wohnungs- und Milieuschaden (auch in psychischer Hinsicht)", „Kinder von berufstätigen Müttern, die den Lebensunterhalt bestreiten müssen", „Kinder aus kinderreichen, wirtschaftlich schwachen Familien" sowie „Kinder aus geschädigten und gestörten Familien".

Bei sechs der 17 Interviewten scheinen nicht nur medizinische Gesichtspunkte bei der Beantragung und Bewilligung der Kur eine Rolle gespielt zu haben. So etwa bei Richard A.*. Sein Vater, Soldat der Wehrmacht, hatte die Mutter, die während des Krieges als

Rotkreuzhelferin tätig war, 1942 in einem Lazarett kennengelernt. Der Vater fiel noch kurz vor Kriegsende im März 1945, die Mutter flüchtete im Mai 1945 aus der Sowjetischen Besatzungszone (SBZ), wo Richard 1944 geboren worden war, zu ihren Eltern nach Hamburg. Ende 1945 wurde Richard für mehrere Monate in einem Kinderheim des Deutschen Roten Kreuzes in Hamburg untergebracht. Als die Mutter im Jahr darauf erneut heiratete, kam Richard zu seinen Großeltern väterlicherseits in die SBZ. 1949 wurde die Ehe der Mutter geschieden, 1950 kam Richard wieder zu ihr nach Hamburg. Die Mutter arbeitete als Sprechstundenhilfe in einer Arztpraxis, wo sie auch mit Richard wohnte. Zu Ostern 1951 kam der Junge in die Volksschule. Als „Schlüsselkind" war er viel sich selbst überlassen, zog durch Hamburg und sammelte Schrott, um sein Taschengeld aufzubessern. Nachdem er bereits 1950/51 zur Kur in das „Druidenheim" in Cuxhaven verschickt worden war, das zu dieser Zeit vom Deutschen Roten Kreuz belegt wurde, wurde er 1954 in den „Berghof Polling", ein Vertragsheim der DAK, verschickt. In seinem Fall spielte sicher eine Rolle, dass er das Kind einer alleinerziehenden berufstätigen Frau war.

Auch im Fall von Helga B.* wirkte der Krieg nach. Die Mutter, die ihren ersten Mann, einen Piloten der Luftwaffe, im Krieg verloren hatte, floh bei Kriegsende aus der SBZ und ließ sich als Hauswirtschaftslehrerin in der Nähe von Oldenburg nieder. Im Oktober 1949 heiratete sie erneut. Ihren zweiten Mann hatte sie über eine Heiratsannonce kennengelernt. Es handelte sich um einen Diplomkaufmann, der, aus der Kriegsgefangenschaft zurückgekehrt, allein mit zwei Söhnen zurechtkommen musste, die damals drei und fünf Jahre alt waren – seine Frau war, während er in Gefangenschaft war, verstorben. Daraufhin hatten seine Eltern die Annonce aufgegeben. Helga wurde 1951 geboren. Sie lebte mit ihren Eltern und ihren beiden Stiefbrüdern mit im Haus der Großeltern väterlicherseits, bis die Familie schließlich in ein eigenes Haus umziehen konnte. Die Situation scheint Helgas Mutter überfordert zu haben: Ihre „früheste Kindheitserinnerung", so Frau B.*, sei „eine vollkommen verzweifelte Mutter". Warum Helga B.* 1956, kurz nach dem Umzug der Familie in ein eigenes Haus, zur Kur in den „Berghof Polling" verschickt wurde, weiß sie nicht. Als sie später versucht habe, darüber mit der Mutter ins Gespräch zu kommen, sei diese „verstummt“. Die Vermutung liegt nahe, dass es bei dieser Kur auch darum ging, die Mutter zu entlasten, zumal es keine klare medizinische Indikation zur Kur gab.[19]

Andrea C.*, die 1961 im Alter von vier Jahren gemeinsam mit ihrem ein Jahr älteren Bruder zur Kur geschickt wurde, vermutet, dass es um ihren Bruder ging, der vor der Einschulung noch eine Kur machen sollte – da habe man die jüngere Schwester gleich mit verschickt, zumal die Eltern die Abwesenheit der Geschwister nutzten, um ihre Wohnung renovieren zu lassen.

Ronald O.*, der 1978 gemeinsam mit seinem jüngeren Bruder zur Kur in das „Haus Quickborn“ kam, wurde im Aufnahmebefund ein „sehr guter Allgemeinzustand“ bescheinigt. Als offizieller Grund für die Verschickung wurde eine leichte Wirbelsäulenverkrümmung angegeben. Auch sein Bruder sei gesund, allenfalls „ein kleines bißchen pummelig“ gewesen. In diesem Fall gab es keine eindeutige medizinische Indikation. Ob es bei der Verschickung der beiden Jungen eine Rolle spielte, dass ihr Vater bei der DAK beschäftigt war, muss offenbleiben.

Von der Bewilligung der Kur bis zur Abfahrt

Wurde der Kurantrag bewilligt, erhielten die Eltern zunächst einen „Vorbescheid mit Angabe des ungefähren Entsendetermins“,[20] später dann die „Kurbestätigung“, aus der Name und Anschrift des Kurheims, Beginn und Ende der Kur und der von der Familie aufzubringende Kurkostenanteil hervorgingen. Der Zeitraum zwischen der Kurbestätigung und dem Beginn der Kur war – soweit dies aus den erhalten gebliebenen Dokumenten hervorgeht – knapp bemessen, bedenkt man, welche Vorbereitungen zu treffen waren. Der Eigenanteil an den Kurkosten musste vor Reiseantritt überwiesen sein. Für schulpflichtige Kinder war bei der zuständigen Schulleitung die Befreiung vom Unterricht zu beantragen. In den letzten vier Tagen vor Kurbeginn mussten die Kinder noch einmal ärztlich untersucht werden – bei dieser Gelegenheit war eine mit der Kurbestätigung verschickte „ärztliche Ausreisebescheinigung“ auszufüllen, deren Vorlage Voraussetzung für die Aufnahme des Kindes im Kurheim war. Der Impfpass des Kindes war zu vervollständigen, falls eine früher verabreichte Tetanusschutzimpfung nicht vermerkt worden war. Mit der Kurbestätigung erhielten die Eltern zudem den Vordruck einer „Erklärung“, dass aktuell in der Umgebung des Kindes keine Infektionskrankheiten aufgetreten seien – besuchte ein Kind einen Kindergarten oder eine Schule, hatten die Kindergarten- oder Schulleitung diese Erklärung zu bestätigen. Die Erklärung war innerhalb einer festgesetzten Frist vor Beginn der Kur bei der zuständigen Geschäftsstelle der DAK einzureichen.

Schon bei der Antragstellung hatten die Familien eine Broschüre erhalten, die über die Kinderkuren informierte. Diese Broschüre enthielt auch ein detailliertes „Sachenverzeichnis“, in dem aufgelistet war, was den Kindern an Schuhwerk, Kleidung, Wäsche, Hygieneartikeln, Schreibutensilien und Taschengeld mitzugeben war. Kleidungs- und Wäschestücke waren durch „gestickte, fest einzunähende Namensbänder“ zu kennzeichnen – „die einzubügelnden Bänder lösen sich oft schon bei der ersten Wäsche im Heim“. Das Einnähen der Namensschilder bereitete den Müttern der verschickten Kinder viel Arbeit, in den 1950er Jahren dürfte es darüber hinaus in manchen Fällen – namentlich bei den Winterkuren – schwierig gewesen sein, die geforderten Kleidungsstücke und Ausrüstungsgegenstände zusammenzubekommen, wie ein Brief belegt, den die Mutter von Richard A.* am Silvesterabend 1953 an ihre Schwiegereltern schrieb:

> *„Ich hatte doch schon im April einen Verschickungsantrag über meine Krankenkasse gestellt und Anfang Dezember kam dann Bescheid. Also 6 Wochen, vom 5. Jan. – 15. Febr. 54 geht's nach Polling – Kreis Weilheim, Obb., Kinderheim Berghof.* […] *Da brauchte er* [Richard] *natürlich einen Rucksack und ich hab' ihm einen Rollkragenpullover mit Norwegermuster mit passendem Schal und Mütze gestrickt. Vom Onkel Doktor* [dem Arbeitgeber

> der Mutter] *hat er ein paar feste Bergschuhe und die Skimütze bekommen und eine alte Skihose. Oma hat sie verkleinert und noch ein Paar Turnschuhe dazugestiftet, Tante Margret hat ein buntes Skihemd genäht und ich muss morgen noch Bündchen an die Hosenbeine stricken. Das alles trotz Dienst, Praxis und Kassenabrechnung. In alle Sachen mussten Namen genäht werden, so dass ich in diesem Jahr selber nicht einmal in den Feiertagen zur Ruhe gekommen bin.* “[21]

Da das Gepäck der Kinder bei Reiseantritt geschlossen aufgegeben wurde, waren die Koffer mit einem „bahnamtlichen Gepäckanhänger“[22] mit der Adresse des Kinderkurheims zu versehen. Ein zweiter Gepäckanhänger mit der Heimatadresse für die Rückfahrt musste in den Koffer gelegt werden. Da die Koffer häufig erst am Tag nach der Anreise der Kinder im Kurheim eintrafen, wurde den Eltern geraten, ihren Kindern „einen kleinen Rucksack“ mit auf die Reise zu geben, „der neben der Reiseverpflegung das Waschzeug, Handtuch, Kamm, Hausschuhe und Nachthemd aufnehmen kann“.

Zur Vorbereitung der Reise erhielten die Eltern ferner zwei gekennzeichnete Umschläge. In den einen sollten sie den Kofferschlüssel, das ausgefüllte Sachenverzeichnis und das Taschengeld des Kindes legen. Er war bei Fahrtantritt *verschlossen* der Transportbegleitung auszuhändigen. Der andere Umschlag, der *offen* an die Transportbegleitung zu übergeben war, sollte die ärztliche Ausreisebescheinigung, den Nachweis über die Diphtherieschutzimpfung sowie eine frankierte, mit der Adresse der Eltern versehene, vorgeschriebene Postkarte enthalten. Letztere sollte die Transportbegleitung nach der Ankunft sofort in den Briefkasten werfen, damit die Eltern wussten, dass ihr Kind gut angekommen war.[23]

Kurz vor der Abreise erhielten die Familien von der zuständigen Landesgeschäftsstelle detaillierte Informationen über den Sammeltransport, denen zu entnehmen war, wann und wo sie sich mit ihren Kindern einzufinden hatten und wie die Übergabe der Kinder an die Transportbegleiter zu erfolgen hatte (Abb. 16). Mit diesem Informationsschreiben wurde auch das Pappschild mit der Aufschrift „Kindertransport“ sowie dem Namen und der Heimatanschrift des Kindes und der Bezeichnung des Kinderkurheims zugestellt, an das sich die meisten der Interviewten lebhaft erinnern, trugen sie es doch während der Fahrt um den Hals (Abb. 14).

Die Interviews haben wenige Erinnerungen an die konkrete Kurvorbereitung zutage gefördert.[24] Wie die Kinder auf die bevorstehende Kur vorbereitet wurden – und auch: wie lange im Voraus sie von ihrer Verschickung wussten –, dürfte von Fall zu Fall verschieden gewesen sein. Bemerkenswert ist in diesem Zusammenhang die Aussage von Kai G.*, dem seine Eltern erst wenige Tage vor der Abreise mitteilten, dass er für sechs Wochen zur Kur nach Föhr verschickt würde.

„Schockstarre". Abschied, Anreise und Ankunft

Die weitaus meisten Kinder reisten mit der Eisenbahn zur Kur an, in der Regel in Sammeltransporten, manchmal in Sonderzügen, in Ausnahmefällen auch allein.[25] Am Tag der Abreise brachten die Angehörigen – manchmal nur die Mutter, manchmal beide Elternteile, manchmal waren auch Geschwister oder Großeltern dabei – die zur Kur bestimmten Kinder zum Bahnhof (Abb. 15).

Die Mehrzahl der Interviewpartnerinnen und -partner berichtet, dass sie von vornherein mit einem Gefühl der Beklommenheit auf die Reise gegangen seien. Besonders eindringlich beschreibt Regina F.* ihre Gefühlslage beim Verlassen der elterlichen Wohnung. Dass sie zur Kur geschickt werden sollte, sei „eine ausgemachte Sache der Erwachsenen [gewesen], ich werd' gar nicht gefragt". Sie habe keine Möglichkeit gesehen, in irgendeiner Form zu sagen, „ich will da aber nicht hin", und habe sich in dieser Situation von ihren Eltern „tief unverstanden" gefühlt. Beim Aufbruch, in der Diele des Elternhauses, habe sie ein Gefühl der „Endgültigkeit" überkommen. Beim Einsteigen in das Auto habe sie gedacht: „Die machen's wirklich wahr. Ich war da schon sprachlos und hab mich sehr ohnmächtig gefühlt." Die „sehr beklemmende Autofahrt", die Ankunft am Bahnhof, den Gang zum Gleis und das Besteigen des Zuges habe sie „wie einen Alptraum erlebt". Gegen ihren Willen in den Zug gesetzt zu werden, war für sie eine „schmerzliche Schlüsselerfahrung“; bis heute sind „Bahnhofsituationen“ für Frau F.* sehr belastend.

Verschiedene Interviewpartnerinnen und -partner erinnern sich daran, wie sie mit dem Pappschild um den Hals am Bahnsteig standen. Ihre Gefühlslage schildern sie ähnlich wie Frau F.*. Man sei, so Helga B.*, in eine „Schockstarre“ verfallen – „man weiß ja nicht, was mit einem passiert“. Petra S.* erinnert sich, dass es auf dem Bahnsteig mit dem Weinen losging – man habe das Gefühl gehabt, „in eine Art Niemandsland“ zu kommen. Oliver H.* war davon ausgegangen, dass er zusammen mit seinem besten Freund zur Kur fahren würde; erst auf dem Bahnhof erfuhr er, dass er allein fahren musste – dies sei so „traumatisierend“ gewesen, dass er keine weitere Erinnerung an die Fahrt habe. Miriam H.* erlebte ihre Mutter auf dem Bahnhof „extrem verunsichert“ – erkennbar daran, dass sie diversen Belanglosigkeiten unangebrachte Wichtigkeit zumaß.

Aus mehreren Interviews gewinnt man den Eindruck, dass es nach dem Einlaufen des Zuges ganz schnell gehen musste. Die Transportbegleiterinnen machten sich durch Rufen und Winken bemerkbar, die Kinder wurden rasch in den Zug gesetzt, die Angehörigen übergaben den Begleiterinnen die vorbereiteten Briefumschläge. Dieser straffe Ablauf war einerseits sicher der kurzen Aufenthaltsdauer der Fernzüge geschuldet, vermutlich wollte man aber auch den Abschied der Kinder von ihren Angehörigen so kurz wie irgend möglich halten.[26] Stefanie K.* berichtet, dass sie 1972 im Alter von fünf Jahren allein mit der Eisenbahn zum Haus Gutermann nach Oberstdorf reisen musste. Ihre Mutter habe sie mit Koffer und Pappschild am Bahnsteig abgestellt, eine Zugbegleiterin habe sie dann in Empfang genommen. Diese besondere Situation – und nicht den Abschied von der Mutter als solchen – habe sie als belastend empfunden, sie habe sich einsam und allein gefühlt, „ich wusste nicht, wie mir geschah“.

Solche Erfahrungen stehen in krassem Gegensatz zur öffentlichen Darstellung der Kurverschickungen. Beispielhaft sei ein Zeitungsartikel mit der Überschrift „Die gute Deutsche Bundesbahn bringt Kinder wohlbehütet nach den Erholungsstätten" aus dem Jahr 1959 zitiert. Darin werden geradezu idyllische Abschiedsszenen geschildert:

> *„Das ist ein vergnügtes Abschiednehmen, wenn sich eine Gruppe auf dem Bahnhof zusammengefunden hat und die Jungen und Mädchen von ihren Eltern in die Obhut der Betreuerinnen oder Betreuer gegeben werden. Begeisterte Kinder versuchen ihren Angehörigen den Abschied zu erleichtern, andere machen ein bedenkliches Gesicht, wollen aber gegenüber den mitfahrenden Kindern nicht bange erscheinen und reißen sich zusammen. Überdies winken ja die Freuden der schönen und unbekannten Gegend, die Fahrten in neue Jugenderlebnisse, und die vielen Mahnungen von zu Hause, immer schön artig zu sein, erinnern erst an die Möglichkeit, Streiche auszuhecken und Dummheiten zu machen."*[27]

Vier der Interviewpartner und -partnerinnen erinnern sich, dass sie tatsächlich mit einer gewissen Vorfreude auf die Reise gingen.[28] So beschreibt Andrea M.*, die 1976 zur Kur in das „Haus Schuppenhörnle" verschickt wurde, sich selbst als ein „wildes Kind", das sich auf ein „Abenteuer" gefreut habe. Sie hatte schon vorher ab und zu ein paar Tage ohne Eltern und Schwester bei den Großeltern verbracht und deshalb die Trennung von der Familie als nicht so schmerzhaft empfunden. Auf der Fahrt freundete sie sich gleich mit einem Mädchen an, das nicht allzu weit von ihrem Heimatort entfernt wohnte – die beiden Mädchen hatten hernach noch jahrelang Briefkontakt. Auch wenn sie die Transportbegleiterin, die „wie eine Nonne" wirkte, merkwürdig fand und wahrnahm, dass manche Kinder weinten, hat Frau M.* die Fahrt in den Schwarzwald nicht in schlechter Erinnerung – ganz im Gegensatz zu einer weiteren Verschickung im Jahr darauf in die „Asthmaheilstätte Bad Reichenhall". Hier war die „Fahrt schon ein Drama. Alle Kinder haben geweint, die Tanten haben nur geschimpft und waren streng und haben überhaupt nicht verstanden, dass Kindern der Abschied von den Eltern schwerfällt." Die eigene Gefühlslage in dieser Situation beschreibt Frau M.* folgendermaßen: „Ich weiß noch, dass ich gedacht habe als kleines Kind, ich will wieder aussteigen, ich will sofort nach Hause. [...] Schon die Vorzeichen waren ganz anders."

Ähnliche Schilderungen finden sich auch in anderen Interviews. Regina F.* etwa berichtet von einer angespannten Stimmung im Abteil, sie sei von der Strenge der Transportbegleiterin „geschockt" gewesen, man habe nicht weinen dürfen, sondern musste „tapfer sein". Kai G.* gibt an, dass schon auf dem Bahnsteig viel geweint wurde; er selbst habe sich jedoch gezwungen, nicht zu weinen, weil er vom Großvater gelernt habe, dass ein deutscher Junge nicht weint. Ina R.* hat nur noch wenige Bilder von der Fahrt vor Augen. Ihrer Erinnerung nach saß sie allein im Zug, hatte „ganz große Angst" und ein „sehr mulmiges Gefühl". Sie meint, unterwegs geweint zu haben. Miriam H.* erinnert sich, die ganze Fahrt über geweint zu haben. Von der Fahrt selber haben die Interviewten, wenn überhaupt, nur bruchstückhafte Erinnerungen. Am ehesten im Gedächtnis haften blieben offenbar die Fahrten an die Nordsee, insbesondere die Sonderzüge für Kurkinder.[29] So erinnert sich Petra I.*, die 1972 zur Kur nach Amrum kam, sie habe sich gewundert, dass der Zug über Wasser fahren konnte.

Wenige Erinnerungen sind den Interviewpartnerinnen und -partnern auch an die Ankunft im Kurheim geblieben. Oft trafen die Sammeltransporte erst gegen Abend am Kurort ein, die Kinder waren, nachdem sie den ganzen Tag über unterwegs gewesen waren, kaum noch in der Lage, die auf sie einstürzenden Eindrücke zu verarbeiten. Manche Schilderungen lassen zudem erahnen, dass die Ankunft im Kurheim von großer Hektik geprägt war, vor allem dann, wenn die Transporte erst bei Anbruch der Dämmerung eintrafen.[30] Mehrere Interviewpartnerinnen und -partner berichten, dass sie gleich nach der Ankunft von den „Tanten" in die Schlafräume „geschleust" und „eingewiesen" wurden, „wo die Sachen hinzupacken waren".[31] Die Atmosphäre beschreibt Petra S.* mit den Worten „Abfertigung, Massenabfertigung, Viehtransport".[32] Kai G.*, der in „winterlichem Halbdunkel" im Kurheim auf Föhr eintraf, erinnert sich, dass es, gleich nachdem die Zimmer bezogen waren, Abendbrot gab – „da ging es los mit der hochkalorischen Ernährung“ –, dann folgte das abendliche Zähneputzen, und die Kinder mussten zu Bett. Es sei klar gewesen, so Herr G.*, dass man still zu sein hatte. Regina F.*, die an die Fahrt keinerlei Erinnerung mehr hat, weiß noch, dass sie nach der Ankunft im Haus und im Zimmer eine „absolute Endgültigkeit“ empfand. Sie sei „in eine Lähmung“ gefallen, habe sich „totstellen“ wollen. Sie habe das Gefühl gehabt, „ich bin jetzt hier ausgeliefert, und ich war einfach fassungslos“.[33]

Von Teddys und Puppen. Der Umgang mit Übergangsobjekten

In eine fremde Umgebung versetzt, war es für die zur Kur geschickten Kinder wichtig, Dinge für sich zu haben, die eine Brücke zur vertrauten Lebenswelt schlugen und auf diese Weise Halt gaben, Trost spendeten und die Hoffnung auf eine Rückkehr nach Hause wachhielten. Gerade emotional stark aufgeladene Gegenstände – ein Teddybär, eine Puppe, ein Spielzeug oder ein Lieblingsbuch – waren wichtige Übergangsobjekte, die den Bruch zwischen alter und neuer Lebenswelt abmilderten und zur Stabilisierung der eigenen Identität beitrugen. Im „Sachenverzeichnis“, an dem sich die Eltern beim Kofferpacken orientieren sollten, waren solche Objekte indessen nicht enthalten. Spielzeug und Bücher, erläuterte der Ratgeber der DAK, bräuchten die Eltern nicht mitzugeben, da die Kinder „alles Notwendige im Heim“ vorfänden – eine Ausnahme könne man bei „Schlaftieren“[34] machen. Tatsächlich scheinen die Familien dies sehr unterschiedlich gehandhabt zu haben. Mehrere Interviewpartnerinnen und -partner heben ausdrücklich hervor, dass sie von zu Hause kein Spielzeug mitbekommen hätten, andere können sich nicht erinnern.[35] Wieder andere berichten, dass sie einen Teddy, eine Puppe, ein Kopfkissen, ein Spielzeug oder Bücher im Gepäck hatten. Manche durften diese Dinge behalten, so etwa Andrea M.*, deren Teddybär sie zwei Kuren hindurch begleitete – sie besitzt ihn heute noch.

Wieder andere berichten, dass ihnen diese „Dinge für sich" während der Kur weggenommen worden seien. So erinnert sich Kai G.*, dass er seinen Lieblingsteddy und zwei Bücher, die er von der Großmutter geschenkt bekommen hatte, im Gepäck hatte. Als er nach der Ankunft im Kurheim seinen Koffer öffnete, fehlten diese Dinge. Diese Erfahrung hätten auch andere Kinder aus diesem Kurgang gemacht. Auf Nachfrage sei ihnen gesagt worden, sie bekämen diese Sachen zurück, wenn sie nach Hause führen. Seine Bücher fand Kai G.* dann im Tagesraum zwischen den dort ausliegenden Büchern, die man sich zur Lesestunde ausleihen konnte, wieder. Bei der Abreise seien sie verschwunden gewesen, und auch der Teddy tauchte nicht wieder auf. Auch Oliver H.* wurde der Teddy weggenommen – er bekam ihn aber am Ende der Kur zurück und besitzt ihn heute noch. Petra S.* hatte eine „Schlummerle"-Puppe von zu Hause mitbekommen – auch diese wurde „irgendwie weggepackt". Anstoß erregte auch ein von der Mutter angefertigtes Strickkleid. Die Betreuerin fand es hässlich, und so musste Petra das Kleid eines anderen Mädchens anziehen. „Das tat so weh", kommentiert Frau S.*, wusste sie doch, wie viel Mühe sich die Mutter mit dem Kleid gegeben hatte.[36] Klaus-Jürgen L.* hatte ein Rennauto und zwei Bücher aus der Reihe „Pitje Puck" mit in die Kur gebracht – diese Dinge durfte er behalten. Dagegen wurde ihm sein kleiner Rucksack mit Reiseproviant – auch ein Brief der Mutter war darin, den er bei seiner Ankunft hätte finden sollen – weggenommen, erst bei der Abreise bekam er ihn wieder. Seine Timex-Uhr durfte er im Heim nicht tragen – eine Begründung für dieses Verbot wurde nicht gegeben.

Für die Kinder war es unbegreiflich, dass ihnen diese „Dinge für sich" weggenommen wurden. Aus der Sicht des Personals machte das durchaus Sinn. Hatte ein Kind persönlichen Besitz, könnte dies, so die Sorge, den Neid der anderen Kinder wecken, für Unruhe und Zank in der Gruppe sorgen, womöglich zum Diebstahl verführen.[37] Diese Denkweise ist typisch für Angehörige des Stabes in „totalen Institutionen". Deren Personal bezieht sich in seinem Handeln nicht auf das *Individuum,* sondern auf das *Kollektiv* der „Insassen".[38] Es achtet darauf, dass sein Verhalten gegenüber den Insassen einen „‚transpersonalen' und ‚transsituationalen' Charakter"[39] hat. Kernelement dieses Verhaltensstils ist das „Prinzip der Gleichbehandlung".[40] Die Bedürfnisse und Wünsche des einzelnen „Insassen" bleiben unberücksichtigt.

„Frühstück mit Morgenlied, Toilette". Die Tagesstruktur

Eine feste Tagesstruktur erleichterte nicht nur die Betriebsabläufe in den Kinderkurheimen, so dass große Gruppen von Kindern mit relativ geringen personellen Ressourcen beaufsichtigt, betreut und versorgt werden konnten, sie entsprach auch dem allgemein üblichen Konzept der Kinderkuren: Die Kinder sollten ganz bewusst an einen geregelten Tagesablauf gewöhnt werden, um ihnen eine feste Ordnung zu geben und auf diese Weise der Hektik der großstädtischen Lebenswelt etwas entgegenzusetzen, von der man glaubte, sie führe bei Kindern zu nervösen Störungen, konstitutioneller Schwäche und erhöhter Krankheitsanfälligkeit. Bei der Gestaltung der Tagesstruktur sollte – gemäß der dem Kinderkurwesen zugrunde liegenden Reiztheorie – auf einen „Wechsel von Anspannung und Entspannung, von Betätigung und Erholung" geachtet werden, wie es in einem Kurbrief der DAK aus den 1950er Jahren heißt, der von dem Internisten und Medizinjournalisten Dr. med. Dr. phil. Paul Erich Schütterle (1910–1990) verfasst worden war: Durch wohldosierte Reize wollte man *„die im Körper schlummernden Kräfte und Widerstandsfähigkeiten wecken und vermehren"*.[41] Konkret empfahl Schütterle folgenden Tagesablauf:

„7.30 Uhr	*Aufstehen, Waschen, Zähneputzen usw.*
8.00 Uhr	*Atemübungen im Freien,*
8.15 Uhr	*Frühstück,*
9.00–12.00 Uhr	*Körperübungen, Spaziergänge, Spiele mit Zwischenpausen, Singen, Verabfolgung der verordneten Bäder, Liegekuren, Bestrahlungen,*

12.30 Uhr	*Mittagessen,*
13.30–15 Uhr	*Liegeruhe,*
15.30 Uhr	*Nachmittagskaffee*
16.00–18.00 Uhr	*Spiele, Körperübungen, Spaziergänge, Singen, Basteln*
18.30 Uhr	*Abendessen,*
19.00 Uhr	*Waschen, Zähneputzen und*
ab 19.30 Uhr	*Schlafzeit".*

Tatsächlich wurden diese Empfehlungen in den Kinderkurheimen der DAK weitestgehend umgesetzt, wie man einer Diplomarbeit an der Sporthochschule Köln aus dem Jahr 1957 entnehmen kann. Die Autorin hatte bei den von der DAK in Eigenregie betriebenen Kinderkurheimen um Angaben zum Tagesablauf gebeten und vom „Haus Quickborn" in Westerland auf Sylt folgende Auskunft erhalten:

„07.30 Uhr	*Aufstehen der Kinder. Anschließend kurze Frühgymnastik (hauptsächlich Atemübungen – Bei guter Witterung draußen, sonst in der Liegehalle. Kalt abwaschen. Bettenmachen).*
08.15 Uhr	*Gemeinsames Morgenlied und Frühstück in den Gruppen. Der Vormittag wird verbracht mit – je nach Witterung – Bewegungsspielen, Gymnastik, Freispiel, Spielen.*
12.00 Uhr	*Mittagessen.*
12.50 Uhr	*Mittagsschlaf in der Liegehalle.*
15.50 Uhr	*Aufstehen und Kaffeetrinken. Der Rest des Nachmittags wird mit Spazierengehen und Spielen verbracht.*
18.00 Uhr	*Abendessen.*
Anschließend Waschen oder Duschen und Körperpflege.	
19.30 Uhr	*Bettruhe."*[42]

Dieses Grundmuster wurde bis in die 1970er/80er Jahre durchgehalten. In einem Brief an ihre Eltern schilderte die damals neunjährige Meike L.* im März 1973 den Tagesablauf im „Haus Hamburg" in Bad Sassendorf aus ihrer Perspektive:

„7.30 Uhr	*waschen, Toilette, anschließend Fußgymnastik*
7.45 Uhr	*mit kaltem Wasser waschen, dann müssen wir uns anziehen und Betten machen*
8.10 Uhr	*Frühstück mit Morgenlied, Toilette*
8.45 Uhr	*Spaziergang oder Spielen, Toilette*
11.15 Uhr	*Teetrinken, Toilette*
11.45 Uhr	*Mittagessen mit Tischspruch, Toilette*
12.30 – 14.30 Uhr	*Mittagsschlaf, Toilette, Obst essen,*
15.00 Uhr	*Spaziergang, Spiele oder Basteln, Toilette*
17.45 Uhr	*Abendbrot mit Abendlied, Toilette*
18.30 Uhr	*Waschen, Toilette*
19.00 Uhr	*Gute-Nacht-Geschichte*
19.30 Uhr	*Lesen nicht immer*
20.00 Uhr	*Bettruhe".*[43]

Soweit sich die Interviewpartnerinnen und -partner noch an Einzelheiten des Tagesablaufs erinnern können, decken sich ihre Aussagen mit den zitierten Tagesplänen.

An der Schilderung des Tagesablaufs aus der Sicht des Kindes springt die häufige Nennung des Stichworts „Toilette" ins Auge. Hier wird deutlich, dass es feste Zeiten für die Toilettengänge gab – diese zu kennen, war für die Kinder wichtig, wollten sie quälenden Harn- oder Stuhldrang vermeiden. Vergleicht man die drei Tagespläne, fällt auf, dass die Zeiten des Mittag- und Abendessens im Laufe der Zeit weiter nach vorne rückten, eine Tendenz, die dem Interesse des Personals geschuldet gewesen sein dürfte, mit dem Abendessen, dem Auskleiden, Waschen, Duschen und Zubettgehen der Kinder früher fertig zu sein. An der frühen Schlafenszeit änderte sich kaum etwas. Zum anderen ist bemerkenswert, dass die Kuranwendungen lediglich im Kurbrief Erwähnung finden, nicht aber im Tagesplan der Kurheimleitung oder in der Schilderung des Kindes.

„Donnerstags und samstags Solebaden". Die Kuranwendungen

Allerdings hatte Meike L.* ihre Eltern bereits zwei Tage zuvor bereits über die Kuranwendungen berichtet:

> *„Ich habe jeden Morgen Haltungsturnen, Dienstags, Donnerstags und Samstags Solebaden und Montags und Mittwochs haben wir alle turnen. Gestern haben wir Volkstänze geübt, daß* [sic] *hat sehr viel Spaß gemacht. Wir gehen jeden Tag zweimal spazieren. Zwei Tage in der Woche hat unsere Gruppenmutter frei, dann haben wir Vertretung. Wir haben jeden zweiten Tag inhalieren."*[44]

Hinzu kam das wöchentliche Ritual des Wiegens am Samstagmorgen, wie Meike in ihrem Brief vom 3. März 1973 vermerkte: „Ich habe schon 600 g zugenommen. R.*[,] meine Freundin[,] wiegt genauso viel wie ich, wir wiegen 32,8 kg."[45] Die genaue Gewichtsangabe, die es bis in den Brief eines Kindes hinein schaffte, verweist auf die hohe Bedeutung, die man in den Kinderkurheimen bis weit in die 1970er Jahre der Gewichtszunahme beimaß, obwohl dies in Fachkreisen längst anders gesehen wurde. „Das leidige Problem des Untergewichts wird immer noch zu wenig unter dem Gesichtspunkt der genetischen Faktoren des Körperbaus gesehen", hieß es etwa in den 1964 von Kurt Nitsch formulierten „Grundsätzen der Kinderverschickung": „Vorübergehende Gewichtszunahme durch entsprechende Mastkost hat fast nie Bestand, und es wäre wünschenswert, wenn der Begriff ‚Untergewicht' völlig aus der pädiatrischen Sprache verschwinden würde."[46] Die Praxis hinkte dieser Einsicht deutlich hinterher, wie allein schon die sorgfältigen Einträge zur Gewichtszunahme in den Kurberichten belegen. Richard A.*, 1954 auf den „Berghof" in Polling verschickt, hatte – zur Enttäuschung seiner Mutter – in der Kur „nur 1200 g zugenommen".[47] Im Kurbericht über Ronald O.*, 1978 verschickt in das „Haus Quickborn", ist sorgfältig vermerkt, dass der Junge 0,3 Kilo zugenommen hatte. Eine dramatische Gewichtszunahme verzeichnete Klaus-Jürgen L.*, 1974 zur Kur in der „Prinzregent-Luitpold-

Kinderklinik" in Scheidegg. Er kam mit zwölf Kilo Übergewicht zurück, so dass ihm seine Kleidung nicht mehr passte. Beim Wiegen, so berichten es mehrere Interviewpartnerinnen und -partner, wurde massiver Druck auf die Kinder ausgeübt.[48]

An die Morgengymnastik, die Inhalationen und Höhensonnenbestrahlungen haben die Interviewten meist nur bruchstückhafte Erinnerungen, vereinzelt mit negativen Emotionen besetzt. So empfand Regina F.* die Inhalationen als „bedrängend" und „beängstigend" (Abb. 21). Petra S.* hat die Bestrahlungen – das Ausziehen, das In-der-Runde-Aufstellen, das Aufziehen der dunklen Schutzbrille – als „unangenehm" im Gedächtnis behalten.[49] Durchweg mit negativen Emotionen verbunden ist die Erinnerung der Interviewpartnerinnen und -partner an die Solebäder in „Haus Hamburg" und anderswo. So ging Astrid D.*, 1962 zur Kur in das „Kinderparadies" in Bad Rothenfelde verschickt, schon mit Angst ins Solebad. Nicht nur wurde sie in der Kabine des Solebades allein gelassen, was ihr „unheimlich"[50] war. Schlimmer noch war, dass sie schon vorher wusste, dass sie vor lauter Angst, nicht zur Toilette gehen zu können, in der Wanne von einem starken Stuhldrang befallen wurde und innerlich verkrampfte, was die Bäder zur Tortur werden ließ. Auch Andrea M.* hat die Solebäder, die ihr während ihrer Kur in der „Asthmaheilstätte Bad Reichenhall" im Jahre 1977 verabreicht wurden, in schlechter Erinnerung. Dort war es immer kalt, sie empfand die Räumlichkeiten als „ekelig, […] wir sind mit Widerwillen hingegangen". Petra S.*, 1972 im „Haus Hamburg", erinnert sich vor allem daran, dass die Solebäder in den großen Holzbottichen in großer Eile verabreicht wurden (Abb. 20), „schnell rein, schnell raus". Dorothea Q.*, 1979 zur Kur in „Haus Hamburg", erinnert sich mit Beklemmung daran, dass sie nach den Solebädern mit kaltem Wasser übergossen wurde. Ina R.*, im selben Jahr im „Haus Hamburg", fand es „ganz unangenehm", bis zum Kinn in dem Holzbottich mit warmer Sole zu sitzen. Mit Schrecken erinnert sich Stefanie K.* an Wannenbäder während ihrer Kuren in „Haus Gutermann" in den Jahren 1972/1977. Sie sei, berichtet sie, öfter in eine Badewanne mit geschlossener Platte gesetzt und, wenn sie geweint habe, am Schopf gepackt und unter die Platte gedrückt worden, so dass sie Angst hatte zu ertrinken. Sie erinnert sich auch, dass Elektrizität durch die Wanne geleitet wurde, wodurch ihr ganzer Körper zu zucken begann. Da sie nicht verstand, was mit ihr geschah, hatte sie große Angst.[51]

Als unangenehm haben mehrere Interviewpartnerinnen und -partner auch die ärztlichen Untersuchungen während der Kur in Erinnerung. Die Kinder mussten sich ausziehen und nur in Unterwäsche in einer Reihe auf dem Flur stehend darauf warten, dass sie ins Arztzimmer gerufen wurden. Sie sei „immer allein mit dem alten Mann in dem dunklen Arztzimmer" gewesen und habe sich dabei äußerst unwohl gefühlt, berichtet Andrea M.*. Auch Stefanie K.* empfand es als unangenehm, wenn der Arzt sie hier und da anfasste, ihr über den Rücken oder über das Haar strich.[52] Hier waren die Grenzen zum sexuellen Übergriff fließend.

Manche Interviewpartnerinnen und -partner vermuten, dass im Essen, etwa in dem gesüßten Tee, der zum Abendbrot ausgegeben wurde, oder in dem Sirup, den die Kinder abends vor dem Zähneputzen bekamen, ein Schlafmittel enthalten gewesen sein könnte.[53] Klaus-Jürgen L.* berichtet, dass er am Anfang der Kur „Tabletten gegen Heimweh" verabreicht bekam. Diese Angaben bleiben naturgemäß vage. Genaue Angaben liegen nur vereinzelt für Medikamente vor, die von zu Hause mitgebracht wurden, so etwa bei Stefanie D.* Mittel zur Behandlung der Enuresis, darunter mit Tryptizol ein Antidepressivum – eine damals durchaus übliche Medikation.

„Wir freuen uns auch nicht zu sehr beim Spielen". Das Freizeitprogramm

Lagen keine Kuranwendungen an, wurden die Vormittags- und Nachmittagsstunden – je nach Witterung – entweder drinnen mit Leibesübungen, Spielen, Lesen, Malen oder Briefeschreiben oder draußen mit Spaziergängen, Wanderungen, Ausflügen oder Spielen verbracht. Auch an dieses „Freizeitprogramm" haben die Interviewpartnerinnen und -partner keineswegs nur gute Erinnerungen, standen die Kinder doch auch in diesen Zeiten unter ständiger Aufsicht der Betreuerinnen. Freies Spiel war nur gelegentlich möglich. Auch war es ihnen grundsätzlich nicht freigestellt, ob sie sich am gemeinsamen Spiel beteiligen wollten oder nicht. „Man durfte sich nicht freiwillig ausklammern, man durfte nicht sagen, ich mag das nicht. Man musste mitmachen", bringt Stefanie K.* dieses Prinzip auf den Punkt. Kinder, die „nicht artig" gewesen waren – die etwa ihr Bett eingenässt hatten –, wurden hingegen zur Strafe vom Spielen ausgeschlossen. Streng achteten die Betreuerinnen darauf, dass es bei den Spielen nicht zu wild zuging: „Wir freuen uns auch nicht zu sehr beim Spielen, wir sind ein bisschen leise, wir laufen nicht durchs Haus, wir sind gesittet." Auch das Briefeschreiben wurde streng überwacht, Rechtschreibfehler mussten korrigiert werden. Stundenweise durften die Kinder nicht sprechen. Höhepunkt der Woche war in manchen Kinderkurheimen die sonntägliche Fernsehstunde. Sie konnte als Druckmittel eingesetzt werden – Kinder wurden zur Strafe vom gemeinsamen Fernsehen ausgeschlossen – oder als besonderes Privileg: Petra I.* erinnert sich, dass ein kleiner Kreis von Kindern, die tagsüber „lieb gewesen waren", abends das Sandmännchen anschauen durfte.

Spaziergänge und Wanderungen fanden stets in der Gruppe unter Aufsicht statt – oft mussten die Kinder in Zweierreihen antreten und in Reih und Glied, bei Wind und Wetter gehen, manchmal immer dieselbe Strecke.[54] Manche der Interviewpartnerinnen und -partner können sich an Ausflüge zu verschiedenen touristischen Zielen erinnern – auch dies sind nicht immer gute Erinnerungen. Oliver H.* etwa erinnert sich an einen Vormittag auf der Skisprungschanze in Oberstdorf: Er sei als kleiner Junge da oben gestanden und habe den Wunsch verspürt, „da runterzuspringen".

Nur selten konnten die Kinder ungezwungen toben, am ehesten, wenn Schnee gefallen war. So erinnert sich Stefanie D.* gerne an eine Schneeballschlacht zurück, Oliver H.* hat das Schlittenfahren als schönes Erlebnis im Gedächtnis behalten (Abb. 25). Nur ein Interview weicht auch in diesem Punkt deutlich von den anderen ab: Ronald O.*, 1978 in „Haus Quickborn", erzählt, dass die Kinder dort viel Sport im Freien getrieben und sogar an einem Wettbewerb im

Westerländer Leichtathletikstadion teilgenommen hätten, was ihm und seinem Bruder, die ohnehin sportlich gewesen seien, sehr gut gefallen habe. Überhaupt seien sie während der Kur viel draußen am Strand gewesen, auch wenn es noch zu kalt gewesen sei, um im Meer zu baden. Im Kurheim habe es eine Tischtennisplatte gegeben – dort habe man sich zum Rundlauf bei Rockmusik getroffen – und einen Fernsehraum, in dem sie die Spiele der Fußballweltmeisterschaft 1978 hätten sehen dürfen. Dort fanden auch Discoabende statt, an denen Mädchen und Jungen miteinander tanzten. Die Schilderung von Herrn O.* deutet darauf hin, dass zu diesem Zeitpunkt im „Haus Quickborn" im Gefolge des Umbruchs von 1968 zumindest für die Größeren eine neue Jugendkultur Einzug gehalten hatte.

„Wehe, es wurde nicht aufgegessen." Die Mahlzeiten

Die Mahlzeiten nahmen im Konzept der Kinderkur eine überaus wichtige Rolle ein. Dabei ging es nicht nur darum, die zur Kur verschickten Kinder an eine, wie man meinte, gesündere Ernährung heranzuführen, sondern auch um die Erziehung zu einer Tischkultur, die unter medizinischen wie pädagogischen Gesichtspunkten geboten schien. In der modernen Familie, so die zugrunde liegende Vorstellung, seien bei Tisch Unsitten eingerissen, die bei den Kindern zu körperlichen Beschwerden und nervösen Störungen, zum Verlust einer festen sozialen Ordnung, zu Trotz, Eigensinn und Aufsässigkeit führten. Die Eltern wurden ausdrücklich dazu angehalten, die in der Kur eingeübte Tischkultur zu Hause konsequent fortzuführen. Welche Punkte dabei als entscheidend angesehen wurden, geht etwa aus einem „Kurbrief" der DAK aus den 1950er Jahren hervor:

> *„Die Mahlzeiten müssen von den Kindern pünktlich eingenommen werden.* […] *Die Mahlzeiten müssen in Ruhe eingenommen werden. Das Kind soll nicht abgehetzt vom Spiel oder aus der Schule an den Eßtisch gebracht werden. Es soll gründlich kauen*

und deshalb beim Essen nicht sprechen. Gewöhnen Sie Ihr Kind daran, stets mit Anstand zu essen, und erziehen Sie es dazu, daß es alles ißt, nicht nur seine Lieblingsspeisen. Es ist grundfalsch, das Kind noch zwischen den Mahlzeiten essen zu lassen. "[55]

Als Anhang war diesem Kurbrief – neben einem „Muster-Speisezettel" – eine Liste von Verhaltensmaßregeln rund um das Essen beigegeben, die übrigens umstandslos aus dem „Kurbuch" der DHV-Kasse aus dem Jahr 1938 übernommen worden war:

„*1. Die Mahlzeiten müssen* ***pünktlich*** *und* ***regelmäßig*** *eingenommen werden.*
2. Sorge dafür, dass Dein Kind mit gewaschenen Händen und ordentlich bei Tisch erscheint.
3. Gestatte Deinem Kinde nicht, über das Essen zu bestimmen. ***Unter keinen Umständen*** *auswählen lassen oder gar Ersatz bieten! Dein Kind muss lernen,* ***alles*** *zu essen, was auf den Tisch kommt, ohne Bemerkungen über das Essen zu machen.*
4. Solange der Teller nicht leergegessen ist, gibt es kein neues Gericht (Nachspeise, Leckereien). [...] "[56]

Wie die Berichte der Betroffenen belegen, wurde an diesen Regeln vielerorts bis in die 1980er Jahre festgehalten. Es gab feste Essenszeiten, auf deren Einhaltung genau geachtet wurde. Die Kinder nahmen in besonderen Speisesälen an großen Tischen Platz, die zumeist mit dickwandigem, weißem, angeschlagenem Porzellangeschirr[57] eingedeckt waren (Abb. 26, 29). Die Mahlzeiten begannen mit einem Lied oder einem Tischspruch.[58] Mit dem Essen durfte erst begonnen werden, wenn alle ihre Mahlzeit auf dem Teller hatten.[59] Die Kinder sollten „kerzengerade sitzen".[60] Während des Essens durfte nicht gesprochen werden. „Es war immer sehr, sehr still."[61] Eine Betreuerin ging herum und achtete darauf, dass dieses Sprechverbot eingehalten wurde – wer sprach, lachte oder herumalberte, wurde gemaßregelt oder gar geohrfeigt.[62] Die übrigen Betreuerinnen nahmen derweil ihre Mahlzeit an einem besonderen „Tantentisch" ein.[63]

Auch der Grundsatz, dass gegessen werden muss, was auf den Tisch kommt, wurde lange Zeit konsequent umgesetzt. Das betraf zum einen die Quantität. Die Kinder durften nicht frei bestimmen, wie viel sie essen wollten; die Portionen wurden ihnen von den Betreuerinnen zugeteilt.[64] Warme Speisen wurden aus großen Schüsseln auf den Teller aufgefüllt, ohne dass die Kinder sagen durften, wie viel sie von einer Speise essen wollten – lediglich Bitten um Nachschlag wurden erfüllt. Erhielt ein Kind auf seine Bitte hin einen Nachschlag, musste es jedoch auch diesen unbedingt aufessen. Ina R.* erzählt, dass es einmal Marmeladenbrote gab, die ihr gut schmeckten – sie bat daher, indem sie drei Finger hochhob, um drei weitere Brote, war aber nach einem Brot bereits satt. Dennoch musste sie am Tisch sitzen bleiben, bis sie die restlichen zwei Brote heruntergewürgt hatte und ihr so schlecht war, dass sie sich hätte erbrechen können. Auch hier galt: Was auf dem Teller war, musste aufgegessen werden – obwohl das Kind seine normale Portion bereits gegessen hatte. Man musste aber auch aufpassen, dass man nicht ungewollt den Teller wieder aufgefüllt bekam. Mit Grausen erinnert sich Miriam H.* an den Haferbrei, den sie in der Kur vorgesetzt bekam, eine „zähe Pampe", die „man sich irgendwie reinwürgte". War man zu früh fertig, bekam man noch mal dieselbe Portion aufgefüllt. Es kam also entscheidend darauf an, nicht zu schnell und nicht zu langsam zu essen. Essen an andere Kinder abzugeben, war in der Regel ebenso verboten,[65] wie Essen auf den Tellern liegen zu lassen oder aus dem Speisesaal herauszuschmuggeln. Klaus-Jürgen L.* etwa erinnert sich, dass er einmal eine Orange, die es zum Nachtisch gab, nicht mehr essen konnte – er versteckte sie unter den Orangenschalen seiner Tischnachbarn. Die Orange wurde beim Abräumen des Geschirrs dennoch gefunden, Klaus-Jürgen war froh, dass ihn keines der anderen Kinder verriet. Stefanie K.* wurde einmal beim Verlassen des Speisesaals mit einem Butterbrot in der Tasche erwischt – sie musste den Rest des Tages in der Ecke stehen.

Allgemein wurden die Portionen als viel zu groß empfunden.[66] Es fehlte auch jedes Verständnis dafür, dass die Kinder, die „Mutters Küche"[67] gewohnt waren, vieles, was in den Küchen der Kurheime gekocht wurde, nicht kannten und nicht mochten. So wurde keinerlei Rücksicht darauf genommen, ob Kinder Widerwillen oder gar Ekel gegen eine Speise empfanden. Fast alle Interviewpartnerinnen und -partner erinnern sich an solche Speisen: Leber, fettes Fleisch, Schmalzbrote, Eintöpfe, übermäßig viel Kartoffeln, aber auch Salat oder Paprika, Schwarzbrot, Pumpernickel, bayerisches Brot mit Kümmel oder den allgegenwärtigen roten Tee.[68] Immer wieder werden Milchspeisen genannt – Milchbrei, Milchreis mit Zimt und Zucker, Griesbrei, Haferschleim oder auch Kaiserschmarrn mit Rosinen[69] –, gegen die viele Kinder einen heftigen Widerwillen empfanden. Doch achteten die Betreuerinnen streng darauf, dass auch solche Speisen restlos aufgegessen wurden.[70]

Das artete für die betroffenen Kinder zu einer wahren Tortur aus. „Wehe, es wurde nicht aufgegessen."[71] Die Kinder mussten so lange am Tisch sitzen bleiben, bis sie ihren Teller leer gegessen hatten, während sich der Speisesaal langsam leerte, eine Betreuerin neben sich, die sie bedrängte, endlich aufzuessen – meist mit Erfolg. Lediglich Petra I.* berichtet, dass sie sich erfolgreich zur Wehr setzte: Sie ekelte sich vor gebratener Leber und weigerte sich, diese zu essen, saß dann bis in den Nachmittag hinein allein mit einer Betreuerin im Speisesaal, während die Leber immer wieder aufgewärmt und ihr erneut vorgesetzt wurde. „Man konnte mir den Willen nicht brechen", so Frau I.*, sie musste die Leber am Ende doch nicht essen – dass sie dieser Situation über mehrere Stunden „ausgeliefert" war, setzte ihr dennoch zu. In ihrem Fall setzte sich das Muster übrigens zu Hause fort. Nach der Kur seien ihre Eltern zunächst froh gewesen, dass sie das eine oder andere gegessen habe, was sie vorher nicht habe essen mögen. Sie blieb aber eine schlechte Esserin. Später noch habe der Vater ihr Schläge angedroht, wenn sie nicht essen wollte, sie habe aber das Essen trotzdem verweigert, weil sie nicht wollte, dass man ihr den Willen bricht. Lieber nahm sie Schläge in Kauf.

Die meisten Kinder würgten in der Kur trotz Ekel, Übelkeit und Brechreiz die Speisen herunter, die sie nicht mochten.[72] Die Mehrzahl der Interviewpartnerinnen und -partner, die diese Prozedur schildern, können sich nicht erinnern, dass *physischer* Zwang ausgeübt wurde – es blieb bei Beschimpfungen und Drohungen, manchmal wurden Strafen, etwa ein Fernsehverbot, verhängt.[73] Es gab aber Ausnahmen. Regina F.*, die sich selber als ein „sehr beobachtendes Kind" schildert, wusste, sie würde von der Betreuerin gefüttert werden, wenn sie nicht aufessen würde – um dies zu vermeiden, habe sie „brav gegessen". In anderen Fällen wurde auch körperliche Gewalt angewendet. Petra S.* berichtet, dass sie und andere Kinder geschlagen worden seien, weil sie nicht aufessen konnten. Kai G.* bestätigt, dass Kinder aus diesem Grund geschlagen wurden.

Nicht selten scheint es bei den Mahlzeiten vorgekommen zu sein, dass sich Kinder erbrachen. Jedenfalls haben acht der Interviewpartner und -partnerinnen solche Situationen in Erinnerung, sei es, dass sie sich selbst übergeben mussten, sei es, dass sie es bei anderen Kindern miterlebten – was ebenfalls Angst und Ekel auslöste. So erzählt Andrea C.*, dass ein Mädchen beim Mittagessen aufsprang, losrannte und sich in ihrer Nähe auf den Boden erbrach. Was dann geschah, daran hat Frau C.* keine genaue Erinnerung mehr. Sie weiß nur noch, dass es ein lautes Geschrei gab, in einer „angstvolle[n] Stimmung" musste weitergegessen werden. Ähnliches berichtet Regina F.*. Sitzen bleiben und das Essen herunterwürgen zu müssen, während sich andere Kinder übergeben mussten, empfand sie als quälend. Bei einer Gelegenheit, als die Kinder nach dem Essen aufstehen durften, musste sich eines auf den Fußboden übergeben. Lebhaft erinnert sich Frau F.* an den widerlichen Geruch und ihre Angst, in dem Erbrochenem auszurutschen. Bei einer anderen Gelegenheit, so Frau F.* weiter, hätten die Betreuerinnen eine Lache von Erbrochenem im Eingang zum Esssaal gleichsam zur Abschreckung liegen gelassen – die Kinder mussten sich daran vorbeidrücken, ängstlich bemüht, bloß nicht auszurutschen. Geblieben ist Frau F.* ein tief sitzender Ekel vor Erbrochenem: „Kontaminiert zu sein, danach zu riechen … ich find's einfach widerwärtig." Sogar bei den eigenen Kindern hatte sie damit Probleme. Wie sie berichten viele der ehemaligen Verschickungskinder über eine ausgeprägte Emetophobie.[74]

Frau F.* kann sich auch daran erinnern, dass sie selbst sich einmal übergeben musste, ebenso wie mehrere andere Interviewpartnerinnen und -partner. Oliver H.* hatte eine heftige Abneigung gegen Paprika. Als er dennoch genötigt wurde, dieses Gemüse zu essen, musste er sich erbrechen. Betreuerinnen reagierten „sehr aggressiv". Klaus-Jürgen L.* musste sich einmal nachts nach dem Verzehr von Kaiserschmarrn mit Rosinen „bitterböse übergeben" – er musste dann in dem nur notdürftig gereinigten Bett weiterschlafen.[75] Als es einige Tage später wieder Kaiserschmarrn gab, wurde ihm von dem Anblick schlecht, er lief aus dem Speisesaal und musste sich auf dem Weg zur Toilette übergeben. Wie es weiterging, weiß er nicht mehr. Kai G.* weiß noch, dass Kinder, die sich erbrechen mussten, mit Strafen – Tisch decken, Geschirr abräumen, Küchendienst verrichten – bestraft wurden.

Drei Interviewpartnerinnen berichten, dass Kinder, die sich hatten erbrechen müssen, gezwungen wurden, das Erbrochene wieder zu essen. Andrea M.* etwa erinnert sich, dass ein Mädchen mehrmals ihr Erbrochenes aufessen musste – was auch die anderen Kinder in Angst und Schrecken versetzte. Jeder habe versucht aufzuessen, „um nur aus diesem Speisesaal herauszukommen". Man habe sich an den Gedanken gehalten, „den Tag habe ich hinter mich gebracht. Und dann hast du geguckt, wie viele Tage sind's noch, wie lange muss ich noch?" „Wir haben gegessen, bis wir gekotzt haben", so bringt es Petra S.* auf den Punkt. Sonst gab es Schläge. Sie selbst wurde geschlagen, weil sie nicht schnell genug gegessen hatte, und musste auch Erbrochenes wieder essen. Stefanie K.* erinnert sich lebhaft an eine Episode. Sie sei gerade dabei gewesen, den Haferschleim, vor dem sie sich ekelte, mit Widerwillen zu essen, als das Mädchen neben ihr zu würgen begann. Daraufhin habe auch sie einen heftigen Würgereiz gespürt. Sie habe sich in diesem Moment nur gesagt, sie müsse unbedingt sitzen bleiben und ihren Löffel festhalten. Das andere Mädchen habe sich dagegen weggedreht und auf den Fußboden erbrochen, wobei es seinen Löffel verloren habe. Stefanie selbst übergab sich auf den Teller und behielt ihren Löffel in der Hand. Am Ende musste das andere Mädchen sein Erbrochenes vom Boden auflecken, während sie selbst ihr Erbrochenes vom Teller löffeln musste.[76] Die Schilderung spricht dafür, dass solche Praktiken in diesem Heim keine

Ausnahme waren – Stefanie wusste im Voraus, was passiert wäre, hätte sie sich auf den Boden erbrochen.

Es ist bedrückend, wie lange sich die Praxis, Kinder mit Gewalt zum Essen zu zwingen, in den Kinderkurheimen der DAK hielt. Nur ein einziger Interviewpartner, Ronald O.*, der 1978 zur Kur in „Haus Quickborn" war, erinnert sich ohne negative Emotionen an die Mahlzeiten. Nicht nur wich man hier offenkundig von dem überkommenen Speiseplan ab – so wurde etwa zum Frühstück Schwarzbrot mit Nutella gereicht –, auch das Regime bei Tisch hatte sich geändert: Die Kinder durften sich selbst auffüllen, es wurde beim Essen kein Druck ausgeübt – Zeichen für einen allmählichen Wandel.

„Schönes Wetter, gutes Essen". Die Kommunikation mit der Familie

Vier Interviewpartnerinnen geben an, sie könnten sich nicht daran erinnern, während der Kur Post von ihrer Familie bekommen zu haben. Drei von ihnen waren zur Zeit ihrer Verschickung erst vier oder fünf Jahre alt.[77] Zu ihnen gehört Stefanie K.*: Keine Post zu bekommen, habe in ihr ein Gefühl des „Verlorenseins" hervorgerufen, sie habe den Eindruck gehabt, „ich werde nicht geliebt". Falls die Eltern geglaubt haben sollten, für kleine Kinder sei es besser, während der Kur nicht an zu Hause erinnert zu werden, verkannten sie die verheerenden Folgen ihres Schweigens. Die meisten der Interviewten können sich indessen an Post von zu Hause erinnern, manche bekamen regelmäßig, mitunter fast täglich Briefe und Postkarten von den Eltern – in einzelnen Fällen sind diese noch erhalten. Nur wenige der Interviewten haben während der Kur ein Paket oder Päckchen geschickt bekommen – dies war von Seiten der Kurheime unerwünscht.[78]

Den Kindern im Vorschulalter wurde die Post in der Regel vorgelesen, sie hörten die Nachrichten und Grüße von zu Hause nur aus dem Mund der Betreuerinnen, denen sie in der Regel mit Scheu und Misstrauen begegneten. Wenn die Briefe ihrer Mutter vorgelesen wurden, habe sie, so Helga B.*, „kein Wort geglaubt". Die Schulkinder bekamen die Post ausgehändigt, wobei man, was das Briefgeheimnis anging, in den Kurheimen augenscheinlich unterschiedlich verfuhr: Klaus-Jürgen L.*, 1974 im Alter von acht Jahren in der „Prinzregent-Luitpold-Kinderklinik" in Scheidegg, erinnert sich, dass die ankommende Post immer geöffnet worden war, Kai G.*, 1970 im Alter von sieben Jahren zur Kur auf Föhr, weiß noch, dass manche Briefe geöffnet überreicht wurden, Miriam H.*, 1967 im Alter von acht Jahren im „Möwenhof" auf Amrum, erzählt dagegen, dass die Umschläge immer verschlossen waren. Auch Astrid D.*, 1962 im Alter von sieben Jahren im „Kinderparadies" in Bad Rothenfelde, bekam Briefe von zu Hause im geschlossenen Umschlag ausgehändigt. Jedoch hatten die Betreuerinnen die Briefmarken herausgeschnitten, wobei auch die gefalteten Briefbögen beschädigt worden waren. Schon von daher konnte man die Briefe nicht mehr richtig lesen. In diesem Kurheim wurde auch nicht vorgelesen, und Astrid konnte – obwohl sie bereits lesen und schreiben konnte – die Schreibschrift ihrer Eltern nicht entziffern. „Ich wusste nur, dass meine Eltern an mich dachten, weil ja Post kam."

Das Zerschneiden der Briefe kann getrost als Akt bewusster Herabsetzung interpretiert werden. In dieselbe Richtung gehen die Berichte zweier anderer Interviewpartnerinnen. Dorothea Q.* bekam jeden Tag Postkarten von zu Hause, was beim Verteilen der Post von den Betreuerinnen kommentiert wurde. Andere Kurkinder waren daher sehr neidisch auf sie. Andrea M.* berichtet über ihre Kur in der „Asthmaheilstätte Bad Reichenhall" im Jahre 1977, sie habe immer gehofft, keine Post zu bekommen, weil sich die Betreuerinnen an einen Tisch gesetzt, die Post laut vorgelesen und „sich darüber lustig gemacht" hätten, „was die Eltern für einen Scheiß schreiben. [...] Die haben einem das so mies gemacht, dass man gehofft hat, es kommt nichts."

In der Broschüre der DAK zur Vorbereitung der Kur heißt es zum Thema Post: „Die Eltern werden dringend gebeten, regelmäßig zu schreiben, aber nicht über aufregende Ereignisse zu berichten."[79] Eine ganze Reihe von Briefen der Eltern sind erhalten geblieben. So hat Klaus-Jürgen L.* aus der Zeit vom 5. Juni bis zum

10. Juli 1974 insgesamt 16 Briefe aufbewahrt, die seine Eltern ihm in die „Prinzregent-Luitpold-Kinderklinik“ in Scheidegg schickten.[80] Um einen Eindruck vom Duktus dieser Briefe zu bekommen, seien die ersten sieben an dieser Stelle wiedergegeben:

[…], *den 5.6.74*

Lieber Klaus Jürgen!
Wenn ich diesen Brief schreibe, dann schläfst Du sicher schon. Die Fahrt war ja sehr lange und anstrengend. Aber nun hast Du es ja geschafft. Wir waren sehr stolz auf Dich, daß Du nicht geweint hast. Dann haben wir uns gefreut, daß Du in Sachkunde wieder eine ‚2‘ hast. Toll! T. [der jüngere Bruder] *wollte gar nicht allein ins Bett, aber nun schläft er doch. Ich hoffe, daß Dir die Überraschung Spaß gemacht hat, und daß es bei Euch schön ist. Ich bin schon auf die erste Post gespannt. Sei schön lieb und ‚huste nicht so viel‘. Sicher wirst Du bald Freunde gefunden haben, und Ihr könnt dann schön spielen.*

C. hat es im Krankenhaus gar nicht so schön, denn die Schwestern sind nicht sehr nett. C. sagt, sie sind ‚doof‘.

So, es ist jetzt gleich 21 Uhr und wir wollen den Brief noch in den Briefkasten stecken.

Ich schreibe bald wieder!
Viele Grüße von
Mama und Papa!

[…], *den 6.6.74*

Lieber Klaus-Jürgen!
Nun hast Du sicher schon alles gesehen und eifrig gespielt. Bei uns ist heute kein schönes Wetter. Nun muß ich Dir aber schnell erzählen, was uns heute morgen passiert ist. Ich werde wach und da ist es auf meiner Uhr 10 Min. vor sieben. Darum habe ich dann den Papa geweckt, der steht auf, sieht auf den Wecker und sagt, du meine Güte[,] *es ist ja schon viertel vor neun. Da habe ich ihn ausgelacht und gesagt, daß es gleich 7 Uhr sei. Ich bin dann in*

die Küche, schaue auf die Uhr und da war es wirklich schon halb neun. Da kannst Du Dir vorstellen, was das für eine Rennerei war. T. wollte natürlich nicht in den Kindergarten, aber er mußte gehen. Dort hat er Dir den Anhänger gebastelt, mit dem Du in die Kur gefahren bist. Er hofft, daß Du Dich darüber freust.

Hast Du denn die Kinder schon alle kennengelernt? Sicher ist es ja schön bei Euch. Wir haben auch schon einen Zettel bekommen, auf dem Eure Schulbücher für das 3. Schuljahr stehen. Morgen schreibe ich Dir wieder. So lange viele Grüße und einen Gutenachtkuß

Mama, Papa und T.

[...], *den 7.6.74*

Lieber Klaus-Jürgen!
Vielleicht hast Du schon meinen ersten Brief bekommen. Ich bin ja schon gespannt, wann von Dir Post kommt. Gestern hat die Omi geschrieben. Sie wird Dir auch schreiben. C. ist heute operiert worden. Sie muß aber die nächste Woche noch im Krankenhaus bleiben. T. hat jeden Morgen das Bett trocken, sogar ohne Tabletten. Da bin ich natürlich sehr froh. N. hat erzählt, daß sie gestern einen Aufsatz geschrieben haben. Habt Ihr denn auch schon Schule gehabt? Wieviel Kinder seid Ihr denn?

Heute war kein schönes Wetter. Sehr kalt und immer wieder Regen. Hoffentlich habt Ihr viel Sonne, daß Ihr draußen spielen könnt. Wann geht es denn abends ins Bett? Schreib nur alles schön auf, daß Du uns dann alles erzählen kannst. Nächste Woche macht der Papa Deinen Dandy fertig. Der N. Opa muß wahrscheinlich auch zur Kur, nur wird er es nicht so schön haben wie Du. Bei Erwachsenen ist es ja doch anders.

Hast du denn das Buch und die Hefte schon ausgelesen? Sicher habt Ihr ja bei Euch auch schöne Bücher. Na, daß [sic] *wirst Du mir ja dann alles noch schreiben. Die Tage gehen ja so schnell rum, daß Du dann sicher noch gar nicht fort willst. Mußt Du denn viel husten? Da muß ich mich ja dann erst dran gewöhnen, daß auf einmal keiner mehr hustet. Ich werde mir dann auch Mühe geben[,] nicht mehr zu fummeln, und dann haben wir uns beide was abgewöhnt, nur daß man wegen Fummeln leider nicht zur Kur fahren kann.*

So, nun muß der T. ins Bett, denn es ist ja schon 19 Uhr.
Bis zum nächsten Brief von uns allen liebe Grüße
Mama, Papa und T.
und werde schön braun.

[…], *8.6.74*

Gerade eben ist Deine Karte angekommen. Wir haben uns sehr darüber gefreut. Ihr habt ja ein schönes Haus, in dem Ihr wohnt, und daß Ihr Sonntags Fernsehen gucken dürft[,] *ist doch schön. Bei anderen Kurheimen ist das ganz verboten. Mit dem spielen*[,] *das ändert sich vielleicht auch noch. In 2 Wochen darf ich Dir ja ein Päckchen schicken, da schreib mir doch mal*[,] *was Du gerne möchtest. Die Post geht ja schnell, da hast Du meine Briefe bestimmt auch schon bekommen. Diesen stecke ich nachher in den Briefkasten und da wird er am Montag da sein. Deine Karte hebe ich auf, die kannst Du dann einkleben. Sag auch Eurer Schwester viele Grüße von mir, und schreib bald wieder.*

Tschüs!
Mama

[…], *den 10.6.74*

Lieber Klaus-Jürgen!
Heute kam Dein Brief an. Wir haben uns sehr gefreut darüber. Mußt Du denn keine Liegekur machen? Sicher hat Dir ja Schwester Zita gesagt, daß ich am Sonntag angerufen habe. Wir haben uns gefreut, daß es Dir so gut gefällt und Du auch lieb bist und auch hilfst. Hoffentlich regnet es bei Euch nicht mehr, damit Ihr dann rausgehen könnt. Daß Ihr immer draußen spielen könnt, hast Du ja nun gehört. Sind die Kinder, die mit auf Deinem Zimmer sind, auch Deine Freunde? Wo sind denn die anderen

Kinder eingestiegen? Na, das werden wir ja hören, wenn Du wieder zu Hause bist. Nutze nur die Zeit gut aus, denn 1 Woche ist ja nun schon vorbei. [...]

Gleich wird der Papa zum Essen kommen. Es gibt heute Bratwurst und Kartoffelbrei. Hast Du daran gedacht, daß Ihr heute 5 Stunden Schule habt? Wahrscheinlich hast ***Du*** *ja schön gefaulenzt. So was, und dann schämst Du Dich noch nicht mal.*

So, nun ist der Papa da und ich mache Schluß.

Viele Grüße und sei weiter schön lieb!

Deine Mama

[...], *den 14.6.74*

Lieber Klaus-Jürgen!

Heute kam ja viel Post von Dir. Wir haben uns sehr gefreut, auch über die schönen Bilder. An die Oma gebe ich Deinen Gruß ab, aber denke auch bitte an Oma und Opa. Hast du von der Omi schon Post bekommen? Die Karte hebe ich wieder für Dich auf. Aber Heimweh sollst Du nicht haben. Ich schreibe Dir doch oft, und da weißt Du doch immer[,] *was los ist. Aber um eines muß ich Dich bitten, pass beim Schreiben etwas auf, daß Du nicht so viele Fehler machst. Du brauchst auch auf die Karte nicht unsere Adresse zu schreiben, da daß* [sic] *doch von der Schw*[.] *Zita in einen Umschlag getan wird. Wer* ***bezahlt*** *denn die Briefmarken? Hast Du auch Dein Geld noch? Den Rennwagen habe ich geholt und schicke ihn Dir im Päckchen mit. Hast du denn auch noch andere Freunde gefunden? Sicher sind die Kinder in Deinem Zimmer doch auch sehr nett. Was habt Ihr denn am Sonntag alles für Kinderstunden sehen dürfen? Nun hat ja die Fußballweltmeisterschaft angefangen. Ich schreibe Dir dann immer, wenn die Deutschen gewonnen haben. Jetzt ist gerade das erste Spiel mit unserer Mannschaft, das heißt: Deutschland gegen Chile. Ich warte bis zum Schluß, dann schreibe ich noch drunter*[,] *wer gewonnen hat. Nun gibt es ja auch bald Zeugnisse. Wahrscheinlich am Dienstag. Ich bin schon mächtig gespannt, und schreibe Dir dann auch gleich. Heute ist mal wieder seit 8 Tagen schönes Wetter.*

Hoffentlich bei Euch auch, damit Ihr draußen spielen könnt. Den Karten nach muß es bei Euch ja sehr schön sein. Schreib uns doch mal, ob Du noch husten mußt. Mußt Du auch Liegekur machen oder inhalieren? Aber ich muß Dich auch loben. Du hast Dich sehr schön ausgedrückt in Deinem Brief. Nicht so oft ,und dann' geschrieben. Das hat uns sehr gut gefallen. C. liegt immer noch im Krankenhaus. Da hast Du es doch besser[,] *was? Wann müßt Ihr denn abends ins Bett?* […]

Unsere haben schon 1 Tor in dem Spiel geschossen. Jetzt warte ich erstmal, wie das Spiel ausgeht, dann schreibe ich es Dir noch. So, nun ist es halb sechs und das Spiel ist zu Ende. Die Deutschen haben 1:0 gewonnen. Nächste Woche kommt dann Dein Päckchen. Ich lege Dir auch was zu schnuggeln rein. Ich lege dem Brief ein Bild von uns bei, und dann kannst Du den anderen zeigen, wie Dein Bruder aussieht. Sicher wird sich auch Schwester Zita freuen, wenn sie mal ein Bild von Dir zu Hause sieht. Sag ihr wieder einen schönen Gruß von uns.

So[,] *nun mach ich Schluß für heute. Vom Papa und T. soll ich Dir einen schönen Gruß bestellen. Der Papa wird Dir auch noch schreiben.*

Viele Grüße[,] *bis bald*
Deine Mama

[…], *den 17.6.74*

Lieber Klaus Jürgen!
[…] *Ich lege in Dein Päckchen auch was für die Schwester Zita rein, weil sie bestimmt sehr lieb und nett zu Dir ist, und ich mich auch immer freue, wenn sie einen Gruß schreibt. Du darfst ihr das schenken und sagst ihr einen schönen Gruß von uns*[,] *ja?* […]

Wir wünschen Dir weiter viel Spaß und gute Erholung. Sei auch schön lieb und schreibe auch bald wieder.

Viele Grüße und einen Kuß
Von Mama, Papa und T.

Trotz ihres heiteren Tones kommt in den Briefen die unterschwellige Sorge der Mutter zum Ausdruck, dass es ihrem Kind in der Kur nicht gut gehen könnte. Dass Klaus-Jürgen unter starkem Heimweh litt – seiner Erinnerung nach bekam er anfangs sogar „Tabletten gegen Heimweh“ –, nahm sie durchaus wahr. Sie versuchte dem entgegenzuwirken, indem sie in ihren Briefen einerseits Szenen aus dem Alltag der Familie schilderte. Auf diese Weise wollte sie ihren Sohn weiter am Familienleben teilhaben lassen, was angesichts der beklemmenden Atmosphäre dieses Kurheims, in dem auch körperliche Züchtigungen vorkamen, das Heimweh eher verstärkt haben dürfte. Andererseits versuchte die Mutter, ihrem Sohn den Kuraufenthalt „schmackhaft zu machen“, indem sie dessen vermeintlich positiven Aspekte herausstellte, das schöne Haus, die landschaftlich reizvolle Umgebung, das Spiel im Freien, den Umgang mit anderen Kindern, die Möglichkeit, neue Freundschaften zu schließen, das Privileg der sonntäglichen Fernsehstunde. Dabei zog sie verschiedene Vergleiche – zum Schulalltag, zu einem Krankenhausaufenthalt, zu anderen Kinderkurheimen, zu einer Erwachsenenkur. Deutlich wird auch die Hoffnung der Mutter, dass ihr Sohn in der Kur seine chronische Bronchitis ausheilen möge – ein unterschwelliger Appell an den Jungen, bei den Kuranwendungen gut mitzumachen. Überhaupt hatten die Briefe Appellcharakter: Klaus-Jürgen wurde ermahnt, brav zu sein, sich in die Gemeinschaft einzufügen, der Betreuerin zu gehorchen. Fatal war, dass in den Briefen eine weitere Kommunikationsebene – zwischen der Mutter und der Betreuerin, Schwester Zita – sichtbar wird. Für Klaus-Jürgen musste es so aussehen, als hätte sich seine Familie mit der Schwester, deren militärischen Umgangston er fürchtete, verbündet. Mit anderen Worten: Die Briefe der Mutter machten es Klaus-Jürgen noch schwerer, ihr seine Ängste und Nöte zu offenbaren – auch nicht in einem Telefongespräch nach der dritten Kurwoche –, musste er doch fürchten, dass Schwester Zita davon erfahren würde, wenn er seiner Mutter von den Schrecknissen der Kur berichtete. Hinzu kommt: Dass Schwester Zita seine Post kontrollierte, war der Mutter klar, wie ihre Bemerkung über die Briefumschläge zeigt.[81]

Eine derart gestörte Kommunikation führte dazu, dass die Post von zu Hause gemischte Gefühle auslösen konnte, wie im Interview mit Regina F.* deutlich wird. Einerseits, so schildert sie ihre Gemütslage, wartete sie sehnlich auf Post – wenn man keine bekommen habe, die anderen Kinder aber schon, „ist man so zusammengesackt". Sie habe in der Kur „unendliches Heimweh" gehabt. Post zu bekommen, war „wie so ein Licht", gleichzeitig machte die Post das Heimweh aber noch schlimmer, denn der Inhalt der Briefe löste bei ihr ein tiefes Unverständnis aus: „Was schreiben die denn da eigentlich? Warum bin ich hier?" In diesen Situationen habe sie eine „tiefe Störung" im Verhältnis zu ihren Eltern empfunden.

Was die ausgehende Post anging, so war es im Kinderkurwesen weitgehend Konsens, dass diese auf ein Minimum zu beschränken und der Kontrolle der Betreuerinnen zu unterwerfen sei, wie Hans Kleinschmidt in seinem Beitrag „Über die Durchführung von Kindererholungs- und Heilkuren" in der zweiten Auflage des von Sepp Folberth herausgegebenen Handbuchs über „Kinderheime und Kinderheilstätten in der Bundesrepublik Deutschland" im Jahre 1964 mit entwaffnender Offenheit einräumte – und zugleich zugab, dass Kinder in Briefen, die nicht der Zensur unterlagen, sich bei ihren Eltern über die Verhältnisse in den Kurheimen beschwert hatten:

> *„Dem Verlangen mancher Eltern, täglich oder wöchentlich mehrmals Nachricht zu geben, soll man nicht nachgeben. Einerseits hat die Betreuerin des Kindes wesentlich wertvollere Arbeit am Kind zu leisten, als ihre Zeit mit Schreiben der Elternbriefe zu verzetteln, andererseits kann man vom Kind nicht erwarten, dass es täglich neue Dinge nach Hause schreiben kann. Es ist oft schon schwierig, den obligatorischen wöchentlichen Bericht ordnungsgemäß zusammenzubringen. Meistens muß dabei geholfen und viel verbessert werden. Es ist eine grundsätzliche Frage, die oft große Schwierigkeiten macht, ob die abgehende Kinderpost kontrolliert werden soll. Es hat sich aber als unbedingt notwendig erwiesen. Einer dagegenstehenden Ansicht mancher Eltern, daß damit das Briefgeheimnis*

durchbrochen wird (Grundgesetzfragen tauchen sogar auf), muß entgegengehalten werden, daß die Leitung des Heimes während der 6 Kurwochen die ganze Verantwortung für das anvertraute Kind an Elternstelle übernehmen muß und deshalb die von den Kindern geschriebenen Briefe überwachen kann. Die vielfache Erfahrung lehrt täglich, daß besonders die ersten Briefe der älteren Kinder manchmal völlig schiefe und ganz falsche Darstellungen über ihren neuen Aufenthaltsort enthalten. Es hat sich bei uns gut bewährt, den älteren Kindern gleich am ersten Tag bei einem ersten Zusammenkommen zu sagen, daß sie anfangs gar kein Urteil über Gefallen oder Nichtgefallen abgeben können. Sie möchten deshalb ihren Eltern, die so weit entfernt sind, durch einen recht traurigen oder gar ganz ablehnenden Brief nicht allzu große Sorgen machen. Seitdem werden bei uns kaum noch unschöne erste Briefe geschrieben. Wenn später kritisiert wird, so kann das meist im Brief stehen bleiben, doch schreibt die Betreuerin einige erklärende Worte unter den Brief und stellt somit Schiefes richtig und gleichzeitig eine gute Verbindung mit den Eltern her. Es ist selbstverständlich, daß die ankommende Post keiner Kontrolle unterzogen wird.“[82]

Dass auch in den von der DAK beschickten Kinderkurheimen die Post der Kinder von den Betreuerinnen gelesen und gegebenenfalls kommentiert wurde, geht aus der Broschüre hervor, die den Eltern bei der Antragstellung mitgegeben wurde. Darin heißt es:

„*Geben Sie Ihrem Kind Briefpapier sowie Briefumschläge mit Anschriften und Marken mit. Erwarten Sie aber bitte nicht, dass Ihr Kind sämtlichen Bekannten und Verwandten schreibt. Die Eltern erhalten jede Woche Nachricht. Bei Vorschulkindern schreibt die Kindergärtnerin. Sie schaltet sich auch ein, wenn die ausgehende Post Unklarheiten enthält.*“[83]

Die Interviews mit Frauen und Männern, die als Kinder in Kurheime der DAK verschickt wurden, bestätigen, dass die Korrespondenz mit dem Elternhaus kontrolliert und zensiert wurde. Für Kinder im Vorschulalter, die noch nicht lesen und schreiben konnten, schrieben die Betreuerinnen die Briefe, die Kinder setzten, wenn sie es schon konnten, ihren Namen darunter und malten etwas dazu.[84] Die Kinder wussten also nicht, was in ihrem Namen nach Hause berichtet wurde. So ist Andrea C.* im Besitz einer Postkarte, die eine Betreuerin des „Hauses Quickborn“ in ihrem und im Namen ihres Bruders an die Eltern geschickt hat; darin heißt es, die Geschwister seien „zusammen in der Mädchengruppe“[85] untergebracht worden – was nicht stimmte: Schwester und Bruder wurden, wie es damals allgemein üblich war, in der Kur streng voneinander getrennt.

Zwei der Interviewpartnerinnen, die zum Zeitpunkt ihrer Kur noch im Vorschulalter waren, berichten, dass sie den Betreuerinnen Nachrichten an die Eltern diktieren sollten, dass die Betreuerinnen aber ihre Klagen nicht niederschrieben. Ina R.* etwa erinnert sich, dass sie jedes Mal sagte, sie habe Heimweh, es gehe ihr schlecht und man solle sie abholen. Die Betreuerin habe versucht, ihr das auszureden, sie habe aber darauf beharrt. In den Briefen fand sich jedoch nichts davon wieder, die Betreuerin hatte einen unverfänglichen Text verfasst. Dies konnte zur Folge haben, dass Kinder gegenüber der eigenen Familie misstrauisch wurden, die ihnen trotz ihrer inständigen Bitten anscheinend nicht helfen wollte.

Die älteren Kinder, die bereits lesen und schreiben konnten, schrieben ihre Briefe selbst, jedoch nur unter der Aufsicht der Betreuerinnen.[86] Drei der Interviewpartnerinnen und -partner geben an, die Briefe an die Familie seien von den Betreuerinnen regelrecht diktiert worden.[87] In der „Asthmaheilstätte Bad Reichenhall“, so berichtet Andrea M.*, wurden die Briefe an einer großen Tafel vorgeschrieben und mussten von den Kindern wörtlich abgeschrieben werden. Der Inhalt sei immer der gleiche gewesen: „Hier ist es schön, mir geht es gut, wir machen schöne Ausflüge.“ Das Diktat wurde kontrolliert, Rechtschreibfehler mussten korrigiert werden – eine Praxis, die auch aus anderen Kurheimen berichtet wird. In manchen Heimen wurde den Kindern kein fertiger Text vorgegeben. Auch hier wurde die ausgehende Post kontrolliert, was nachgerade zu einer Schere im Kopf führte. Sie habe es, so erinnert sich Miriam H.*, „instinktiv“ vermieden, etwas zu schreiben, was den

„Tanten" nicht genehm war. Sie wusste, anderenfalls würde sie Ärger bekommen, die Post würde nicht ankommen. Deshalb habe sie lieber über etwas „Unverfängliches" geschrieben: „Schönes Wetter, gutes Essen". Stefanie D.* berichtet, dass unmittelbar neben der Eingangstür des „Spezial-Kurheims G. Riebel" in Streit ein Briefkasten hing – er ist auf einer alten Fotografie des Heims gut zu erkennen. Sie habe sich aber nicht getraut, dort unkontrolliert einen Brief einzuwerfen, so Frau D.*. Stattdessen habe sie versucht, „heimliche Nachrichten" in ihre Briefe zu schmuggeln. So malte sie etwa rote, mit einem Pfeil durchbohrte „Liebesherzen" auf ihre Briefe in der Hoffnung, die Eltern würden verstehen, dass sie sie aus dem Heim herausholen sollten. Sie habe auch überlegt, heimlich eine Botschaft in das Innere des Umschlags zu schreiben, es aber letztlich doch nicht gewagt.

Ein Beispiel für den Duktus der Nachrichten, die die Kinder nach Hause schickten, bietet eine Ansichtskarte, die ein Mädchen 1958 aus dem „Haus Schuppenhörnle" verschickte und die ihren Weg in das Zentralarchiv der DAK gefunden hat. Der Text im Mittelteil scheint vorgegeben worden zu sein, in der Eröffnung des Textes und den abschließenden Bemerkung deutete das Kind vorsichtig sein Heimweh an:

Falkau-Altglashütten, d. 25.9.58

Liebe Eltern,

Schreibt Ihr mir oft? Vielen Dank für Deine Karte und für das Buch, Papa. Ich habe es schon über die Hälfte durch. Liebe Mutti, vergiß nicht, mir ein großes Foto von Dir zu schicken. Das lange Haus auf dieser Karte ist das Schuppenhörnle. Im Ganzen sind wir 100 Kinder hier, in unserer Gruppe 16. 8 Kinder schlafen in einem Schlafraum. Wir können Euch (für) gewöhnlich nur 1mal in der Woche schreiben, nur wenn Regenwetter ist, kann es sein, daß wir 2mal schreiben dürfen. Ich tät' schon was drum geben, wenn Du bei mir wärst, Mammi. Viele Grüße u. Küsse Eure E.[88]

Zusammenfassend ist festzuhalten, dass der Briefverkehr zwischen den zur Kur verschickten Kindern und ihren Familien in den Kurheimen lange Zeit streng reglementiert wurde und die Briefe der Kinder von den Betreuerinnen geschrieben, den Kindern diktiert oder in den Fällen, in denen die Kinder den Text selbst formulieren durften, zensiert wurden. Von allen Interviewpartnerinnen und -partnern kann sich einzig Ronald O.*, der 1978 als 13-Jähriger im „Haus Quickborn" zur Kur war, an keinerlei Postkontrollen erinnern.

Besuche der Eltern in Kinderkurheimen waren, wie an anderer Stelle bereits ausgeführt, in aller Regel verboten. Das galt selbst im Krankheitsfall, bei dem man allerdings nicht umhinkam, die Familie zu informieren. Auch bei leichteren Erkrankungen müsste der Heimarzt die Eltern verständigen, so schrieb etwa Hans Kleinschmidt mit einem gewissen Bedauern. Dies sei zwar „eine gewisse Mehrbelastung"[89] – die Mitteilung hielt er dennoch für notwendig, um das Vertrauen der Eltern zum Kurheim zu stärken. „Wir nehmen dabei gerne in Kauf, daß sehr ängstliche Eltern uns daraufhin mit Telefongesprächen oder Briefen überhäufen." Ein Besuch der Eltern im Kurheim kam für Kleinschmidt aber auch im Krankheitsfall nicht in Frage. Ein Blick in die Broschüre für Versicherte, die ihre Kinder in die Kur schicken wollten, zeigt, dass man dieser Linie auch in den Kurheimen der DAK strikt folgte. Besuche, so hieß es dort unter Berufung auf den Infektionsschutz, seien „grundsätzlich und ausnahmslos untersagt",[90] da „ein einziger eingeschleppter Infektionsfall […] die Gefährdung aller Kinder" bedeute. Wenn die Eltern mit einem Kind privat anreisten – dies war überhaupt nur gestattet, wenn kein Sammeltransport zustande kam –, wurde ihnen dennoch eine Besichtigung „aus medizinischen Gründen" verwehrt.

Die Interviews bestätigen, dass das Besuchsverbot in der Praxis streng eingehalten wurde, auch in den Fällen, in denen Kinder während ihres Kuraufenthaltes erkrankten. Im Krankheitsfall wurden die Eltern vom Kurheim telefonisch informiert, durften aber nicht mit ihrem Kind sprechen.[91] Auch Ina R.*, die 1979 in „Haus Hamburg" zur Kur war, durfte nicht mit ihren Eltern telefonieren, obwohl – oder gerade weil – sie unter starkem Heimweh litt. Wie sie im Nachhinein erfuhr, rief die Heimleitung nach drei Wochen bei ihren Eltern an, weil sie so viel weinte, und stellte es ihnen frei, das Kind vorzeitig abzuholen. Dies geschah jedoch nicht, weil die Mutter meinte, „da muss das Kind durch". Nur zwei der Interviewten können sich erinnern, während der Kur mit ihren Eltern telefoniert zu haben.[92] Klaus-Jürgen L.* berichtet, dass er nach drei Wochen Kur um die Mittagszeit in das Schwesternzimmer gerufen wurde, um mit seiner Mutter zu telefonieren. Ob das Gespräch mitgehört wurde, bleibt unklar. Er hätte sich aber auch gar nicht getraut, etwas von dem zu erzählen, was ihn bedrückte, meint Herr L.*. Zwar hätten seine Eltern ihn wohl heimgeholt, seine Sorge war aber, dass er, wenn er noch nicht gesund wäre, wieder weggeschickt werden könnte.

Die Mittagsruhe

Fester Bestandteil im Tagesablauf der Kinderkurheime war die in der Regel zweistündige Mittagsruhe. In dieser Zeit mussten die Kinder in ihren Schlafräumen, in besonderen Räumen oder Hallen oder im Freien bewegungslos liegen, manchmal in einer bestimmten Haltung, etwa mit dem Gesicht zur Wand oder lang ausgestreckt auf dem Rücken. Aufstehen, Sprechen, Weinen oder Spielen war in dieser Zeit streng verboten, für gewöhnlich auch das Lesen. Stets waren Betreuerinnen unterwegs, um die Einhaltung der Mittagsruhe zu überwachen. Wurde ein Kind dabei ertappt, wie es sich mit einem Bettnachbarn unterhielt, heimlich spielte oder las, wurde es ausgeschimpft, „gezwickt"[93] oder anderweitig bestraft. Stefanie K.* berichtet, dass Kinder, die nicht still liegen und schlafen konnten, unter eine alte, kratzige Wolldecke gelegt wurden, die unter der Matratze festgestopft wurde, so dass die Kinder sich kaum noch bewegen konnten.

In der Wahrnehmung der Kinder dehnte sich die Mittagsruhe wie eine Ewigkeit aus. Es sei, so Helga B.*, „totlangweilig" gewesen. Um sich die Zeit zu vertreiben, habe sie, wenn die Kinder im Freien lagen, Kiefernnadeln genommen und durch die Maschen ihres

Pullovers gezogen. Einmal, so berichtet Frau B.* weiter, habe sie sich während der Mittagsruhe im Schlafraum heimlich herumgedreht, um mit dem Mädchen im nächsten Bett zu flüstern. Von der Aufsicht führenden Betreuerin wurde sie deswegen bestraft, sie musste bis zum Ende der Mittagsruhe auf dem Flur sitzen. Andrea M.* erinnert sich daran, dass sie von ihrem Bett aus auf den Predigtstuhl, den Hausberg von Bad Reichenhall, schauen konnte. In dem Haus auf dem Gipfel – der Bergstation der Predigtstuhlbahn – wohne Gott, habe sie sich vorgestellt, und sie habe sich gefragt, warum er das zulässt, was ihnen in der „Kinderheilstätte Bad Reichenhall" passierte. Miriam H.*, 1967 auf dem „Möwenhof" auf Amrum, erzählt, dass sie von einer Zimmergenossin Micky-Maus-Hefte geliehen habe, die sie während der Mittagsruhe hinter der Gardine versteckt auf der Fensterbank sitzend las. Sie wurde von einer Betreuerin, „Tante Erika", bei dieser verbotenen Tätigkeit überrascht. Diese riss ihr das Heft aus der Hand und schlug damit auf sie ein – sie habe sich unter die Bettdecke geflüchtet.

Klaus-Jürgen L.* berichtet, dass die lungenkranken Kinder in der „Prinzregent-Luitpold-Kinderklinik" in Scheidegg schon morgens drei Stunden lang liegen mussten, ehe sich nach dem – schweigend eingenommenen – Mittagessen die zweistündige Mittagsruhe anschloss – bei schlechtem Wetter war auch am Nachmittag eine Liegekur angesagt. Hier durften die Kinder während der Liegekur lesen, aber nicht spielen, nicht miteinander sprechen, nicht einmal husten. Zur Toilette durften sie nur mit Bewilligung einer der beiden Stationsschwestern. Man habe sich daran gewöhnt, berichtet Herr L.*, „man hat alles getan, um nicht aufzufallen, versucht, zu überleben".

An der Mittagsruhe hielt man in den Kinderkurheimen der DAK bis zum Ende des Untersuchungszeitraums fest, wenn auch die Regeln allmählich gelockert worden zu sein scheinen. Ronald O.*, 1978 in „Haus Quickborn" auf Sylt, berichtet, dass zwar immer noch eine eineinhalb Stunden dauernde Mittagsruhe eingehalten werden musste. Man musste aber in dieser Zeit nicht schlafen und durfte auch mal Comics durchblättern.

„Aus dem Bett gezerrt“ und „bloßgestellt“. Nachts im Kinderkurheim

Mit wenigen Ausnahmen[94] berichten die Interviewpartnerinnen und -partner von Schlafräumen mit mehr als fünf Betten, manche von großen Schlafsälen mit mehr als zehn oder gar zwanzig Betten.[95] „Furchtbar“ sei es in dem großen Schlafsaal im „Kinderparadies“ in Bad Rothenfelde gewesen, erinnert sich Astrid D.*, sie habe das aber „hingenommen, als sei es Schicksal ... ich konnte nichts machen“. In den Schlafräumen standen dicht an dicht einfache Gitterbetten, alle mit dem gleichen Bettzeug bezogen.[96] Nachttische oder Schränke gab es in aller Regel nicht[97] – die Schlafräume hatten „nichts Persönliches“.[98] Es handelte sich um reine Funktionsräume.

In der Regel mussten sich die Kinder um 19.30 Uhr zu Bett begeben, manchmal durften sie noch eine halbe Stunde lesen, spätestens ab 20 Uhr hatten sie jedoch strenge Bettruhe einzuhalten.[99] Sie mussten still liegen, durften nicht aufstehen, nicht tuscheln, noch nicht einmal weinen. Im Schlafsaal habe man, so Petra I.*, „mucksmäuschenstill“ sein müssen, man habe sich nicht getraut, sich zu bewegen. „Wie ein Wachhund“ habe die Nachtwache aufgepasst, dass keine Unruhe aufkam, schildert Oliver H.* die Situation. Eine der „Tanten“ sei immer in der Nähe gewesen, bestätigt Kai G.*. Geschah etwas „Meldepflichtiges“, sei sofort eine „Tante“ da gewesen, „wie hingezaubert“. Die Angst vor den Betreuerinnen, die auf den Fluren patrouillierten und durch die angelehnten Zimmertüren lauschten, war in der Nacht stets gegenwärtig. Es habe, so Andrea C.*, in den Schlafräumen ein „Grundlevel“ an Angst geherrscht.

Mehrere Interviewpartnerinnen und -partner berichten, dass sie gerade in den Nachtstunden unter starkem Heimweh litten und weinen mussten – was aber verboten war. Weinen galt in den Kinderkurheimen als „Störfaktor“.[100] Um nicht weinen zu müssen, habe sie sich, so Stefanie K.*, in ihre „eigene kleine Welt“ zurückgezogen, an ihre Decke gekuschelt und vorgestellt, ihre Oma umarme sie. Regina F.* erinnert sich, in der Nacht viel geweint und auch die anderen Kinder weinen gehört zu haben. Manchmal sei jemand gekommen und habe sie kurz getröstet, manchmal sei sie ausgeschimpft worden. Wenn man Glück gehabt habe, sei „eine Tante nicht so böse gewesen". Nur wenige der Interviewpartnerinnen und -partner erinnern sich an Nachtwachen, die sie zugewandter und verständnisvoller erlebten. So berichtet Stefanie D.*, dass in der „Spezialklinik G. Riebel" stets eine Nachtschwester an einem Tisch in einem Bereitschaftsraum ein paar Türen weiter saß. Wenn „die nette Schwester" Dienst hatte, habe man auch mal zu ihr hingehen können, um sich trösten zu lassen. „Bei den anderen durfte man sich das nicht erlauben."

Dies war indessen eine Ausnahme. Verschiedene Interviewpartnerinnen und -partner geben an, dass sie hart bestraft wurden, weil sie nachts geweint oder geredet hatten. Helga B.* musste, weil sie das Sprechverbot übertreten hatte, eine „gefühlte Ewigkeit" auf einer schmalen Holzbank im Flur sitzen. Ina R.*, die ihren Aufenthalt im „Haus Hamburg" im Jahre 1979 als „die traurigste Zeit meiner Kindheit" bezeichnet, musste viel weinen, weil sie starkes Heimweh empfand – „ich war die Heulsuse". Weil sie nachts weinte, wurde sie immer wieder aus dem Bett geholt und musste stundenlang – bis zur völligen Erschöpfung – barfuß auf dem Flur stehen. Sie fror entsetzlich und war schließlich so ausgekühlt, dass sie auch später im Bett nicht mehr warm wurde. Noch heute empfindet sie Kälte als grausam. Ina verstand nicht, warum sie auf dem Flur stehen musste, und fragte sich, was sie Schlimmes getan haben könnte, um eine solche Strafe zu verdienen. Miriam H.* bestätigt, dass jede Form von Unruhe „brutal niedergeschlagen" wurde. Kinder, die die Nachtruhe störten, seien beschimpft, geschlagen und bestraft worden. Sie selbst sei bei einer Gelegenheit aus dem Schlafraum herausgeholt und barfuß im eiskalten Flur mit dem Gesicht zur Wand in die Ecke gestellt worden. Petra S.* erzählt im Interview, sie sei, weil sie kurz nach dem Zubettgehen mit einem anderen Mädchen geflüstert habe, „rausgeschleift" und in eine „Besenkammer" gesperrt worden, in der es „eng und stickig" gewesen sei. Sie habe geschrien und an die Tür getrommelt. Sie habe den Eindruck gehabt, dass sie sehr lange in diesem Gefängnis habe ausharren müssen: „Man verliert das Zeitgefühl."

Mit unverhohlener Wut reagierten die Nachtwachen, wenn Kinder nachts im Bett erbrechen mussten – was, wie bereits erwähnt, hin und wieder vorkam, wenn sie verdorbene Lebensmittel oder ekelerregende Speisen hatten essen müssen. Dieses Missgeschick widerfuhr auch Astrid D.*. Sie erinnert sich, dass die Nachtwache ihr eine „Standpauke" gehalten habe: „Wer macht das Bett jetzt wieder sauber?" Die Betreuerin forderte das Kind sogar auf, das Erbrochene aus dem Bett wieder zu essen. Frau D.* erinnert sich, geweint zu haben, sie weiß aber nicht mehr, ob sie letztlich gezwungen wurde, ihr Erbrochenes zu essen. Auf jeden Fall mussten Kinder, die nachts erbrachen, in dem notdürftig gereinigten Bett weiterschlafen.

Aus den Interviews geht hervor, dass es den Kindern in den meisten Kurheimen verboten war, nachts zur Toilette zu gehen. Meist wurde dieses Verbot streng eingehalten, nur vereinzelt wurden Ausnahmen gemacht. Regina F.* etwa gibt an, dass man zwar im „Haus Hamburg" nachts nicht auf die Toilette durfte, aber: „Wenn man Glück hatte ... dann geh halt schnell." Das habe aber „geheim" bleiben müssen. Andrea C.* berichtet über die Situation im „Haus Quickborn" im Jahre 1961, die Betreuerinnen hätten den nächtlichen Toilettengang entweder verwehrt, oder sie hätten die Kinder „mit schlechter Laune" zur Toilette begleitet – lieber habe man ins Bett gemacht und sei dann „niedergemacht" worden. So lange es ging, habe man sich die Notdurft „verkniffen", bestätigt Andrea M.*, denn „man konnte sich nachts nicht rausschleichen, ging nicht". Sie habe, so berichtet Miriam H.* über ihre Zeit auf dem „Möwenhof" im Jahre 1967, „durchfrorene und durchschwitzte Nächte" erlebt wegen des ständigen „übermächtigen Harndrangs" – da sei ihr keine Zeit für Heimweh geblieben. Vor Nervosität habe sie nachts Tempotaschentücher in Fetzen gerissen, die sie in dem Spalt zwischen Bett und Wand zu verstecken versuchte. Dies sei jedoch entdeckt worden, woraufhin sie „vor versammelter Mannschaft im Speisesaal fertiggemacht worden" sei. Einmal, so berichtet Frau H.* weiter, sei sie verbotenerweise auf die Toilette gegangen und habe daraufhin in der Ecke stehen müssen.

Acht Interviewpartnerinnen und -partner berichten, dass sie selbst nachts einnässten oder einkoteten und was dann mit ihnen geschah. Das Licht sei angegangen, die Betreuerin habe ihn „aus dem Bett gezerrt" und ihn „bloßgestellt", indem sie ihn zwang, sich in seinem nassen Schlafanzug in den Schlafsaal zu stellen, und die anderen Kinder an ihm „vorbeidefilieren" ließ, erzählt Oliver H.*. Ganz ähnliche Szenen kommen in anderen Interviews zur Sprache. Petra I.* erinnert sich, dass sie eines Nachts ganz dringend zur Toilette musste, aber allzu große Angst hatte aufzustehen, weil sie wusste, auf dem Gang war eine Frau, und sie bekäme Ärger, wenn sie aufstehen würde. Vor lauter Angst habe sie dann ins Bett gemacht. Zur Strafe habe sie eine „Ohrfeige" oder einen „Klaps auf den Po" erhalten und habe ihr Bett selber abziehen und ohne Bettwäsche weiterschlafen müssen. Regina F.* musste, nachdem sie einmal ins Bett gemacht hatte, zur Strafe bis zum Morgen im Treppenhaus sitzen – „dann geschieht so dieses Abgewöhnen". Auch Stefanie K.* nässte eines Nachts ein – eine „Todsünde" im „Haus Gutermann". Sie habe daraufhin die Nacht in einer dunklen Kammer verbringen müssen, in ihren nassen Sachen, sie sei davon krank geworden. Helga B.* berichtet, dass die Kinder beim Frühstück bestraft wurden, wenn sie nachts eingenässt hatten. Die „Bettnässer" mussten aufstehen und wurden „gemaßregelt" – was sie selbst als „absolute Demütigung" erlebt habe, zumal sie selber ein „Schuldgefühl" empfand, das ihr jeden Willen zum Widerspruch nahm: „Wenn man sich schuldig fühlt, kann man sich nicht empören." Aus der Perspektive der anderen Kinder beschreibt Kai G.* solche Strafrituale. In seinem Schlafraum gab es einen „nervösen Jungen", der immer wieder einnässte. Dieser sei „vor versammelter Mannschaft bloßgestellt", regelrecht „gedemütigt" worden – wovon das Bettnässen eher noch schlimmer geworden sei. Es sei eine „beeindruckende Vorstellung negativer Art" gewesen. Der Junge weinte, die anderen Jungen litten mit ihm, doch „wir waren außerstande, ihm zu helfen und ihn zu trösten". Das Miterleben der Demütigung, so Herr G.*, sei fast genauso schlimm gewesen wie die Demütigung selbst.[101] Ähnliches berichtet Miriam H.*: In ihrem Kurgang gab es einen vierjährigen Jungen – Frau H.* erinnert sich noch an seinen Namen –, der eines

Nachts einnässte, weil die Kinder während der Nachtruhe die Toilette nicht benutzen durften. Er wurde von den Betreuerinnen als Schwein beschimpft, in einen anderen Raum gebracht und von der Heimleiterin, „Tante" Marianne, verprügelt, seine Schreie seien zu hören gewesen. Besondere Perfidie: Seine nasse Matratze wurde demonstrativ vor das Heim gestellt, so dass alle Kinder, die in Zweierreihen zum Ausflug bereitstanden, sie sehen konnten. An diesem Ausflug durfte der kleine Junge nicht mit seinem großen Bruder teilnehmen, sondern bekam zur Strafe Stubenarrest.[102]

Kinder, die nachts einnässten, bekamen kaum noch etwas zu trinken. Um ihren Durst zu stillen, tranken sie heimlich aus dem Wasserhahn auf der Toilette. Außer dieser Maßnahme geschah in den regulären Kinderkurheimen nichts, um dem Einnässen entgegenzuwirken – die demütigenden Strafrituale dürften eher zur Folge gehabt haben, dass sich das Einnässen verschlimmerte.

Wie aber sah es im „Kinderkurheim G. Riebel" in Streit/Oberfranken aus, das sich als „Spezial-Kurheim für Enuretiker"[103] vermarktete? Die Kur sei, so hieß es in einem Prospekt der Einrichtung, „auf psychotherapeutischen Grundsätzen aufgebaut mit sinnvoller Diät, bewährten Anwendungen und individueller Betreuung". Hier war Stefanie D.* vom 8. Januar bis zum 19. März 1982 zur Kur. Wie man in diesem „Spezial-Kurheim" versuchte, ihre Enuresis zu behandeln, geht einerseits aus den allgemeinen „Verhaltensmaßregeln" hervor, die ihre Eltern nach der Kur in gedruckter Form erhielten, andererseits aus den mit der Schreibmaschine getippten individuellen „Ratschlägen für Stefanie". In den allgemeinen Verhaltensmaßregeln ging es um die richtige Ernährung, warme Kleidung und einen geregelten Tageslauf:

> ***„Das Kind darf nichts Kaltes (aus dem Kühlschrank) trinken oder essen!*** *Kalte Getränke, Cola, Speiseeis usw. rufen unweigerlich wieder Unterkühlung der Blase hervor und führen so zwangsläufig zu Rückfällen, wenn auch nicht immer sofort.* ***Nie*** *in den* ***leeren Magen*** *trinken, immer zuerst etwas essen.*
>
> *[…]* ***Abends möglichst trocken essen,*** *keine Suppe, keine Kartoffelspeisen (machen Durst). Nie Salz aufs Butterbrot.*

Salz gehört nicht auf den Tisch! Salate und saftige Früchte nur mittags! (Vorsicht bei Birnen!) Schinken und dergl. Rohwurst, Pökelfleisch meiden! Nur milde Fleisch- und Käsesorten, keine scharfen Fischkonserven, möglichst ohne Konservierungsmittel! Keine scharfgewürzten Speisen, auch nicht mittags! Viel Obst mit Quark. Mittags erlaubt: Malzbier (abends heißen Kräutertee).

*[...] **Keine Windelhosen** verwenden. Auch nicht bei leichtem Abnässen! Oder aus Bequemlichkeit. Abends nicht mehr abheben oder aufwecken! Aber vor dem Einschlafen nochmals Blase gründlich entleeren! Morgens beim Aufwachen gleich aufs Klo! Früh regelmäßig Stuhlgang. Fernsehen nur nachmittags – keine Western, keine Krimis! Möglichst Mittagsruhe halten.“*[104]

Die „Ratschläge für Stefanie“ lauteten:

„Ca. eine halbe Stunde vor dem Frühstück nachfolgende Tee-Mischung geben:

5 Teile Johanniskraut
1 Teil Anserine (Gänsefingerkraut)
1 Teil Camille

1 Tee-Löffel auf ¼ Lt. Wasser, aufkochen, 5 Min. ziehen lassen, abseihen.

Anwendung. Morgens und abends vor dem Schlafen gehen eine kleine Tasse heiß trinken (mit Honig oder Kandiszucker süßen).

1. An schulfreien Tagen vormittags ca. 10 Uhr eine kleine Tasse
2. Vor dem Mittagessen einen großen Eßlöffel – GRANUFINK – (Reformhaus) evtl. vor der Suppe geben. Über einen sehr langen Zeitraum.

Vor Streß-Situationen oder Ausflügen mit der Schule usw. wird empfohlen, eine Moltex-Einlage zu geben, um Angst vor Einnäßen vorzubeuegn.

– Keine Windelhosen mehr verwenden, auch nicht nachts. – STEFANIE müßte tagsüber mindestens zwei Stunden ohne Toilette auskommen, müßte sich dann aber ganz gründlich entleeren, dies wäre besonders zu beachten.

Bei trockenen Tagen und Nächten nicht mit Lob geizen. Kind braucht ständige Ermunterung.

Bitte beim Hausarzt fragen[,] *ob für STEFANIE das Medikament Spasmo-Urgenin verwendet werden kann. Hier im Hause wird dies nicht verwendet.* "[105]

Der Ratschlag, das Kind zu loben, wenn es trocken blieb, spricht dafür, dass in dieser Einrichtung eher auf positive Verstärkung gesetzt wurde.[106] Frau D.* hat keine genaue Erinnerung daran, ob sie in diesem Spezialheim nachts zur Toilette gehen durfte, ob Kinder auch hier wegen Bettnässens mit Strafen belegt[107] oder vor den anderen Kindern bloßgestellt wurden, wenn sie eingenässt hatten. In diesem Heim, so Frau D.*, habe es zwar keine physische Gewalt gegeben, es sei nicht geschlagen und nicht geschrien worden, die Besitzerin des Kurheims, Gabriele Riebel, und die Betreuerinnen seien aber – mit Ausnahme einer freundlichen Nachtschwester – „Respekt einflößend" gewesen, es habe eine „funktionsmäßige" Kommunikation im Haus geherrscht, man habe „gespurt", weil man einer lückenlosen Kontrolle unterlag. Sie habe deshalb ein ständiges „Gefühl von Bedrohung" gespürt. Auch für Frau D.* war die Kur eine traumatische Erfahrung.

„Kleine Furien". Wie die Kinder die Betreuerinnen erlebten

Die Beschreibungen der Betreuerinnen – Männer spielten, abgesehen von den behandelnden Ärzten, in den Kinderkurheimen kaum eine Rolle[108] – ähneln sich stark. Fast alle Interviewpartnerinnen und -partner erlebten die „Tanten"[109] ganz überwiegend als „streng […], rigoros",[110] „so gar nicht zugewandt, nicht liebevoll",[111] „nicht empathisch, überhaupt nicht",[112] „herzlos",[113] „Respekt einflößend",[114] „bedrohlich",[115] als „kleine Furien",[116] die ein „straffes Regiment"[117] führten, „Anordnungen"[118] gaben und erwarteten, dass diese sofort ausgeführt wurden. Manche der Betreuerinnen, die den Interviewten namentlich in Erinnerung geblieben sind, zeichneten sich durch einen besonders „zackig militärischen Jargon“,[119] einen regelrechten „Kasernenhofton“[120] aus. „Es musste halt alles so laufen; was gesagt wurde, musste befolgt werden, zack zack.“[121] Das Verhältnis zu den Kindern war von einer großen Distanz geprägt, ein freundlicher, verständnisvoller, gar liebevoller Umgangston war wohl – ebenso wie Körperkontakte – sehr selten. „Nur Frauen in weißen Schürzen, zu denen ich hochgucken musste als Kind“, so sieht das Bild aus, das Andrea C.* im Gedächtnis haften geblieben ist. Aus den Interviews entsteht der Eindruck einer extrem asymmetrischen Kommunikation: „Du redest nur, wenn du gefragt wirst“, so bringt Kai G.* die Haltung der Betreuerinnen gegenüber den Kindern auf den Punkt. Als besondere Autoritätspersonen tauchen in einzelnen Interviews die Leiterinnen und Leiter der Kinderkurheime auf, die aber offenbar im Alltag kaum präsent waren. So erzählt Stefanie K.*, die in den 1970er Jahren zweimal zur Kur im Haus Gutermann in Oberstdorf war, dass bei einer Gelegenheit die Besitzerin, Sophie Gutermann, ins Haus kam, da seien die Kinder „herausgeputzt“ worden und hätten „strammstehen“ müssen: „Madame inspizierte uns.“

Aus den Interviews entsteht der Eindruck, dass den Betreuerinnen schnell der Geduldsfaden riss. Dann wurde es, wie Ina R.* es ausdrückt, „schnell laut“. Kinder, die den Anordnungen nicht schnell genug nachkamen, wurden angeschrien: „Bist du denn zu blöde? Reiß dich mal zusammen.“ Ein gängiges Erziehungsmittel waren Bloßstellungen – das betraf nicht nur die „Bettnässer“. Solche demütigenden Demonstrationen konnten ein Kind ganz unverhofft treffen. Um nur ein weiteres Beispiel zu nennen: Wenn den Betreuerinnen ein Bild, das ein Kind in der Malstunde gemalt hatte, nicht gefiel, zerrissen sie es vor aller Augen und gaben dem Kind unter Androhung von Strafen auf, es neu zu malen.[122] Auch Drohungen dienten als Erziehungsmittel. Das wohl perfideste Druckmittel, um Kindern den Willen zu brechen, war die Drohung, sie würden nicht mehr nach Hause kommen, wenn sie nicht gehorchten. Die Folge war, dass die Kinder in ständiger Anspannung lebten, es herrschte ein permanentes „Gefühl von Bedrohung“.[123]

In diesem repressiven Klima entwickelten die Kinder ihre eigenen Überlebensstrategien. Die meisten versuchten es mit Überanpassung. Sie vermieden es, sich von sich aus an die Betreuerinnen zu wenden, sondern versuchten nach Möglichkeit, dem persönlichen Kontakt auszuweichen. „Man ging da nicht freiwillig hin", man versuchte vielmehr, sich von den Betreuerinnen fernzuhalten, sich möglichst „unauffällig"[124] zu verhalten und einfach „zu funktionieren".[125] „Mir war klar, wenn ich da ohne Strafe rauskommen möchte und auch nach sechs Wochen wieder nach Hause kommen möchte, dann heißt es Klappe halten, Augen zu und durch", beschreibt Klaus-Jürgen L.* diese Strategie. Ähnlich formuliert es Regina F.*. Sie habe versucht, sich „zusammenreißen", einem bereits im Elternhaus eingeübten „Überlebensmuster" zu folgen und „die Liebe, Brave, Angepasste" zu sein. Man wurde „duckmäuserisch", urteilt Kai G.*, dem es mit dieser Strategie gelang, sich vor Ohrfeigen und anderen körperlichen Züchtigungen zu schützen. Auch Andrea M.* folgte dieser Linie: „immer im Strom schwimmen, unauffällig bleiben, das muss man erst lernen". Hier wurden Verhaltensmuster neu entwickelt, eingeübt oder verfestigt, die zwar ein psychisches Überleben in der Ausnahmesituation ermöglichten, es zugleich aber auch schwer machten, sich den Scham- und Schuldgefühlen zu entziehen, die durch die Beschimpfungen, Bloßstellungen, Demütigungen und Bestrafungen durch die Betreuerinnen ausgelöst wurden. Dies trug zugleich entscheidend dazu bei, dass es den Kindern nach der Kur sehr schwerfiel, über das Erlebte und Erlittene zu sprechen. Es sei ihnen in der Kur „eingeimpft" worden, so drückt es Andrea M.* aus: „Du warst böse, du darfst nichts sagen."

Die Mehrzahl der Interviewpartnerinnen und -partner hebt ausdrücklich hervor, dass es einzelne, meist jüngere Betreuerinnen gab, die freundlicher mit den Kindern umgingen, insbesondere in Situationen, in denen ihre älteren Kolleginnen nicht zugegen waren.[126] Die jüngere Nachschwester im „Kinderkurheim G. Riebel" in Streit, die Stefanie D.* tröstete, wenn sie vor Heimweh weinte, wurde bereits erwähnt – in diesem Fall bestand der Kontakt sogar über den Kuraufenthalt hinaus fort, die beiden hatten danach noch einen kurzen Briefwechsel. Andrea M.*, die 1976 zur Kur im „Haus Schuppenhörnle" war, hatte das Glück, dort von einer jüngeren Mitarbeiterin (Gitta, Gitti) betreut zu werden, die sich, im Gegensatz zu ihren älteren Kolleginnen, freundlich und fürsorglich um die Kinder kümmerte und sie tröstete, wenn sie Kummer hatten. Frau M.* hat diesen Kuraufenthalt denn auch in guter Erinnerung; sie habe im „Haus Schuppenhörnle" kein Heimweh gehabt und sich wohlgefühlt – was die älteren Kinder, denen es offenbar anders erging, gar nicht verstanden hätten. Umso größer, so berichtet Frau M.*, sei der Schock im Jahr darauf gewesen, als sie in die „Asthmaheilstätte Bad Reichenhall" verschickt wurde. Die Betreuerinnen dort hätten „gar nichts Liebevolles" an sich gehabt – an diese Kur erinnert sich Frau M.* mit Grauen.

Einmal mehr weicht die Erinnerung von Ronald O.* von der der anderen Interviewpartnerinnen und -partner grundlegend ab. Er hatte es 1978 in „Haus Quickborn" mit einer „Bezugserzieherin" (Gabi) zu tun, einer „sehr aufgeschlossene[n] junge[n] Frau" in den frühen Zwanzigern, die fast schon etwas von einer „Sozialpädagogin" an sich gehabt habe. Mit ihr verstand sich der 13-jährige Jugendliche gut. „68 war längst passiert", so charakterisiert Herr O.* die Atmosphäre, die er in seiner Kur vorfand. Wie sehr sich diese verändert hatte, wird vielleicht am treffendsten durch ein kleines Detail im Bericht von Herrn O.* verdeutlicht: Gerne erinnert er sich daran, dass die junge Betreuerin beim Rundlauf der Kinder um die Tischtennisplatte im Freizeitraum damals aktuelle Rockmusik (Manfred Mann's Earth Band) abspielte.

„Wir waren alle verängstigt, und Angst entfremdet." Das Verhältnis zu den anderen Kindern

Nur bei wenigen Gelegenheiten kamen *alle* Kinder eines Kurgangs zusammen. Zum einen waren Jungen und Mädchen in der Regel streng getrennt – das galt selbst für Bruder und Schwester, wie Andrea C.*, die zusammen mit ihrem Bruder verschickt wurde, leidvoll erfahren musste. Erst im Laufe der 1970er Jahre wurde die Geschlechtertrennung hier und da gelockert. So berichtet Ronald O.* von Discoabenden mit Musik und Tanz, bei denen Jungen und Mädchen zusammenkamen. Zum anderen bildeten die Kinder, die zusammen in einem Raum schliefen, an einem Tisch saßen und gemeinsam die Mahlzeiten einnahmen und unter Aufsicht einer festen Betreuerin den Tag verbrachten, eine engere Gruppe. Die meisten Interviewpartnerinnen und -partner berichten jedoch, fast wortwörtlich übereinstimmend, dass es selbst in dieser kleineren Gruppe kaum zu engeren Kontakten kam – was manchen von ihnen im Rückblick seltsam erscheint. Der allgemeine Tenor ist, dass „keine Gemeinschaft“[127] entstanden sei – alle seien „irgendwie für sich“ geblieben, hätten sich „abgeschottet“.[128] Petra S.* antwortet auf die Frage nach den Beziehungen innerhalb der Gruppe kurz und bündig: „Da konnte man nichts aufbauen.“ Miriam H.* erklärt sich dies mit der angespannten Atmosphäre: „Wir waren alle verängstigt, und Angst entfremdet. Wir konnten keinen Zusammenhalt finden. Jeder kämpfte für sich.“ Man sei, so Andrea C.*, „so mitgeschwommen in der Gruppe“. Allenfalls, so der aus den Interviews entstehende Eindruck, schlossen die Kinder situative Zweckbündnisse. „Man sucht sich die, wo es passt, und hält zusammen“, umschreibt Ina R.* diese Strategie. Bis auf ganz wenige Ausnahmen geben die Interviewten an, dass sie sich nicht erinnern könnten, Freundschaften geschlossen zu haben – auch wenn die Betreuerinnen, wie im Fall von Regina F.*, dies in den Postkarten an die Eltern behaupteten. Offenkundig war es in der von Angst und Scham geprägten Atmosphäre schwer, eine engere Beziehung zu einem anderen Kind aufzubauen,[129] zumal es nur wenige Gelegenheiten zu freiem Spiel gab, die Kinder vielmehr fast ständig unter der Aufsicht einer Betreuerin standen.[130]

Interessant ist die Aussage von Andrea M.*, die – zweimal zur Kur verschickt – sehr unterschiedliche Erfahrungen machen musste. 1976 im „Haus Schuppenhörnle“, wo sie sich – aufgrund der Zuwendung ihrer Betreuerin – recht wohlfühlte, fand sie eine Freundin, zu der sie auch nach der Kur eine Zeit lang Kontakt hielt – man schrieb sich zum Geburtstag und besuchte sich auf dem Weg in den Urlaub. 1977 in der „Asthmaheilstätte Bad Reichenhall“, wo

Andrea unter dem strengen Regime der Betreuerinnen litt, befand sich in ihrer Gruppe ein Geschwisterpaar, das ganz aus der Nähe von Andreas Elternhaus stammte. Eine Freundschaft entwickelte sich jedoch nicht. Sie habe, so Frau M.*, nach der Kur jeden Kontakt abgelehnt. Manchmal sah sie die beiden Kinder sogar im Schulbus – man habe sich aber nur kurz angesehen und gegrüßt und jedes Gespräch vermieden. Die beiden Kinder, so Frau M.*, stellten für sie eine „Erinnerung an etwas [dar], an das man nicht erinnert werden wollte".

Von Hierarchien unter den Kindern ist in den Interviews so gut wie gar nicht die Rede. Stefanie K.* berichtet als Einzige, dass sich die Betreuerinnen die Hierarchie in der Gruppe zunutze machten, indem sie Kinder, die andere „verpetzten", belohnten – so habe ein älteres Mädchen das Privileg gehabt, mit der „Tante" Fernsehen schauen zu dürfen. Doch hätten solche Privilegien auch schnell wieder entzogen werden können, es sei vorgekommen, dass Kinder, die als „Lieblinge" der Betreuerinnen gegolten hatten, von einem auf den anderen Tag ihren privilegierten Status verloren hätten. Daraus resultierte eine allgemeine Unsicherheit. Frau K.* hatte den Eindruck, dass die älteren Kinder „Druck von oben" bekamen, den sie an die jüngeren Kinder weitergaben. So hätten die älteren den jüngeren Kindern mal ein Bein gestellt, sie gelegentlich geschlagen oder auch mal ein kleines Kind in einem Raum eingesperrt. Ein großes Mädchen in ihrem Schlafsaal habe einmal – aus „Gehässigkeit" – eine „Horrorgeschichte" erzählt, um den kleineren Kindern Angst zu machen. Darunter leidet Frau K.* noch heute – so würde sie noch immer nicht allein im Dunkeln durch einen Wald fahren, weil die Geschichte, die in einem dunklen Wald gespielt habe, noch immer nachwirkt. Sie hätte es schön gefunden, so Frau K.*, wenn eines der größeren Mädchen sie damals in den Arm genommen hätte, das aber sei undenkbar gewesen. Das Verhältnis zu den anderen Kindern war nachhaltig gestört – wenn diese Pakete von zu Hause geschickt bekamen, deren Inhalt dann an alle verteilt wurde, habe sie das mit Befriedigung erfüllt, ein „gehässiger Gedanke", der aus der vergifteten Atmosphäre resultierte.

Oliver H.* hat keinerlei Erinnerung an irgendein anderes Kind aus der Kur, was ihn selbst wundert, weil er „schon immer ein sehr kommunikativer Mensch“ war. In der Hierarchie müsse er wohl relativ weit oben gestanden haben, meint Herr H.* und begründet dies mit dem Umstand, dass er für das Spiel am Abschlusstag als Hauptdarsteller ausgesucht wurde.[131] Er kehrte offenbar deutlich wesensverändert aus der Kur zurück. Vor der Kur sei er im Kindergarten „ein sehr zärtliches Kind“ gewesen, eher schüchtern, „kein Rabauke“, habe viel mit Mädchen gespielt. Nach der Kur, so habe es ihm eine Jugendfreundin berichtet, sei er „wie verwandelt“ gewesen, habe andere Kinder, vor allem Mädchen gemobbt. In der Grundschule habe er einmal ein Mädchen so brutal an den Haaren durch das Klassenzimmer geschleift, dass er ausgerissene Haare in der Hand hatte. Er müsse in der Kur, kommentiert Herr H.*, „wohl zum kleinen Nazi erzogen worden sein“.

Ohrfeigen und Eckestehen. Strafen im Kinderkurheim

Dr. Hans Kleinschmidt, Chefarzt der „Kinderheilstätte Bad Dürrheim“, setzte sich in seinem Beitrag „Über die Durchführung von Kindererholungs- und Heilkuren“ in der zweiten Auflage des von Sepp Folberth herausgegebenen Handbuchs über „Kinderheime und Kinderheilstätten in der Bundesrepublik Deutschland“ im Jahre 1964 recht ausführlich und ganz offen mit dem Thema Strafen in Kinderkurheimen auseinander. Bemerkenswert ist, dass Kleinschmidt überhaupt nicht auf die Frage einging, ob das Personal in Kinderkurheimen berechtigt war, Strafen zu verhängen – dass dem Kurheim, das für mehrere Wochen die Verantwortung für die Kinder von den Eltern übernahm, in dieser Zeit die elterlichen Rechte zustanden, hielt er offenkundig für selbstverständlich.[132] Zwar räumte Kleinschmidt ein, es liege am „Geschick“[133] des Personals, „die uns anvertrauten Kinder so zu führen und zu lenken, daß wir gar nicht strafen müssen, daß die Kinder erst gar nicht straffällig werden“. Zugleich vertrat Kleinschmidt jedoch die Auffassung, dass Kinder zwangsläufig „straffällig“ werden müssten, dies sei „ein organisches Muß, um den Übergang vom Kinderland zur Erwachsenenwelt kennenzulernen“ – heute würde man vielleicht sagen, Kinder müssten ihre Grenzen ausloten. Solche Grenzüberschreitungen sollten „gerecht, sachlich und eindrucksvoll“ bestraft werden. Kleinschmidt gab auch detaillierte Empfehlungen, wie solche Strafen aussehen könnten:

> *„So trifft es ein Kind meistens recht schwer, wenn wir es wesentlich weniger beachten als vorher. Wir entbinden es von lieb gewordenen Aufgaben und Pflichten, nehmen ihm für bestimmte Zeit das interessante Buch aus der Bibliothek, entfernen das angefangene Bastelstück, entziehen ihm lieb gewordene Spielsachen und Beschäftigungen mit Malgerät, Buntstiften. Wir geben schriftliche Arbeiten, die den Anforderungen der Schule entsprechen. Wir unterlassen dabei die sinnlose Strafarbeit, hundert Mal zu schreiben ‚Ich darf nicht mehr schreien‘, ‚ich darf keine Kissenschlacht mehr machen‘, ‚ich darf meinen Kameraden keine Schokolade wegnehmen‘ oder was auch immer zu Strafe führte. Ein kurzer Aufsatz über das ‚Warum ich das nicht tun darf‘, den wir vorher genau mit dem Kind durchgesprochen haben, das Abschreiben eines auf den Vorfall angepassten Lesestücks, eine Anzahl von Rechenaufgaben durchzuführen[,] ist viel wertvoller und für das Kind unangenehmer, besonders, wenn es während der Freizeitbeschäftigung der anderen erledigt werden muß.*
>
> *Der Situation angepaßt kann es sein, das Kind allein an einem Tisch essen zu lassen. Bei heimlichem Wegwerfen wertvoller Nahrungsmittel (Kuchen, belegtes Brot, Obst) bekommt das Kind zur nächsten Mahlzeit nur ein trockenes Stück Brot und Tee (aber nur einmal!), und es wird ihm dabei vorgehalten, daß viele Kinder auf unserer Erde froh wären, wenn sie nur ein Stück trockenes Brot hätten. Auch das Entziehen eines sehr guten Nachtisches (Eis, Pudding, Kompott) ist recht wirksam. Wir sind aber keineswegs berechtigt, das Kind hungern und dursten zu lassen. Man kann ein straffälliges Kind auch einmal ausschließen von Spielen, interessanten Besichtigungen, Schwimmen, Schlittenfahren,*

Aufführungen. Das kurze Zeit in der Ecke stehen wirkt gelegentlich bei Kleinkindern.

Angeben und Verrat unter den Kameraden ahnden wir beim Angeber mit der gleichen Strafe wie beim Übeltäter, nachdem wir vor der gesamten Gruppe das Unschöne und Verwerfliche des Angebens und Verratens eingehend besprochen haben. Unsaubere Kinder, wenn sie dafür schon Verständnis haben, müssen auch einmal ihre Kleider und ihre schmutzige Wäsche selbst reinigen. Strafliegen ist zu verwerfen, da in unserem Bereich das Liegen keine Strafe sein darf, weil es ein Erholungsgrund ist.

Für eine ganze Gruppe ist es eine recht unangenehme Strafe, wenn abends nicht vorgelesen oder einmal nicht gesungen wird. Bei Kindern, die beißen und kratzen, bewährt es sich manchmal, ein Schild für eine oder einige Stunden umzuhängen: ‚Vorsicht, ich beiße', ‚Vorsicht, ich kratze'. Bei größeren Knaben lassen wir auch eine Gerichtsverhandlung inszenieren, wobei Staatsanwalt, Richter, Verteidiger von den Kindern gespielt werden unter Oberaufsicht der Betreuerin. […]

Bei notorischen Unruhestiftern, besonders am Abend und am Morgen, kann man ein gutes Resultat erzielen, wenn man dem Betroffenen mitteilt, daß er nicht mehr bei seinen Kameraden schlafen kann und sich deshalb bei anderen Kindergruppen ein Bett suchen muß. Diese Angelegenheit muß aber vorher abgesprochen sein, damit das betroffene Kind überall abgewiesen wird und zuletzt zur Jugendleiterin oder Oberschwester geschickt wird, die ihm ein Bett in einem anderen Zimmer anweist, wo es eine Nacht allein schlafen muß. Völlig abwegig ist Einsperren in den Keller oder sonstige Räume. Es ist auch zu gefährlich!"[134]

Kleinschmidt äußerte sich auch zu körperlichen Züchtigungen, die er an sich verboten wissen wollte, die aber, wie er durchblicken ließ, in der Praxis, sozusagen im Affekt, vorkam:

„*Geistlos und würdelos ist es, Kinder zu schlagen. Außerdem muß das Schlagen in einem Haus mit pädagogisch geschulten Kräften verboten sein, da wir kaum die Berechtigung dazu haben. Nur in besonders gelagerten Situationen, die sich kaum vermeiden lassen, kann einmal die ‚Hand ausrutschen'. Man soll sich dann aber nicht hinreißen lassen, ins Gesicht zu schlagen – es gibt eine bessere Stelle. Der Schlag ins Gesicht ist fürs Kind entehrend und muß grundsätzlich unterbleiben. Man darf nie in einer plötzlichen Erregung oder in Wut eine Strafe erteilen. Sie wird immer ungerecht.*"[135]

Manche der von Kleinschmidt angeregten Strafen tauchen in den Interviews auf, etwa der Entzug des Nachtischs, der Ausschluss von Spielen und Ausflügen oder das Wegnehmen persönlicher Gegenstände.[136] Die Interviewpartnerinnen und -partner erinnern sich aber auch an Strafformen, von denen Kleinschmidt explizit abgeraten hatte. So berichtet Klaus-Jürgen L.*, dass er, weil er beim Reden erwischt wurde, hundert Mal schreiben musste: „Ich darf beim Essen nicht reden." Mehrere Interviewpartnerinnen und -partner erinnern sich, dass sie selbst oder andere Kinder ihres Kurgangs zur Strafe auf dem Flur oder mit dem Gesicht zur Wand in einer Ecke stehen, auf einer Bank sitzen oder liegen mussten.[137] Es kam auch vor, wie bereits erwähnt, dass Kinder zur Strafe eingesperrt wurden – mit abschreckender Wirkung auf die anderen Kinder. Andrea M.*, 1976 mit sechs Jahren im „Haus Schuppenhörnle", erfuhr dort keine Gewalt. Die kleineren Kinder hätten aber, wenn sie zum Rodeln durch den „Skikeller" gingen, mitbekommen, dass ältere Kinder in einer angrenzenden Kammer eingesperrt gewesen seien – „da hat man manchmal Weinen gehört". Gitta, die freundliche Betreuerin der kleineren Kinder, habe auf Nachfrage gesagt: „Seid still, fragt nicht, das wollt Ihr nicht wissen."

Die Vorschläge Kleinschmidts lassen erkennen, dass in den Kinderkuren ganz unbefangen das Mittel der öffentlichen Bloßstellung, Beschämung und Entwürdigung angewandt wurde, um eine Verhaltensänderung zu erzwingen – in der Praxis ungleich brutaler als auf dem Papier, wie der Umgang mit „Bettnässern" erkennen lässt.

Besonders hervorzuheben ist, dass – anders als es Kleinschmidt schreibt – körperliche Züchtigungen keineswegs die Ausnahme waren. Zwar geben mehrere Interviewpartnerinnen und -partner an, in ihrem Kurgang habe es keine körperliche Gewalt gegeben; andere sagen, sie könnten sich nicht an körperliche Gewalt erinnern. Die Schilderung konkreter Situationen in manchen dieser Interviews deutet indessen darauf hin, dass es auch hier körperlichen Zwang gab, nur eben „keine richtigen Schläge".[138] Kinder wurden am Arm gepackt und mitgezerrt,[139] gerüttelt und geschüttelt,[140] „in die Backe gefetzt",[141] am Ohr gezogen,[142] an den Haaren gepackt.[143] Mehrere Interviewpartnerinnen berichten, dass sie selber ins Gesicht geschlagen wurden. So etwa Andrea M.* in ihrer Kur in der „Asthmaheilstätte Bad Reichenhall" im Jahre 1977. Während dieses Kurgangs mussten die Kinder in Zweierreihen zur Saline marschieren – die Einheimischen hätten sie, wie Frau M.* gelesen hat, als „Kindersoldaten" bezeichnet. Wenn ein Kind aus dem Takt kam oder stehen blieb, habe es „Ohrfeigen gehagelt".[144] Miriam H.* wurde wegen einer Bemerkung über die Möhren, die die Kinder als Wegzehrung auf einen Ausflug mitbekommen hatten, „voll ins Gesicht geschlagen" – was die Betreuerin mit der rhetorischen Frage „Hat das Frauenzimmer sonst noch was zu meckern?" kommentierte.

Andere Interviewpartner und -partnerinnen geben an, selber nicht geschlagen worden, aber Augen- und Ohrenzeugen von körperlichen Züchtigungen gewesen zu sein. So erzählt Klaus-Jürgen L.*, dass in der „Prinzregent-Luitpold-Kinderklinik" in Scheidegg Kinder, die unruhig waren, abends hinter verschlossenen Türen mit einem Gürtel oder einem Stock verprügelt wurden. Man habe die Kinder schreien hören können, das sei „gar nicht zu überhören" gewesen. Bevorzugte Opfer körperlicher Züchtigung seien „drei Italiener" – möglicherweise Kinder der ersten „Gastarbeiter" – gewesen, die mit Klaus-Jürgen auf einer Station waren. Sie hatten wohl in einem Brief, der vom Personal abgefangen wurde, über die Zustände in der Klinik berichtet, dafür gab es dann in der Toilette Prügel mit einem Gürtel.[145] Solche Strafrituale wirkten auch auf die nicht betroffenen Kinder einschüchternd, zumal nicht immer klar war, welches Verhalten eine Strafe nach sich zog. Regina F.* erinnert sich, dass manchmal Kinder aus dem Raum herausgeführt wurden – die anderen wussten nicht, was mit ihnen passierte. In Regina verfestigte sich der Eindruck: „Hier ist es ungerecht, hier wird wahllos herausgegriffen.“[146] Die Folge war, dass kein Kind, so angepasst es sich auch verhielt, sicher sein konnte, dass es nicht bestraft werden würde.

Eine verstörende Szene schildert auch Miriam H.*: Die Tochter der Leiterin des Kinderkurheims auf Amrum hatte selber zwei Töchter, die mit den Kurkindern zusammen im Speisesaal ihre Mahlzeiten einnahmen. Als diese beiden Mädchen eines Tages zu spät zum Essen kamen, prügelte ihre Mutter aus ihnen das Geständnis heraus, dass sie verbotenerweise in der Stadt gewesen waren. Wegen dieses Geständnisses wurden sie so heftig geschlagen, dass sie zu Boden fielen und sich erbrechen mussten. Auf dem Boden liegend, wurden sie von ihr getreten und mit üblen Schmähungen beschimpft. Für den Wiederholungsfall wurden ihnen drakonische Strafen angedroht. Die Kurkinder mussten, während sie Zeugen dieser Szene wurden, still weiteressen. Frau H.* spricht in diesem Zusammenhang treffend von einer „Machtdemonstration“.

Sexualisierte Gewalt

Den nackten Körper den natürlichen Reizen – Licht, Luft, Wasser – auszusetzen, gehörte, wie an anderer Stelle bereits ausgeführt, zum Konzept der Kinderkur, die Organisationsstruktur der Kinderkurheime machte es erforderlich, die Betriebsabläufe zu rationalisieren – das betraf auch das morgendliche Waschritual, das regelmäßige Wiegen, die Leibesübungen, Solebäder, Inhalationen und Höhensonnenbestrahlungen, schließlich die ärztlichen Untersuchungen. Bei all diesen Gelegenheiten wurden die Kinder ohne jede Rücksicht auf ihr Schamgefühl vor aller Augen entblößt, angestarrt und angefasst. Manche der Interviewpartnerinnen und -partner erinnern sich voller Unbehagen an solche Situationen. Helga B.* etwa empfand die Körperpflege am Morgen als „extrem unangenehm“: Man musste sich nackt anstellen und wurde am Waschbecken mit einem Waschlappen sauber gemacht. „Warum mussten wir da immer nackt rumlaufen“, fragt sich Petra S.*. Es sei „grausam“ gewesen, „mit anderen nackt rumzustehen“. Kai G.* erinnert sich, dass es ihn, wie auch andere Jungen, gestört habe, dass die „Tanten“ sie bei den Leibesübungen immer wieder am Gesäß oder im Schritt anfassten. Mehrere Interviewpartnerinnen und -partner erzählen, dass es ihnen extrem unangenehm war, nur in Unterwäsche in einer Reihe auf dem Flur vor dem Untersuchungsraum angestanden zu haben, um zum Arzt hereingerufen zu werden. Und auch die Untersuchung selbst – spärlich bekleidet vom Arzt angeschaut und angefasst zu werden – löste Scham, Beklemmung und Angst aus. „Ich war immer froh, wenn ich raus war“, bringt Andrea M.* die Gefühlslage der Kinder auf den Punkt.

Die Grenzen zur sexualisierten Gewalt waren fließend. So gibt Astrid D.* an, keine sexualisierte Gewalt erlebt zu haben, fügt aber sogleich hinzu, dass sie diese wahrscheinlich auch gar nicht als solche erkannt hätte. Auch Oliver H.* hat keine Erinnerung an sexualisierte Gewalt – allerdings gibt ihm zu denken, dass der „Analbereich“ für ihn bis heute „eine Tabuzone“ ist. Klaus-Jürgen L.* kann sich überhaupt nicht an ärztliche Untersuchungen erinnern, ebenso wenig wie an das Waschen in der Frühe – dies macht ihn nach eigenem Bekunden „stutzig“. Andrea M.* und Stefanie K.* meinen, die Berührungen des Arztes könnten aus heutiger Sicht bereits als sexueller Übergriff gedeutet werden.

„Wenn man so abgetastet worden ist ... schwer zu sagen“, antwortet Petra S.*, die 1972 im „Haus Hamburg“ zur Kur war, auf die Frage nach sexualisierter Gewalt. Ina R.*, 1979 im „Haus Hamburg“, erinnert sich mittlerweile wieder, dass sie 1979 bei einer Untersuchung auf der Krankenstation von „Haus Hamburg“ Opfer eines sexuellen Übergriffs wurde – dabei wurde ihr ein Finger in die Scheide eingeführt. „Ich erstarrte, konnte gar nicht einordnen, was dort geschah.“ An den Täter hat sie nur vage Erinnerungen: ein großer, bedrohlicher Mann, Arzt oder Pfleger, weiß gekleidet. Auch der Kontext ist unklar – „alles davor und danach ist ziemlich dunkel“. Die Erinnerung an diesen Akt sexualisierter Gewalt war dreieinhalb Jahrzehnte lang verschüttet und kam erst wieder hoch, als sie sich in einem Kreis von Freundinnen, in dem sie sich behütet fühlte, über die Verschickungen austauschte. Dabei habe sich dunkel etwas in ihr „zusammengebraut“, „wie ein Panikanfall“, dann stellten sich die Bilder ein. Frau R.* erinnert sich auch noch, dass der Täter ihr gedroht habe, wenn sie etwas sage, würde sie ihre Eltern nicht wiedersehen.

Dorothea Q.* wurde ebenfalls 1979 in das „Haus Hamburg“ verschickt. Während der Kur war sie längere Zeit krank und lag mit hohem Fieber in einem abseits gelegenen Krankenzimmer. Regelmäßig wurde sie von einem Arzt untersucht. Bei einer dieser Untersuchungen kam es zu einem ersten massiven sexuellen Übergriff. Der Arzt schickte die zu Beginn der Untersuchung anwesende Krankenschwester mit der Begründung, er komme alleine zurecht, in den Feierabend. Dann zwang er das Kind, ihn oral zu befriedigen. In der Folgezeit kam es zu zwei oder drei weiteren Vergewaltigungen, wobei das Kind in unterschiedliche sitzende und liegende Positionen gezwungen wurde. Bei einer dieser Gelegenheiten, so berichtet Frau Q.*, öffnete der Täter ihr gewaltsam den Kiefer und zwang sie, sein Sperma zu schlucken.[147] Auch in ihrem Fall drohte der Täter, das Kind würde, falls es darüber reden sollte, seine Eltern nicht wiedersehen. Die Eltern von Frau Q.* wollten sie damals, nachdem sie erfahren hatten, dass ihr Kind krank war, besuchen. Dies wurde ihnen von der Heimleitung untersagt. „Es würde den Kurerfolg schmälern.“ Vor der Abreise – die Kinder saßen bereits auf gepackten Koffern – sei der Arzt noch einmal vorbeigekommen, habe sie angesehen und den Finger warnend auf den Mund gelegt. An den Arzt hat Frau Q.* nur eine verschwommene Erinnerung – er sei ihr sehr alt erschienen, recht groß, in einen weißen Kittel gekleidet, mit einem Stethoskop. An sein Gesicht kann sie sich nicht erinnern. Frau Q.* hatte die quälenden Erinnerungen an die erlittene sexualisierte Gewalt völlig verdrängt, erst 2009, im Rahmen einer Traumatherapie, kehrten sie in ihr Gedächtnis zurück.

„Ich hab' gedacht, ich müsste für immer bleiben." Zur Wahrnehmung der Kurdauer

Die Antworten auf die Frage, wie die Dauer der Kur wahrgenommen wurde, fallen sehr ähnlich aus und zeigen, dass der Zeitraum von sechs Wochen gerade für kleinere Kinder nicht vorstellbar war. Er dehnte sich, wie es Petra S.* formuliert, „wie sechs Monate oder sechs Jahre, unendlich lange". Kai G.*, bei seiner Verschickung sieben Jahre alt, versuchte, sich eine Vorstellung vom Vergehen der Zeit zu bewahren – man musste sechs „Turntage" mitmachen, das war seine „Zählweise". Doch auch ihm erschien es so, als dauere die Kur „eine Ewigkeit". „Das wollte nie enden", bringt Astrid D.* diesen Eindruck auf den Punkt, andere Interviewpartnerinnen und -partner äußern sich nahezu wortgleich.[148]

Mit dem Verlust des Zeitgefühls verbunden war in vielen Fällen der Eindruck der Endgültigkeit. Kai G.* erinnert sich, dass er schon auf der Hinreise das Gefühl gehabt habe, das sei es „jetzt gewesen", er werde irgendwo hingeschickt, „und das war's. Deine Eltern und deinen Bruder siehst du nicht wieder." Stefanie K.* äußert sich ganz ähnlich: „Ich hab' gedacht, ich müsste für immer bleiben, ich komme nie wieder nach Hause." Auch Ina R.* fand die Kur „entsetzlich lang, ich habe gedacht, das nimmt gar kein Ende, wusste nicht, ob ich meine Eltern jemals wiedersehen würde, ich habe manchmal gedacht, so, das war's jetzt, das hört niemals auf".[149] Helga B.* war ebenfalls „felsenfest überzeugt, ich komme nie wieder nach Hause. [...] So, das ist jetzt mein Leben, und das andere gilt nicht mehr." Ein anderes Mädchen aus ihrem Kurgang habe dagegen fest darauf vertraut, nach Hause zu kommen. Frau B.* führt dies darauf zurück, dass dieses Mädchen aus einer intakten Familie stammte und von daher ein Grundvertrauen besaß, das ihr abging, habe es in ihrer Familie doch massive Spannungen gegeben. Sie habe immer Angst gehabt, die Mutter würde die Familie verlassen oder Selbstmord begehen – sie habe sich daher ihre Verschickung selbst zugeschrieben. Als kleines Kind denke man: „Ich hab' schuld. Man ist ja größenwahnsinnig." Frau B.* meint sich auch zu erinnern, dass sie es nicht geglaubt habe, als es hieß, es gehe wieder nach Hause.

Die Gefühlslage zwischen Hoffen und Zweifeln beschreibt Regina F.*. Einerseits seien die letzten Tage, als es hieß, es komme jetzt keine Post mehr, weil es bald nach Hause gehe, wie das „Aufwachen aus dem Albtraum" gewesen. „Jetzt geht's tatsächlich heim." Sie habe eine „Vorfreude" verspürt, „als würde eine Tür aufgehen", in die sich aber die bange Frage gemischt habe: „Wird das wirklich wahr? Vielleicht passiert noch was." Die Hoffnung sei „ganz zerbrechlich" gewesen, wie Glas oder Porzellan. Ihre Angst wurde durch die Betreuerinnen noch geschürt, die ihr gedroht hätten: „Wenn du jetzt nicht lieb bist, dann musst du noch länger bleiben. [...] Dann kommt deine Mama nicht, die holt dich nicht ab, wenn du nicht lieb bist." Bis heute hat Frau F.* vor jeder Reise Angst, dass noch etwas dazwischenkommen könnte. Die schwarze Pädagogik der Betreuerinnen wurde übrigens später von der Mutter von Frau F.* nahtlos fortgesetzt, die ihrer Tochter drohte: „Wenn du nicht lieb bist, schick ich dich wieder in die Kur." Sie habe dann, so Frau F.*, die Mutter „angebettelt, bitte, tu das nicht".

Die meisten Interviewpartnerinnen und -partner berichten, sie hätten einfach ein tiefes Gefühl der Erleichterung verspürt, als es hieß, es gehe nach Hause.[150] Zwei der Interviewten schildern indessen eine andere Gefühlslage. Stefanie K.* hatte sich in der Kur „furchtbar allein" gefühlt. Wenn sie vor Heimweh weinen musste, wurde sie nicht in den Arm genommen, sondern zur Strafe in die Ecke gestellt. Auch bei ihr hatte sich der Eindruck verfestigt, dass es immer so weitergehen würde. Es sei auch nie davon gesprochen worden, „dass wir wieder nach Hause dürfen". Die Nachricht, dass es dann doch wieder nach Hause gehen sollte, habe sie gleichgültig aufgenommen – sie sei „abgestumpft" gewesen. Oliver H.* wurde kurz vor seinem Geburtstag nach Hause entlassen. Er habe aber eigentlich im Heim bleiben wollen, sagt er im Interview – „so enttäuscht von diesem Verrat, diesem Alleingelassensein" sei er gewesen.

„War schön? Ja, war schön." Zurück in der Familie

> *„Wer die Ankunft einer Kindertransportgruppe auf dem Endbahnhof erlebt hat, der konnte sich mitfreuen an dem herzlichen Wiedersehen der Kinder mit den Eltern. Die drolligsten Einzelheiten aus den hinter ihnen liegenden Wochen werden von den Kindern schnell herausgesprudelt: ‚Ich habe fünf Pfund zugenommen!', ruft der Junge der Mutter entgegen, und das kleine Mädchen: ‚Wir haben aber fein gespielt!" Dazu die Eltern: ‚Junge, was bist Du braun geworden! – Mädel, man kennt Dich gar nicht wieder!'"*[151]

So heiter und unbeschwert stellte der bereits zitierte Zeitungsbericht aus dem Jahre 1959 das Wiedersehen der zur Kur verschickten Kinder mit ihren Eltern und Geschwistern in der Öffentlichkeit dar. Die Wirklichkeit sah anders aus. Die Mehrzahl der Interviews vermittelt den Eindruck, als ob die Begrüßung der heimkehrenden Kinder am Bahnhof eher beiläufig ausfiel – ob aus Gleichgültigkeit oder aus Verlegenheit, muss offen bleiben.[152] „Schön, dass du wieder da bist, und dann nach Haus", so beschreibt Stefanie K.* ihr Wiedersehen mit den Eltern auf dem Bahnhof. Auch Kai G.*, der von seiner Mutter am Bahnhof abgeholt wurde, spricht von „Business as usual". Man erzählte „ein bisschen was, und das ist es dann gewesen". „War schön? Ja, war schön." So beschreibt Oliver H.* den beiläufigen Empfang, den ihm seine Eltern bereiteten – während er selber „fassungslos" darüber gewesen sei, dass seine Eltern „so etwas zugelassen"[153] hätten. Ganz ähnlich schildert Regina F.* die Begrüßung durch ihre Eltern: „Na, war's schön? Jetzt bist ja wieder da." Niemand habe wirklich nachgefragt, wie es gewesen war. Schon beim Wiedersehen auf dem Bahnhof habe sie das Gefühl gehabt: „Die sind mir ganz fremd." Dieses Gefühl verfestigte sich nach der Rückkehr ins Elternhaus. „Ich hab' dieser Familie nie wieder vertraut." Schon immer sei sie „das schwarze Schaf" in der Familie gewesen – diese Rolle sei durch die Kur noch weiter ausgeprägt worden. Ein tiefes Gefühl der Entfremdung beschreiben auch andere Interviewpartnerinnen und -partner.[154]

In vielen Interviews spiegelt sich eine ausgeprägte Sprachlosigkeit innerhalb der Familien wider. In aller Regel fragten die Eltern nicht nach, auch wenn die heimgekehrten Kinder sich auffällig verhielten. Auch dazu mehrere Beispiele: Helga B.* kam „vollkommen verstört und eingeschüchtert" aus der Kur zurück, wie ihr älterer Bruder, der, damals 13 Jahre alt, mit auf dem Bahnhof war, ihr später erzählte. Sie habe sich nicht gefreut, die Familie wiederzusehen. Zu Hause angekommen, habe sie beim Anblick der Süßigkeiten, die ihre Eltern für sie bereitgelegt hatten, gefragt, ob sie Geburtstag gehabt habe – offenbar hatte sie „kein Zeitgefühl mehr". Anscheinend nahm kein Erwachsener das seltsame Verhalten des Mädchens zum Anlass nachzufragen. Andrea C.*, die keine Bilder von der Ankunft auf dem Bahnhof vor Augen hat, weiß noch, dass sie sich in der eigenen Wohnung, die ihre Eltern in ihrer Abwesenheit hatten renovieren lassen, ganz fremd fühlte. Sie sei, als sie Harndrang verspürte, zur Mutter geeilt und habe ängstlich gefragt, wo denn die Toilette sei, „damit ich ja nicht in die Hose mach". Die Mutter habe nur „mit dem Kopf geschüttelt". Astrid D.* erzählt, dass sie beim Wiedersehen mit Vater, Mutter und Großmutter auf dem Bahnhof „total zusammengebrochen" sei und heftig habe weinen müssen. Als sie ihre Eltern gesehen habe, habe sich der „Druck […] gelöst", alles sei aus ihr „herausgekommen". Es wurde aber auch hier nicht „nachgehakt". Klaus-Jürgen L.* erinnert sich, dass seine Eltern ihm einen sehr liebevollen Empfang bereiteten. Im Wohnzimmer stand das Modellflugzeug bereit, das der Vater für ihn gebastelt hatte, er habe aber, so erinnert sich Herr L.*, „überhaupt keine Regung gezeigt". Auch hier reagierten die Eltern nicht. Auch in den nächsten Tagen kam es zu keinem Gespräch, es war Ferienzeit, die Kinder waren viel draußen, und nach zehn Tagen zeigten sich erste Krankheitssymptome – eine während der Kur verschleppte Krankheit machte eine Krankenhauseinweisung notwendig.

Ina R.* hatte nach der Kur wiederkehrende Albträume – immer ging es darum, dass sie ihren Eltern entrissen und entführt würde. Auch kaute sie an Finger- und sogar Fußnägeln und hatte deshalb häufig Nagelbettentzündungen. Sie litt damals, so meint Frau R.* rückblickend, unter einer „dissoziativen Störung". Auch in ihrem Fall wollten oder konnten die Eltern die Zeichen nicht erkennen. Dorothea Q.* war vor der Kur ein „neugieriges" und „fröhliches" Kind gewesen, sie sei, so hat ihre ältere Schwester berichtet, still und in sich gekehrt zurückgekommen, habe nicht mehr wie vorher den Kontakt zu den Geschwistern gesucht, sondern viel allein gespielt – Folge der in der Kur erlittenen schwersten Formen sexualisierter Gewalt. Auch in diesem Fall fragten die Eltern nicht nach, ob in der Kur etwas vorgefallen war – sie hätten sich, meint Frau Q.*, wohl auch gar nicht vorstellen können, dass etwas vorgefallen sein könnte. Von sich aus offenbarte sich Dorothea nicht – hier wirkte die Warnung ihres Vergewaltigers nach, sie dürfe über das Erlebte nicht sprechen. Das Erlebte war von ihr in Form einer totalen Amnesie abgespalten worden. Erst nachdem sie sich rund dreißig Jahre später wieder an die Ereignisse erinnern konnte, hat sie sich ihrem Vater anvertraut, der „tief betroffen" gewesen sei und auch über die Ereignisse geweint habe. Er hatte zwar damals eine Veränderung an ihr bemerkt, aber keine Erklärung dafür gefunden. Es war für ihn einfach unvorstellbar, dass man so etwas einem Kind antun könnte.

Sehr unterschiedliche Erinnerungen hat Andrea M.*. Aus der ersten Kur im „Haus Schuppenhörnle" kehrte sie – nach Auskunft ihrer Eltern – „quietschvergnügt wie eh und je" zurück. In ihrem Verhalten habe es keinerlei Auffälligkeiten gegeben, sie habe auch aus der Kur erzählt. Bei der Rückkehr aus der „Asthmaheilstätte" in Bad Reichenhall im Jahr darauf habe sie hingegen – ein „ganz verschrecktes kleines Mädchen" – nur noch geweint und darauf bestanden, nie wieder wegzufahren – was die Eltern auch gar nicht mehr versucht hätten.

Nur wenige Interviewpartnerinnen und -partner geben an, dass sie nach ihrer Rückkehr aus der Kur mit ihren Eltern über das Erlebte und Erlittene sprechen konnten. So etwa Petra S.*, die sich ihrer Mutter anvertraute, zu der sie eine ganz enge und innige Beziehung hatte. Ihre Mutter sei, so Frau S.*, „fast in Ohnmacht gefallen". Ihre Eltern hätten sich mit einem Beschwerdebrief an die DAK gewandt, die aber nichts unternommen habe, so dass die Sache im Sande verlief. Klaus-Jürgen L. erinnert sich, dass seine Eltern ihm bereits vor dem Beginn der Kur unmissverständlich klargemacht hätten, dass er die sechs Wochen durchhalten müsse. Sie hatten ein Schreiben von der DAK bekommen, aus dem hervorging, dass sie beim Abbruch der Kur die Kosten hätten tragen müssen – was die Familie vor finanzielle Probleme gestellt hätte. Als er vier oder fünf Monate nach der Rückkehr mit seinen Eltern über seine Erlebnisse in der Kur gesprochen habe, sei die Reaktion verhalten gewesen. Seine Mutter habe aber auch gesagt, er wäre, wenn seine Eltern von den Zuständen im Kurheim gewusst hätten, sofort abgeholt worden. Kai G.* fasste sich einige Tage nach der Rückkehr ein Herz und erzählte seinen Eltern etwas von den Zuständen im Kurheim – etwa, dass die Kinder dort „Backpfeifen" erhielten. Er fand aber keinen Glauben. „Du hast doch geschrieben, dass alles gut war", hätten seine Eltern eingewandt und mit Ungläubigkeit reagiert: „Das gibt es doch gar nicht, das hast du erfunden. Ich merkte rasch, dass man das gar nicht hören wollte." Seine Mutter hatte eine Zeit lang bei der DAK gearbeitet – für sie habe festgestanden: „Was die DAK machte, war irgendwie heilig." An diesem „Image" sollte kein „Kratzer" entstehen.[155] Ähnlich verlief die Kommunikation in der Familie von Stefanie K.*: Sie sei nach ihrer Heimkehr „bockig" gewesen; von ihren Eltern zur Rede gestellt, habe sie von ihren schlimmen Erlebnissen in der Kur berichtet. Auch ihre Eltern reagierten ungläubig: „Das kann nicht sein. Ich hätte eine blühende Phantasie." Nur ihre Großmutter habe ihr geglaubt, es folgte aber nichts daraus.

Stefanie D.* erläutert im Interview die Gefühlslage, die dazu führte, dass sie lange Zeit nicht mit ihren Eltern über die Kur sprechen konnte. Entscheidend war eine tiefe Verunsicherung – sie fragte sich, warum ihre Eltern sie wohl in die Kur geschickt hatten: „Haben die das gemacht, weil sie mich lieben, weil sie denken, das ist gut für mich, oder weil ich böse bin, etwas falsch gemacht habe, weil sie mich loswerden wollten." Die Situation sei „ganz fragil" gewesen. „Aus der Angst heraus" habe sie nichts gesagt, sei nur froh gewesen, dass „ich wieder da sein durfte". Keinesfalls wollte sie es dazu kommen lassen, dass die Eltern sie noch einmal wegschickten. Ihre Eltern hatten wohl keine Vorstellung von dieser tiefen Verunsicherung – zu Hause wurde nur mit Belustigung wahrgenommen, dass Stefanie in der Kur einen fränkischen Dialekt angenommen hatte. Erst vier oder fünf Jahre später kam es zu einer Aussprache, nachdem Stefanie vor dem Fernseher, beim Anschauen einer Folge der „Schwarzwaldklinik", eine Art Flashback erlebt hatte. Auch in diesem Fall reagierten die Eltern „hilflos": „Es kam eigentlich nur Ungläubigkeit." Die ungläubigen und abwehrenden Reaktionen der Eltern, wenn ihre Kinder ihnen von der Kur erzählten, konnten das Vertrauen nachhaltig erschüttern. Miriam H.* gibt einen Dialog, den sie in einem nicht allzu großen zeitlichen Abstand mit ihrer Mutter führte, weil sie kurz zuvor im Beisein ihrer Mutter auf dem Bahnhof Hamburg-Altona zufällig eine der „Tanten" am Fahrkartenschalter erkannt hatte, folgendermaßen wieder: „Ich habe Dir doch alles von der Kur erzählt. Warum hast du dich nie für mich eingesetzt? Ja, ich wusste es nicht besser."[156] Deshalb vermied Frau H.* es, ihrer Mutter von zwei sexuellen Missbräuchen zu berichten, die sich in den Jahren ihrer Kindheit nach dem Kuraufenthalt ereigneten. Außerdem verschwieg sie ihr einen Vorfall auf ihrem Schulweg nach Hause, bei dem sie in erpresserischer Art von zwei Jugendlichen mit einem Messer bedroht wurde.

Auch Regina F.* konnte lange Zeit nicht mit ihren Eltern über die Kur sprechen – „das durft' nicht sein". Nach jahrzehntelangem Schweigen hätten die Eltern dann mit Abwehr reagiert: „Fang nicht wieder mit der Vergangenheit an!" Auf Nachfrage habe ihre Mutter eingeräumt, dass sie nach der Kur schon sehr „verstört" und „scheu" gewesen sei und ihr „am Rockzipfel gehangen" habe. Dass die Eltern sie trotzdem ein zweites Mal in die Kur geschickt hätten, sei ihr bis heute unerklärlich, so Frau F.*. Damals sei etwas in ihr „zerbrochen".

Auch Astrid D.* konnte lange Zeit nicht über die Kur sprechen, obwohl sie nach eigener Einschätzung in einem recht freien Elternhaus aufwuchs. Als es sehr viel später doch noch zu einer Aussprache gekommen sei, hätten sich die Eltern Vorwürfe gemacht. Andere Interviewpartnerinnen und -partner geben hingegen an, sie hätten gar nicht mit ihren Eltern über die Erfahrungen in der Kur sprechen können.[157]

„Ich kämpfe jeden Tag."
Langfristige Folgen der Kur

Die Frage, welche langfristigen Folgen die Erfahrungen von Zwang und Gewalt in der Kinderkur haben, nimmt in den meisten Interviews breiten Raum ein. Dabei blicken nur zwei Interviewpartner ohne negative Emotionen auf ihre Kur zurück. Richard A.*, der 1954 auf den „Berghof Polling" verschickt wurde, hat an die Kur selbst gar keine Erinnerung mehr – alles, was er darüber weiß, hat er einem Brief seiner Mutter an seine Großeltern entnommen.[158] In seinem Fall ist die Erinnerungslücke wenig verwunderlich – der damals neunjährige Junge hatte, wie eingangs erwähnt, viel hinter sich: die Flucht aus der SBZ, einen mehrmonatigen Aufenthalt in einem Kinderheim, die vorübergehende Unterbringung bei den Großeltern und auch schon eine Kinderkur. Der Umstand, dass er, als er im Jahre 1956, wahrscheinlich auf Veranlassung des Jugendamtes, im „Kinderheim Kirchwalsede" bei Rotenburg/Wümme aufgenommen wurde, auf eigenen Wunsch zwei Jahre lang dort blieb, um seinen Schulabschluss zu machen, spricht dafür, dass der sechswöchige Aufenthalt im „Berghof Polling" zwei Jahre zuvor keine größeren Spuren hinterlassen hatte. „Alles in allem positiv wahrgenommen" hat auch Ronald O.* seine Kur im „Haus Quickborn" im Jahre 1978. Auch dieses Urteil überrascht nicht, unterscheiden sich seine Erfahrungen doch grundlegend von denen anderer Verschickungskinder – er erlebte die Kur, die von der jungen Betreuerin eher wie eine damals übliche Jugendfreizeit gestaltet wurde, als seinen ersten Urlaub ohne Eltern. „Selbstbewusster" sei er zurückgekehrt, stellt Herr O.* rückblickend fest – die Kur habe ihn „eher nach vorne gebracht".

Bei den übrigen 15 Interviewpartnerinnen und -partnern löst die Erinnerung an ihre Kur starke negative Emotionen aus – ein „Gefühlschaos",[159] das in den Interviews deutlich zutage tritt, auch bei denjenigen, die meinen, mit diesem Teil ihrer Biographie gut abgeschlossen zu haben. Sie alle haben – auch das offenbaren die Interviews – intensiv darüber nachgedacht, welchen Einfluss die schlimmen Erlebnisse und Erfahrungen in der Kur auf ihre weitere

Biographie gehabt haben. In den Interviews zeichnen sich mehrere wiederkehrende Wahrnehmungs- und Deutungsmuster ab. Bevor versucht werden soll, diese Muster näher zu umreißen, seien vier besonders eindrückliche, aber keineswegs untypische Beispiele angeführt.

Miriam H.* antwortet auf die Frage, wie sie die Rückkehr nach Hause erlebte, sie sei damals „vom Regen in die Traufe" gekommen, denn auch in ihrem Elternhaus sei es streng und gewalttätig zugegangen – sie sei als Kind, so formuliert es Frau H.*, „schwer misshandelt, gefoltert und täglich psychisch terrorisiert" worden. Insofern hatte die Kur bestehende Muster verfestigt, ein Prozess, der sich nach der Rückkehr weiter fortsetzte. Gleichwohl stellt Frau H.* eine unmittelbare Verbindung zwischen ihren Kurerfahrungen und verschiedenen Ängsten und Zwängen her, die sie bis heute quälen. So leidet Frau H.* unter starken Blasenbeschwerden, die sie darauf zurückführt, dass sie in der Kur darauf „getrimmt" wurde, den Urin anzuhalten. Wenn die Mutter sie zum Einkaufen mitnehmen wollte, habe sie eine „panische Angst" bekommen, unterwegs einzunässen. Wurde sie dann auf die Toilette geschickt, habe sie trotz starken Harndrangs nicht urinieren können, weil sich ihre Blase schmerzhaft verkrampfte. Sie habe, so erinnert sich Frau H.*, ihrer Mutter auch erzählt, woher ihre Angst vor dem Einnässen rührte, doch habe man eine organische Ursache angenommen und sei mit ihr von Arzt zu Arzt gezogen. Ein Urologe habe ihr einmal gesagt, so erzählt Frau H.*, dass er in seinem Berufsleben noch keine so extrem ausgebildete Blasenmuskulatur gesehen habe. Weiter berichtet Frau H.* von einer heftigen Speiseabneigung, die sie unmittelbar auf ihre Kurerfahrung zurückführt: In der Kur gab es mehrmals in der Woche dicke Vollkornscheiben, die mit Schmalz bestrichen waren. Frau H.* meint, es habe sich um ranziges Schmalz gehandelt – wie auch immer, sie ekelte sich vor dem Geruch und Geschmack, trotzdem wurde sie gezwungen, die Schmalzbrote zu essen. Der Abscheu ist bis heute geblieben. Schon bei der Vorstellung von Schmalz zieht sich ihr der Hals zusammen. Wird in einem Restaurant als Hors d'œuvre ein Schmalztöpfchen mit Brot serviert, kann sie dort nichts essen. Am schlimmsten ist für Frau H.* jedoch ihre „panische Angst vor einer Ansammlung fremder Menschen". Am wohlsten fühlt sie sich in ihren eigenen vier Wänden. In fremder Umgebung wähnt sie sich dagegen „in Feindesland", dann überkommt sie ein „dauerhafter innerer Fluchtimpuls", den sie mühsam unterdrücken muss. Große Probleme hat sie von jeher, in den Urlaub zu fahren, was ihr früher, als ihre Kinder klein waren, nicht so bewusst gewesen sei. Schon damals aber sei der Urlaub für sie ein einziger Stress gewesen, sie habe stets an Gewicht verloren, sich in dieser Zeit psychisch „verrenkt" und versucht, es allen recht zu machen – dabei ist sie selbst „auf der Strecke geblieben". Nach dem Urlaub musste sie sich vom Urlaub erholen. Eindrucksvoll beschreibt Frau H.*, wie schwer es ihr fiel, in einem Verein von Aquarienfreunden Fuß zu fassen. Eineinhalb Jahre lang habe sie sich als Gast in den Verein geradezu „hineinkämpfen" müssen, bei den Treffen habe sie sich ganz außen an die Tür gesetzt, um den Raum schnell verlassen zu können, falls sie von einer Panikattacke heimgesucht werden würde. Nur ganz allmählich wuchs die Erkenntnis: „Die tun mir ja gar nichts." Schließlich hatte Frau H.* so viel Vertrauen gefasst, dass sie sich für ihren Verein bei den Norddeutschen Aquarianertagen engagierte – die Folge war ein massiver stressbedingter Haarausfall. Schon nach der ersten Veranstaltung habe sie eine „spiegelblanke Stelle auf der Kopfhaut von der Größe eines 5-Mark-Stücks" bemerkt. Als sich dies im folgenden Jahr wiederholte, erklärte sie ihren Vereinsfreunden, warum sie dieses Engagement nicht fortsetzen kann. 2018 wurde Frau H.* durch die Fernsehsendung „Kontraste" zufällig auf die Recherchen Anja Röhls aufmerksam – und brach vor dem Fernseher in Tränen aus. Fünf Monate lang, so Frau H.*, habe sie mit sich gerungen, ehe sie – unter Einnahme von sehr starken Beruhigungsmitteln – ihre Kurerlebnisse zu Papier bringen konnte.[160] Diesen Schritt hat sie nicht wirklich als Befreiung erlebt, aber: „Ein Stück von mir weggegeben. Ich war nur froh, dass ich's geschafft habe." Das Interview fand vor dem Hintergrund der Coronapandemie statt. Wenn diese vorüber sei, so nahm sich Frau H.* vor, werde sie ihren Mann bitten, weiter „Konfrontationstraining" mit ihr zu machen: einen Spaziergang zu unternehmen, in ein Restaurant auszugehen. „Ich will unter Menschen. [...] Ich brauche Menschen um mich herum", sagt Frau H.* und fügt hinzu: „Ich kämpfe jeden Tag."

Dorothea Q.* entwickelte nach der Kur einen Sprachfehler – sie konnte kein „sch“ mehr sprechen – und kam deswegen zur Behandlung bei einer Logopädin. Da das Mädchen zudem Probleme mit dem Hören hatte (und deswegen am Trommelfell operiert werden musste), gelangte man bei der Schuleingangsuntersuchung zu der Empfehlung, Dorothea auf eine Förderschule zu schicken, obwohl sie ganz aufgeweckt war und bereits etwas rechnen und schreiben konnte. Doch folgten die Eltern dieser Empfehlung nicht, Dorothea besuchte eine normale Grundschule und ging ihren Weg. An die Kur in Bad Sassendorf hatte sie kaum noch eine Erinnerung, die dort erlittene Gewalt hatte sie völlig verdrängt – sie schreckte vor Ärzten zurück, wusste aber nicht mehr, warum. Kurz nach der Geburt ihrer zweiten Tochter verstarb ihre Mutter – in dieser Situation begab sich Frau Q.* erstmals in Psychotherapie. Bei der Frage nach ihrer Kindheit wurde ihr klar: „Um das sechste Lebensjahr ist ein schwarzes Loch, ich kann mich an nichts erinnern.“ Nach der dritten Schwangerschaft bekam Frau Q.* eine postpartale Depression und ging wieder in Psychotherapie. Damals ging es ihr sehr schlecht, sie hatte starke Schmerzen, wurde von Suizidgedanken heimgesucht und nahm Antidepressiva ein. In einer Klinik konnte sie nicht bleiben – der Aufenthalt dort habe sie „getriggert“. Sie hatte Flashbacks. 2009 unterzog sich Frau Q.* einer Traumatherapie. Bei dem Versuch, an das Trauma heranzukommen, tauchten schließlich Bilder von der Vergewaltigung auf. Zunächst hatte sie Zweifel, ob es wirklich passiert war – dann verfestigten sich ihre Erinnerungen. Frau Q.* stellte einen Antrag auf Opferentschädigung, der abgelehnt wurde. Weiter berichtet Frau Q.*: „Ein Antrag beim Fonds für sexuellen Missbrauch im Jahre 2016 wurde, nachdem die DAK dem Fonds 2018 beigetreten war, kommentarlos genehmigt. Eine Nachfrage seitens der DAK, was wirklich vorgefallen war, gab es nicht. Eine Entschädigung seitens der DAK hat es bis dato auch nicht gegeben.“ Die Aufarbeitung habe viele Jahre gedauert, so Frau Q.*, „es war ein langer, mühseliger, steiniger Weg“. Heute habe sie gelernt, die Vergangenheit in ihr Leben zu integrieren. Kraft schöpfe sie aus dem Wissen, dass es etwas Höheres gebe. Eindrücklich beschreibt Frau Q.* psychische Grundmuster, die sie mit ihrer Kurerfahrung in Verbindung bringt. Durch die erlittene Gewalt sei ihr damaliges Selbstwertgefühl zerstört worden. Auch habe sie lange das „Vertrauen in Menschen“ verloren. „Misstrauen“ kennzeichnete über viele Jahre ihre Einstellung gegenüber dem Leben, gegenüber anderen Menschen und auch sich selbst gegenüber. Sich in einer Gruppe zu bewegen, sei sehr schwierig für sie, sie sei dann „ständig überreizt“ und habe das „Gefühl, ständig auf der Flucht sein zu müssen oder im Umkehrschluss zu erstarren“. Zwischenzeitlich musste Frau Q.* ihren Beruf aufgeben.

Ina R.* hatte, ähnlich wie Miriam H.*, große Probleme im Elternhaus, die mit einer selbst traumatisierten Mutter zusammenhingen – in der Kur sei es aber, wie Frau R.* sagt, noch schlimmer gewesen als zu Hause. Auch in ihrem Fall scheint die Kur bereits bekannte Muster verfestigt zu haben.[161] Nach der Kur, so Frau R.*, sei sie oft in ein „Dissoziationsverhalten“ verfallen und in eine Art Geistesabwesenheit geflüchtet; ihr Vater hat sie dann oft angestoßen oder mit dem Finger geschnippt, er dachte, es handele sich um Tagträumerei. An sich selber nahm Frau R.* eine „Bindungsstörung“, „Verlustängste“ und „Minderwertigkeitsgefühle“ wahr. Sie hatte oft das Gefühl, „nicht gut genug zu sein“, war sehr unsicher, suchte Bestätigung und war bestrebt, sich angepasst zu verhalten. In der Jugend hatte Frau R.* mit Depressionen, Sucht, Bulimie und einer Sozialphobie zu kämpfen. Mit Mitte zwanzig war sie an einem Tiefpunkt angekommen, ein gescheiterter Suizidversuch brachte dann die Wende. Eine Reihe von Therapien, Meditation, positives Denken und die Entdeckung der Spiritualität halfen ihr, sich zu stabilisieren. Mittlerweile habe sie sich, so Frau R.*, mit vielem ausgesöhnt, in Krisensituationen falle sie aber wieder zurück in alte Verhaltensmuster. Kontrolle und Fremdbestimmung triggern sie noch heute. Vor diesem Hintergrund hat Frau R.* die Coronazeit als sehr schlimm erlebt.

Klaus-Jürgen L.* kam still und „in sich gekehrt“ aus der Kur zurück – deren Folgen ihn nach eigener Einschätzung sein Leben lang begleiten. Er leide, so Herr L.*, unter starken „Verlustängsten“ – er versuche, so beschreibt er sein Verhalten, es allen recht zu machen. Lieber rede er anderen nach dem Mund, als negativ aufzufallen. Als Kind habe er lange alles hingenommen, wenn jedoch ein bestimmter Punkt überschritten war, sei er gegenüber anderen, auch älteren Kindern aggressiv geworden. An sich selber nimmt Herr L.* einen Kontrollzwang wahr: Situationen, die er nicht unter Kontrolle hat, verunsichern ihn stark und können auch zu Aggressivität führen. So sei er, als vor einigen Jahren seine Frau schwer krank wurde und ein beruflicher Wechsel nicht klappte, mit der Situation überfordert gewesen und habe verbal aggressiv darauf reagiert. Dies nahm Herr L.* zum Anlass, sich in Psychotherapie zu begeben. Seine unmittelbare Lebenswelt stellt sich für Herrn L.* als „persönlicher Schutzwall" dar. Mit Ausnahme des engsten Familienkreises lässt er nach Möglichkeit niemanden in seine Wohnung. Ein großes Problem hat Herr L.* mit Toiletten außerhalb der eigenen Wohnung. Auf der Arbeit geht es, hier bewegt er sich auf vertrautem Gelände, ist er doch sein ganzes Berufsleben lang in ein und demselben Unternehmen tätig. Öffentliche Toiletten kann er nicht benutzen, ist er bei Freunden oder Familienangehörigen zu Gast, müssen mindestens „ein bis zwei geschlossene Türen bis zur Toilettentür dazwischen sein". Außerhalb des vertrauten Lebensraums tut sich Herr L.* schwer. Seit über zwanzig Jahren fährt er mit seiner Familie immer in denselben Urlaubsort – dort fühlt er sich mittlerweile zu Hause. Als er aber mit seiner Frau zum ersten Mal ohne Kinder in den Urlaub fuhr, habe er, so Herr L.*, die Tage gezählt, bis er wieder nach Hause fahren konnte. Lange Zeit war Herr L.* auch kaum in der Lage, längere Zeit ins Krankenhaus zu gehen. Nach einem Arbeitsunfall brachte er es nicht über sich, eine stationäre Rehabilitation zu machen – er ging schließlich zusammen mit seiner Frau in ein „Patientenhotel". In der Nähe fremder Menschen, so Herr L.*, sei er nervös, er tigere dann auf und ab. In größeren Gruppen kapsele er sich ab. Mit Frau und Kindern könne er durchaus fröhlich sein, aber „Ausgelassenheit in größerem Rahmen kenne ich überhaupt nicht". Das Singen in einem Chor hilft ihm ein Stück weit, anderen Menschen näherzukommen.[162]

In den Interviews finden sich viele Hinweise auf ausgeprägte Speiseabneigungen,[163] aber auch auf Essstörungen, die von den Betroffenen unmittelbar – und durchaus überzeugend – auf ihre Kurerfahrungen zurückgeführt werden. Stefanie L.* leidet nach ihrer eigenen Wahrnehmung an einer Essstörung: Sie isst sehr unregelmäßig, schlingt die Mahlzeiten herunter, isst sehr schnell – sie möchte schnell wieder vom Tisch weg. Auch Stefanie D.*, die in der Kur drei Kilogramm zunahm, stellt fest, dass sich ihr Essverhalten nach der Kur verändert hat. Das natürliche Gefühl der Sättigung sei ihr verloren gegangen, sie habe in der Kur gelernt, „Sachen herunterzuschlucken" – was sie auch auf ihre Gefühle bezieht, die sie eher in sich hineinfrisst. Vor der Kur untergewichtig, nahm sie seither immer mehr zu. Die starke Gewichtszunahme während der Kur konnte auch soziale Folgen haben, wie Kai G.* erzählt. Er hatte in der Kur stark zugenommen und hat seither Gewichtsprobleme. In seiner Schulklasse führte dies zu Ausgrenzung – er durfte nicht in der Fußballmannschaft mitspielen. Da sich zudem infolge einer Augenentzündung eine Kurzsichtigkeit einstellte und Kai eine Brille tragen musste, wurde er vollends zum Außenseiter: „zu dick, Brillenschlange, kleiner Klugscheißer". Die Folge, so Herr G.*, sei eine „Introvertierung" gewesen: So hatte er immer gerne an Theateraufführungen teilgenommen, das hörte jetzt jedoch schlagartig auf.

Andere Ängste und Zwänge, die in den Interviews aufscheinen, drehen sich um das Erbrechen,[164] um das Baden und Duschen,[165] um räumliche Enge und – immer wieder – um die Nähe zu fremden Menschen. So hat Andrea M.* ein Problem mit geschlossenen Türen – vor allem eine geschlossene Schlafzimmertür ist ihr unerträglich, sie kann auch nicht im Dunkeln schlafen. Auch Petra S.* kann keine Enge aushalten, sie erträgt es nicht, wenn jemand hinter ihr steht. Auch kann sie nicht in größere Städte reisen, Menschenmengen sind ihr unangenehm, sie meidet nach Möglichkeit die Nähe zu fremden Menschen: „Aldi um 17 Uhr ist der Horror." Die Einführung von Abstandsregeln während der Coronapandemie war für sie eine Erleichterung. Andere Interviewpartner und -partnerinnen empfanden die Pandemie hingegen als Belastung.

Subtiler als solche Ängste und Zwänge sind die Auswirkungen der Kurerfahrung auf die Beziehungen zu anderen Menschen. Aus den Interviews wird sehr deutlich, dass die Verschickung das „Urvertrauen" zu den eigenen Eltern massiv erschütterte. Die Kinder verstanden nicht, warum ihre Eltern sie zur Kur weggegeben hatten, warum sie plötzlich – und scheinbar für immer – aus ihren Familien herausgerissen worden waren, warum die Eltern in ihren Briefen und Postkarten die Kur, die sie selbst als unerträglich empfanden, schönredeten und ihre Kinder, die unter Zwang und Gewalt litten, ermahnten, brav und folgsam zu sein, dass die Eltern sich vermeintlich mit den strengen und lieblosen Betreuerinnen verbündet hatten, auf die versteckten Hilferufe ihrer Kinder nicht reagierten, nach der Rückkehr aus der Kur auch nicht nachfragten und ihren Kindern, wenn diese sich ihnen anvertrauten, keinen Glauben schenkten. Wie nachhaltig das Vertrauensverhältnis zwischen Kindern und Eltern gestört war, hing – diese Hypothese sei auf der Grundlage der Interviewauswertung gewagt – davon ab, wie stark die Bindung vor der Kur gewesen war. Hatte ein Kind an sich eine sichere Bindung zu seinen Eltern, litt es zwar in der Kur unter der Situation extremer psychischer Deprivation, die stark mit den Erfahrungen in der Familie kontrastierte; das Vertrauen zu den Eltern wurde aber nicht dauerhaft zerstört – das Kind hatte, zurück in der vertrauten Umgebung, die Chance, die traumatischen Erfahrungen, gestützt auf eine feste Eltern-Kind-Beziehung, halbwegs zu verarbeiten. Anders sah es für ein Kind aus, das schon vor der Kur keine sichere Bindung zu seinen Eltern hatte. In diesen Fällen wurden die bereits bestehenden Beziehungsmuster – im Sinne einer Rückkopplungsschleife – durch die Kur verfestigt und verstetigt. Dies konnte – verschiedene Interviewpartnerinnen und -partner interpretieren dies so – tiefgreifende Auswirkungen auch auf andere Beziehungen in der weiteren Lebensgeschichte haben.[166]

Dabei ordnen sich manche dem unsicher-vermeidenden, andere dem unsicher-ambivalenten Bindungstyp zu.[167] Der unsicher-vermeidende Bindungstyp tendiert – aus der Erfahrung, immer wieder zurückgewiesen zu werden – dazu, sich zu verschließen, allzu enge Beziehungen zu meiden und zu flüchten, wenn eine Beziehung zu eng wird. Für eine solche Selbstbeschreibung der Interviewpartnerinnen und -partner seien mehrere Beispiele genannt: Regina F.* fühlte sich in der Kur sehr einsam, umso mehr, als sie sich, wie weiter oben bereits beschrieben, von ihren Eltern der Situation ausgeliefert und verraten fühlte. Während der Kur, so beschreibt es Frau F.*, habe sie gelernt, „sich in dieser Einsamkeit komplett zu verschließen“ – eine Fähigkeit, die sie habe „überleben lassen“. Geblieben sei ein Gefühl von „eingehen können, sterben können“. Sich selbst beschreibt Frau F.* als „Einzelgänger“ und „Außenseiter“, obwohl sie die Menschen liebt. In Beziehungen neige sie zur Trennung, wenn es zu nah werde. Sie müsse auch immer wieder wegziehen, halte es nicht aus, lange an einem Ort zu bleiben. Helga B.* sieht durch die Kur das Vertrauen in die eigene Mutter tief erschüttert – es habe auch nicht mehr vollständig wiederhergestellt werden können, Frieden mit der Mutter habe sie erst schließen können, als diese in hohem Alter pflegebedürftig geworden sei. Dieses verloren gegangene Vertrauen zur Mutter habe, so beschreibt es Frau B.*, Konsequenzen für das ganze weitere Leben gehabt: Ihr Vertrauen zu anderen Menschen ist brüchig. Zwar schließt sie schnell Freundschaften und tut auch viel dafür, sie habe aber wenige Beziehungen, die in die Tiefe gehen. Auch hat sie an sich eine Neigung festgestellt, sich Freundinnen zu suchen, die depressiv oder suizidal sind. Dieses Muster beschreibt sie folgendermaßen: „Ich suche mir Menschen, wo ich merke, ich bleibe doch allein zurück.“ Auch Oliver H.* sieht seine Bindungsfähigkeit beeinträchtigt – die Scheidung der Eltern habe dies noch verstärkt. Seine Frau habe ihm vorgeworfen, er habe die Tendenz zu gehen, wenn es schwierig werde. Seine Neigung, sich in sich selbst abzuschließen, beschreibt Herr H.* in einem Bild: „Ich bin ein kleiner Kobold, der sich einen Kokon spinnt.“ In seinem Bemühen, sein Leben nachhaltig zu ändern, habe er sich jetzt die Vorstellung zurechtgelegt, diesen Kokon zu einem Vogelpärchen ins Nest gelegt zu haben – dort kann er bleiben, er selbst darf seinen Kokon verlassen und damit anfangen, seine Beziehungen zu anderen Menschen zu vertiefen.

Der unsicher-ambivalente Bindungstyp hat in seinem Elternhaus einen Wechsel von einfühlendem und abweisendem Verhalten erlebt, kann die Gefühle anderer Menschen nicht gut einschätzen, zieht sich in seine eigene Lebenswelt zurück, reagiert ängstlich auf fremde Gesellschaft, neigt dazu, sich anzupassen und unterzuordnen – was wiederum zu Stress und Aggression führen kann. Mehrere Interviewpartnerinnen und -partner empfinden sich, wie an anderer Stelle bereits erläutert, als hilflos in fremder Gesellschaft, überangepasst, ängstlich bemüht, alles richtig zu machen. Manchmal beziehen sich solche Verhaltensmuster auf ganz bestimmte Konstellationen und Situationen. Stefanie K.* etwa verlor aufgrund ihrer Kurerfahrung das Vertrauen zur Mutter – der Kontakt ist mittlerweile ganz abgerissen. Als Kind sei sie, von „schlimme[n] Verlustängsten" gequält, ihren Eltern „hinterhergelaufen" – ein Abhängigkeitsmuster, das sich in ihrer ersten Ehe, als sie Opfer häuslicher Gewalt wurde, wiederholte. Inzwischen zweifelt sie an ihrer eigenen Bindungsfähigkeit – in zweiter Ehe glücklicher verheiratet, würde aber, wie sie sagt, ihre Welt nicht zusammenbrechen, wenn ihr Mann gehen würde. Frau K.* leidet sehr unter ihrer beeinträchtigten Beziehungsfähigkeit – die Verschickung, so ihr Fazit, „zieht sich durch das ganze Leben".

Mehrere Interviewpartnerinnen und -partner geben auf Nachfrage an, dass sie vor dem Hintergrund ihrer Erfahrungen während der Verschickung im Umgang mit den eigenen Kindern bewusst manches anders gemacht haben. Die eigenen Kinder zur Kur schicken, wäre für sie nie in Frage gekommen.[168] Petra I.* berichtet, dass auch ihre Tochter eine schlechte Esserin war. Ihr Mann wollte das Mädchen zum Essen zwingen, doch sie stellte sich aufgrund der eigenen Erfahrungen in der Kur dagegen, es kam darüber zu einem Konflikt zwischen den Eheleuten.[169] Andrea M.* hat bei der Erziehung ihrer Kinder, die ziemlich frei aufgewachsen sind, besonders darauf geachtet, dass es gerecht zuging. „Ungerechtigkeit gibt's bei uns nicht. Da bin ich echt empfindlich."[170] Regina F.* hat in der Erziehung ihrer beiden Söhne vieles anders gemacht, als sie es selbst in ihrer Kindheit erlebt hat. Wichtig war ihr, ihre Kinder ernst zu nehmen, ihnen zuzuhören, ihre Gefühle zu respektieren. Stefanie K.* hat sich in ihrer eigenen Wahrnehmung besonders fürsorglich um ihren Sohn gekümmert – noch heute bekommt er, längst erwachsen, eine Brotdose mit auf den Weg.[171] Die Erfahrungen aus der Kur können das Verhältnis zu den eigenen Kindern aber auch belasten. So bedauert Dorothea Q.*, dass sie in der Beziehung zu ihren Kindern immer die Kontrolle behalten muss. Auch empfindet sie Trauer darüber, dass die ersten Lebensjahre mit ihren Kindern so stark durch ihre Depressionen gekennzeichnet waren. Stefanie D.* führt aus, dass sich ihre tiefsitzende Unsicherheit in Bezug auf die Gefühle anderer Menschen auch auf ihre Kinder übertragen habe. Wenn sie den Eindruck habe, dass diese ihr nicht schnell genug helfen, fühle sie sich schnell allein und reagiere hochemotional. Auch Stefanie K.* empfindet gegenüber den eigenen Kindern „Verlassensängste“. Doch können die eigenen Kinder eingeschliffene Beziehungsmuster auch verändern: Für Regina F.*, die nach eigenem Bekunden Fluchttendenzen hat, wenn eine Beziehung zu eng wird, war die Liebe zu ihren beiden Söhnen eine neue, beglückende Erfahrung. Mehrere Interviewpartnerinnen stellen einen Zusammenhang zwischen ihrer Kurerfahrung und ihrer Berufswahl als Hebamme, Therapeutin, Sozialpädagogin oder Lehrerin her – sie nehmen für sich ein hohes Maß an Empathie, ein Gespür für die leisen Töne, in Anspruch, haben den Ehrgeiz, sich vor allem um jene Kinder zu kümmern, die durchs Raster fallen, verstehen sich als Fürsprecherinnen und Dolmetscherinnen der Kinder.

Viele Interviewpartnerinnen und -partner leiden noch immer unter den traumatischen Erinnerungen an die Kur und ringen um ihr seelisches Gleichgewicht. Einige haben eine oder mehrere Psychotherapien hinter sich, manche befinden sich derzeit in Behandlung oder möchten eine Therapie beginnen. Die Thematisierung der Kinderkuren durch die Journalistin Anja Röhl haben einige der Interviewten als Befreiung erlebt. Die Erkenntnis „Das bin nicht nur ich“[172] und „Ich habe mir das nicht eingebildet“[173] beschreiben sie als „Erleuchtung“[174] oder „Offenbarung“.[175] Im Zusammenhang mit der Selbstorganisation der Verschickungskinder haben sie begonnen, ihre eigene Lebensgeschichte aufzuarbeiten – was für die meisten ein überaus schmerzhafter Prozess ist. So berichten zwei der Interviewpartnerinnen, dass sie, als sie an den Ort ihrer Verschickung reisten, um sich der Vergangenheit zu stellen, ernsthaft körperlich erkrankten. Es sei, wie eine von ihnen im Interview sagt, der „uralte Schmerz“ gewesen, „der sich gelöst hat“.

Anmerkungen

1 Vgl. Arnd-Michael Nohl, Interview und dokumentarische Methode. Anleitungen für die Forschungspraxis, Wiesbaden 2006, S. 20 f. Vgl. allgemein: Knud Andresen / Linde Apel / Kirsten Heinsohn, Es gilt das gesprochene Wort. Oral History und Zeitgeschichte heute, Göttingen 2015.

2 Clifford Geertz (1926 – 2006) etablierte mit der „dichten Beschreibung" *(thick description)* eine Methode der ethnologischen Feldforschung, welche die genaue Beobachtung von Handlungsabläufen mit der Analyse der dahinterliegenden Bedeutungsebenen verbindet. Clifford Geertz, Dichte Beschreibung. Beiträge zum Verstehen kultureller Systeme (1973), Frankfurt am Main 2003.

3 Zudem fanden weitere Gespräche und Interviews statt, die nicht in die Auswertung eingegangen sind, weil entweder nicht zweifelsfrei geklärt werden konnte, ob die Kur von der DAK bezuschusst worden war, oder die Gesprächspartnerinnen und -partner keine oder kaum eine konkrete Erinnerung mehr an die Kur haben. Eine Ausnahme stellt das Interview mit Richard A.* dar, das in die Auswertung einbezogen wurde, obwohl sich Herr A.* nicht mehr an die Kur selbst erinnern kann. In seinem Fall ist der biographische Kontext von besonderem Interesse. Die Interviews fanden im Zeitraum vom 10. Dezember 2021 bis zum 14. Oktober 2022 statt. Wenn möglich, wurden sie persönlich, ansonsten telefonisch oder online durchgeführt. In manchen Fällen waren persönliche Interviews wegen der Coronapandemie, aber auch aufgrund zu weiter Entfernungen – einzelne Interviewpartnerinnen und -partner leben mittlerweile im Ausland – nicht möglich.

4 Die 1916 vom Bayerischen Landesverband zur Bekämpfung der Tuberkulose mit Hilfe einer Spende des bayerischen Prinzregenten Luitpold (1821 – 1912) aus Anlass seines 90. Geburtstags gegründete, von Barmherzigen Schwestern geführte „Prinzregent-Luitpold-Kinderheilstätte" in Scheidegg / Allgäu wurde 1942 der Stiftung „Mutter und Kind" zugeschlagen und nach der Auflösung der Stiftung 1944 dem Bayerischen Staat übertragen. Nach dem Krieg wurde die Stiftung wiederhergestellt. Mitte der 1950er Jahre verfügte die Einrichtung über 250 Betten, nahm Jungen und Mädchen von drei bis 13 Jahren auf und behandelte alle Formen der Tuberkulose mit Ausnahme der offenen Lungen-Tbc. Die Einrichtung warb mit einer eigenen Heimschule. 1976 übernahm die KJF (Katholische Jugendfürsorge der Diözese Augsburg e.V.) die Verwaltung der Stiftung „Prinzregent-Luitpold-Kinderheilstätte Scheidegg". 2005 ging die Trägerschaft auf die KJF über. Vgl. https://www.klinikprinzregentluitpold.de/de/geschichte-der-klinik.html [letzter Zugriff: 26.1.2023]; Folberth (Hg.), Kinderheime [und] Kinderheilstätten, 1. Aufl., S. 96.

5 Träger der „Asthmaheilstätte Bad Reichenhall" (Kurfürstenstr. 36) war der Katholische Jugendfürsorgeverein München. Die Einrichtung verfügte über 250 Betten und nahm ganzjährig Jungen und Mädchen von drei bis 18 Jahren auf. Sie stand unter ärztlicher Leitung, bot „alle Einrichtungen für Diagnose und Therapie, sämtliche Bad Reichenhaller Kurmittel im Hause, Krankengymnastinnen für Spezialbehandlung". Aufgenommen wurden

Kinder mit „Asthma bronchiale, Bronchitiden, Restpleuritiden, Bronchiektasen, Dysfunktionen der Atmungsorgane". Kinder mit „aktiver Tuberkulose" wurden nicht aufgenommen. Folberth, Kinderheime [und] Kinderheilstätten, 2. Aufl., S. 124.

6 Das Kinderkurheim G. Riebel in Streit über Bayreuth war im Jahre 1970 Vertragsheim der DAK (vgl. die Liste der Vertragsheime im Anhang). Wie lange das Vertragsverhältnis bestand, geht aus den „Mitteilungen" der DAK nicht hervor. Stefanie D.* war 1982 im Rahmen einer von der DAK bezuschussten „Fremdheimkur" dort.

7 Richard A.*, Stefanie D.*, Andrea C.*

8 Petra I.*, Ronald O.*.

9 Bei den Vornamen handelt es sich teilweise um die tatsächlichen Namen der Interviewpartnerinnen und -partner, teilweise um Pseudonyme. Ebenso verhält es sich mit den Initialen der Nachnamen. Sie sind teilweise frei gewählt, teilweise entsprechen sie den tatsächlichen Namen. Dies wurde in jedem einzelnen Fall mit den Interviewpartnerinnen und -partnern abgesprochen.

10 Hier ist nicht klar, um welches der Vertragsheime auf Amrum es sich handelt.

11 Vgl. Reinhart Koselleck, „Erfahrungsraum" und „Erwartungshorizont" – zwei historische Kategorien, in: ders., Vergangene Zukunft. Zur Semantik geschichtlicher Zeiten, Frankfurt am Main 1979, S. 349-375.

12 Vgl. Alfred Schütz / Thomas Luckmann, Strukturen der Lebenswelt, Frankfurt am Main 1979.

13 Alois Hahn, Identität und Selbstthematisierung, in: ders. / Volker Kapp (Hg.), Selbstthematisierung und Selbstzeugnis: Bekenntnis und Geständnis, Frankfurt am Main 1987, S. 9-24, Zitat: S. 15. Danach auch das folgende Zitat.

14 Ebd., S. 9. Tatsächlich ist die menschliche Existenz erratisch, fragmentiert, inkonsistent, kontingent. Die Konstruktion eines ‚Selbst' ermöglicht es dem Menschen, sich als „handelnde und erlebende Einheit" (ebd., S. 14) wahrzunehmen – was in gewisser Weise eine Fiktion ist. Vgl. S. 127-132.

15 Die erste Fassung dieses Kapitels wurde allen Interviewpartnerinnen und -partnern zugänglich gemacht. Ihre Korrekturen und Kommentare, Präzisierungen, Ergänzungen und Kürzungen sind in die Endfassung eingegangen.

16 Abschrift eines Schreibens, das der Vater von Stefanie D.* am 10. September 1981 an die DAK richtete. Privatbesitz Stefanie D.*

17 Schreiben der DAK, Hauptabteilung Leistungen, an den Vater von Stefanie D.*, 16.9.1981, Privatbesitz Stefanie D.*

18 Nitsch, Grundsätze, S. 18. Danach auch die folgenden Zitate.

19 Auch Dorothea Q.* vermutet, dass es bei ihrer Kur auch darum gegangen sein könnte, die Mutter zu entlasten.

20 DAK Kinderkur ... und was Eltern darüber wissen sollten, undatierte Broschüre [1970], ZA-DAK, A0302-2. Danach auch die folgenden Zitate.

21 Privatbesitz Richard A.*.

22 DAK Kinderkur ... und was Eltern darüber wissen sollten, undatierte Broschüre [1970], ZA-DAK, A0302-2. Danach auch die folgenden Zitate.

23 Rundschreiben der DAK, Landesgeschäftsstelle Mittelrhein, 10.9.1958, betr. Kinderkur vom 23.9. bis 30.10.58 im Kinderheim „Schuppenhörnle", ZA-DAK, loses Material.

24 Richard A.* ist der einzige Interviewpartner, der eine konkrete Erinnerung an die Voruntersuchung hat. Diese fand im Haus Deutscher Ring am Karl-Muck-Platz in Hamburg statt und ist ihm nur deshalb in Erinnerung geblieben, weil er dort mit anderen Jungen eine Fahrt im Paternoster unternahm. Dorothea Q.* kann sich an das Einnähen der weißen Etiketten, auf denen in roter Schrift ihr Name stand, in ihre Kleider erinnern. Auch Stefanie D.* erinnert sich an das Einnähen der Etiketten und das Packen ihres Koffers. Sie bekam, entsprechend der „Sachenliste", auch eigenes Schuhputzzeug und ein Nageletui eingepackt.

25 16 der 17 Interviewpartnerinnen und -partner reisten mit der Bahn an, wobei drei von ihnen berichten, sie seien allein unterwegs gewesen. Anders verhielt es sich nur bei Stefanie D.*. Sie wurde von den Eltern mit dem Auto in das „Spezialheim" in Streit gebracht. Aber auch sie berichtet von einem „mulmigen Gefühl", obwohl sie ja bereits längere Krankenhausaufenthalte hinter sich hatte.

26 Dazu schrieb Hans Kleinschmidt, Durchführung, S. 69 (Hervorhebung im Original): „Wir vermeiden eine große *Verabschiedung* von den Eltern, die meist mehr beeindruckt von der Trennung sind als die Kinder."

27 Die gute Deutsche Bundesbahn bringt Kinder wohlbehütet nach den Erholungsstätten, Wümme-Zeitung (Bremen), Nr. 277, 28.11.1959, ZA-DAK, A0302-3. Es gab aber auch schon frühzeitig Kritik an den Verschickungen mit der Bahn. Vgl. von Miquel, Verschickungskinder, S. 18, Anm. 49.

28 So etwa Dorothea Q.*, die sich als „unternehmungslustig" beschreibt. An die Reise selbst hat Frau Q.* keine Erinnerung. Astrid D.* empfand die Trennung von den Eltern als nicht problematisch, sie kannte es, allein zu verreisen. Sie besitzt ein Fotoalbum, in dem sich auch ein Foto von der Abreise findet, versehen mit der Bildunterschrift: „Ich habe mich riesig auf diese Fahrt gefreut." Auch sie hat keinerlei Erinnerung an die Zugfahrt. Ronald O.* und sein Bruder freuten sich auf den Kuraufenthalt. Er hat keine schlimme Erinnerung an den Abschied – dieser habe keine „großen emotionalen Ausschläge" verursacht. Die eigene Gefühlslage beschreibt Herr O.* als „gespannte Neugierhaltung".

29 Miriam H.*, die 1967 auf den „Möwenhof" auf Amrum verschickt wurde, und Kai G.*, der 1970 zur Kur in das „Haus Goltermann" in Nieblum auf Föhr kam, erinnern sich an solche Sonderzüge.

30 Interviews Helga B.*, Kai G.*.

31 Interview Miriam H.*.

32 Einen persönlicheren Empfang erlebte Klaus-Jürgen L.*. Schwester Zita habe ihm beim Kofferauspacken geholfen und die Abläufe im Haus erklärt – das sei „noch der netteste Moment" der Kur gewesen.

33 Eine andere Erinnerung an ihre Ankunft im Kurheim hat Andrea M.*. Sie berichtet, die Kinder seien zuerst in Unterwäsche dem Arzt vorgeführt worden.

34 DAK Kinderkur ... und was Eltern darüber wissen sollten, undatierte Broschüre [1970], ZA-DAK, A0302-2.

35 Einzig Ronald O.* berichtet dies ohne Bedauern – mit 13 Jahren war er aus dem „Teddybäralter" heraus.

36 Astrid D.* erinnert sich, dass man ihr keine Strumpfhose mitgegeben hatte, weshalb sie vom Kirchgang, auf dem die Mädchen einen Rock tragen mussten, ausgeschlossen wurde. Sie schrieb nach Hause, sie brauche eine

„Stromhose“ – was die Eltern nicht verstanden. Kurz vor Ostern wurde ihr dann eine Strumpfhose geschickt, die auch ein paar Ostereier enthielt. Diese wurden ihr abgenommen. Interview Astrid D.*.

37 Im Falle von Wertgegenständen wie der erwähnten Uhr könnte auch die Sorge eine Rolle gespielt haben, dass sie während der Kur verloren gehen und die Betreuerinnen für den Verlust verantwortlich gemacht werden könnten.

38 Christa Fengler / Thomas Fengler, Alltag in der Anstalt, Rehburg-Loccum 1984, S. 155, 323.

39 Ebd., S. 207.

40 Ebd., S. 199-215. Dieses Prinzip war auch im Umgang mit Taschengeld und Paketsendungen leitend. Zum Thema Taschengeld hieß es 1953 in den „Mitteilungen“ der DAK: „Wir haben mehrfach darauf hingewiesen, dass eine gründliche Aufklärung der Eltern notwendig ist wegen der Begrenzung des Taschengeldes auf DM 3,-. Die Kinder haben in den Heimen keinerlei Anlass zu weiteren Ausgaben. Leider geben die Eltern sehr oft den Kindern noch heimlich Beträge bis zu DM 20,-, 30,- und mehr mit, die die Kinder im Heim nicht abgeben und zu heimlichen Einkäufen benutzen. […] In einem anderen Fall ist jüngst ein Kind, das bei den heimlichen Einkäufen ‚nicht mittun konnte‘, dadurch zum Diebstahl verleitet worden.“ DAK-Mitteilungen 37/1953. – Vier Interviewpartnerinnen und -partner geben an, sie hätten in der Kur Päckchen mit Süßigkeiten von ihren Familien geschickt bekommen. Diese seien aber nicht an sie ausgehändigt, sondern „aus sozialer Gerechtigkeit“ an alle Kinder verteilt worden. In einem Fall hätten die Betreuerinnen die schönsten Dinge gar für sich behalten, berichtet Andrea M.*. (Vgl. die Interviews Regina F.*, Helga B.*, Andrea M.*, Klaus-Jürgen L.*) Kai G.* meint, man habe wohl im Vorfeld der Kur den Eltern erklärt, sie sollten keine „Fresspakete“ schicken.

41 Der DAK-Kurbrief für Eltern und Kinder, undatiert [1952 – 1959], ZA-DAK, WER-00244 (Hervorhebung im Original). Danach auch das folgende Zitat.

42 Helga Franz, Die Sozialhygienische Arbeit der Deutschen Angestellten-Krankenkassen, Diplomarbeit an der Sporthochschule Köln, Wintersemester 1956/57. Auch die Leiterin von „Haus Schuppenhörnle“ hatte Auskunft gegeben. Ihre Angaben decken sich weitgehend mit denen des „Hauses Quickborn“.

43 Meike L.* an ihre Eltern, 3.3.1973, Privatbesitz.

44 Meike L.* an ihre Eltern, 1.3.1973, Privatbesitz.

45 Meike L.* an ihre Eltern, 3.3.1973, Privatbesitz.

46 Nitsch, Grundsätze, S. 24. Über „Mastkuren“ war bereits 1949 kontrovers diskutiert worden. von Miquel, Verschickungskinder, S. 19.

47 Brief der Mutter von Richard A.* an die Großeltern, Privatbesitz Richard A.*

48 Astrid D.*, 1962 im „Kinderparadies“ in Bad Rothenfelde, berichtet, dass es morgens gleich nach dem Aufstehen auf die Waage ging. Dann folgte eine „Predigt“, wenn man wieder nicht zugenommen hatte.

49 Dagegen erinnert sich Andrea C.*, dass unter der Höhensonne eine „lustige, aufgeregte Stimmung“ herrschte.

50 Interview Astrid D.*. In Bad Rothenfelde ging es jeden zweiten Tag ins Solebad, an den anderen Tagen machten die Kinder einen Spaziergang rund um die Saline.

51 Frau K.* gibt auch an, dass sie nach den Bädern zur Abhärtung draußen im Regen stehen musste.

52 Auch Jungen empfanden dies als unangenehm. Interview Oliver H.*.

53 Interviews Regina F.*, Andrea M.*, Klaus-Jürgen L.*, Petra S.*.

54 Interviews Stefanie D.*, Klaus-Jürgen L.*, Miriam H.*.

55 Der DAK-Kurbrief für Eltern und Kinder, undatiert [1952 – 1959], ZA-DAK, WER-00244.

56 Ebd. (Hervorhebungen im Original). Vgl. den Anhang zum Kurbuch der DHV-Kasse, Abteilung Gesundheitsfürsorge, Kinderheime, ZA-DAK, B0203-1. Vgl. Abb. 18-19.

57 Interviews Andrea C.*, Klaus-Jürgen L.*, Miriam H.*. Nur Stefanie K.* gibt an, dass es Blechgeschirr gegeben habe – das sei ihr aufgefallen, weil sie von zu Hause nur Porzellan kannte. Die meisten Interviewpartnerinnen und -partner meinen sich zu erinnern, dass ein vollständiges Besteck aufgelegt wurde. Nur Andrea M.* gibt an, dass lediglich Löffel auf den Tisch kamen, nach dem Motto: „Messer, Gabel, Schere, Licht ..." Ob Tischtücher aufgelegt wurden oder von blanken Tischen gegessen wurde, darüber gehen die Angaben auseinander.

58 Interview Miriam H.*.

59 Interview Andrea M.*.

60 Ebd.

61 Interview Dorothea Q.*. Ähnlich: Interviews Andrea M.*, Oliver H.* („absolute Ruhe" bei den Mahlzeiten, „wie in einer Bundeswehrkantine"), Petra S.*. Lediglich Miriam H.* gibt an, man habe bei Tisch miteinander reden dürfen.

62 Interviews Andrea M.*, Kai G.*.

63 Interview Stefanie K.*.

64 In der Literatur wurde dies bereits in den 1960er Jahren beanstandet. So schreibt Hans Kleinschmidt, Durchführung, S. 59, dass es sich bewährt habe, „die Kinder selbst nehmen zu lassen so viel sie Lust haben". Schlechte Esser würden schon durch das Beispiel der anderen Kinder am Tisch animiert, größere Portionen zu essen.

65 Dorothea Q.* berichtet, dass sie manchmal einem Kind, das abnehmen sollte und eine kleinere Portion bekam, etwas von ihrem Essen abgeben konnte.

66 Man sei „vollgestopft" worden, urteilt beispielsweise Petra S.*. Sie sei solche Mengen von zu Hause nicht gewohnt gewesen.

67 Interview Petra S.*.

68 Interviews Helga B.*, Andrea C.*, Miriam H.*, Stefanie K.*, Petra S.*

69 Interviews Stefanie D.*, Regina F.*, Klaus-Jürgen L.*, Andrea M.*, Dorothea Q.*.

70 Nur wenige Speisen werden von den Interviewten als wohlschmeckend erinnert, so etwa der Schokoladenpudding, den es manchmal zum Nachtisch gab, oder Süßigkeiten, die am Nachmittag gereicht wurden. Der Entzug dieser Leckereien wurde als Strafe, etwa bei Bettnässen, genutzt. Interviews Helga B.*, Andrea M.*

71 Interview Astrid D.*.

72 Interviews Astrid D.*, Stefanie D.*;

73 In der Literatur wurde die Anwendung von Zwang bereits in den 1960er Jahren abgelehnt. So heißt es bei Hans Kleinschmidt, Durchführung, S. 59: „Ein Zwang – besonders in der ersten Woche – ist ganz falsch; auch später darf man die Mahlzeiten nicht hineinpressen."

74 Auch Andrea C.* leidet unter Emetophobie. Im Umgang mit ihren Enkeln, die sie regelmäßig betreut, schwingt stets die Sorge mit, sie könnten erbrechen. Frau C. hofft, dass sie ihre Enkel dann gut unterstützen kann.

75 Es scheint immer wieder einmal vorgekommen zu sein, dass sich Kinder von dem Essen im Heim nachts noch übergeben mussten. Petra I.* erzählt, dass es abends einmal ein Brot mit in Scheiben geschnittenen, hart gekochten Eiern gab – was sie gerne aß. Die Eier waren wohl nicht mehr frisch, in der Nacht mussten sich alle Kinder übergeben. Es habe ein „großes Durcheinander" gegeben. Die Nachtwache habe notdürftig sauber gemacht, die Kinder mussten ihre Betten selber abziehen. Es gab kein frisches Bettzeug, die Kinder mussten in den nassen Betten schlafen. Von der Betreuerin wurden sie nicht etwa getröstet, sondern sogar noch beschimpft. Auch Astrid D.* berichtet, das sie selbst und andere Kinder sich in der Nacht erbrechen mussten und eine „Standpauke" bekamen.

76 Stefanie K.* erinnert sich auch, dass ein Mädchen, das auf den Boden erbrochen hatte und am Boden lag, von einer Betreuerin mit dem Fuß niedergedrückt wurde.

77 Die vierte, Petra S.*, war zum Zeitpunkt ihrer Verschickung elf Jahre alt.

78 Stefanie D.* berichtet, dass sie zum Geburtstag ein oder zwei Pakete aus der Heimat erhielt. Die Eltern schickten ihr eine Fotomappe, die Großmutter ein Samtkissen mit ihren Initialen. Beides wurde ihr erst nach ihrem Geburtstag ausgehändigt – zur Strafe, wie Frau D.* vermutet.

79 DAK Kinderkur … und was Eltern darüber wissen sollten [1970]

80 Zwei der Briefe sind nicht datiert, darunter der eine Brief, den der Vater geschrieben hat. Alle anderen Briefe stammen von der Mutter.

81 Oliver H.* etwa besitzt noch elf Ansichtskarten von seinen Eltern und seiner Schwester, die vom 18. Februar bis zum 21. März 1971 datieren. Sie sind vom Duktus her vergleichbar. Oliver war zu diesem Zeitpunkt noch im Kindergarten, seine Betreuerin, Fräulein Hartmann, schrieb an seiner Stelle. Die Mutter ließ mehrmals Dank und Grüße ausrichten. Im Interview berichtet Herr H.*, dass seine Frau die Postkarten neulich noch einmal gelesen habe und der Meinung sei, die Mutter sei „auf Zehenspitzen gegangen", um ja nichts Falsches zu schreiben. Sie müsse wohl „gespürt haben, dass da was aus dem Ruder läuft".

82 Kleinschmidt, Durchführung, S. 49.

83 DAK Kinderkur … und was Eltern darüber wissen sollten [1970].

84 Interviews Dorothea Q.*, Stefanie D.*.

85 Postkarte im Privatbesitz Andrea C.*

86 Astrid D.* erinnert sich, dass die älteren Kinder den jüngeren beim Schreiben halfen, dass aber auch hier die Betreuerinnen den Inhalt kontrollierten.

87 Interviews Petra I.*, Petra S.*, Kai G.*. Herr G.* erinnert sich, dass die Kinder ihre Briefe an die Eltern in den Umschlag schieben sollten, diesen aber nicht verschließen durften.

88 Diese Karte findet sich im ZA-DAK, loses Material (Karton „von Kunden abgegeben"). Vgl. auch: https://verschickungsheime.pageflow.io/verschickungskinder-26423#300180 [letzter Zugriff: 26.1.2023] (u. a. zu Stefanie D.*).

89 Kleinschmidt, Durchführung, S. 50. Danach auch das folgende Zitat.

90 Der DAK-Kurbrief für Eltern und Kinder, undatiert [1952–1959], ZA-DAK, WER-00244. Danach auch die folgenden Zitate.
91 Interviews Dorothea Q.*, Andrea M.*.
92 Stefanie D.* durfte anlässlich ihres Geburtstages mit den Eltern telefonieren – allerdings erst einen Tag nach dem Ereignis.
93 Interview Petra S.*.
94 Klaus-Jürgen L.* gibt an, dass er 1974 in der „Prinzregent-Luitpold-Kinderklinik" in Scheidegg mit drei anderen Jungen in einem Zimmer geschlafen habe. Er erinnert sich aber auch an einen großen Schlafsaal für kleinere Kinder. Ronald O.* berichtet, dass 1978 im „Haus Quickborn" drei bis vier Jungen in einem Schlafraum untergebracht waren – dieser Kurgang umfasste allerdings auch nur noch zwanzig bis dreißig Kinder. Stefanie D.* schlief 1982 in der „Spezialklinik Riebel" in Streit allein in einem Zweibettzimmer. Zu dieser Zeit befand sich die Einrichtung bereits in Auflösung, es waren nur noch wenige Kinder dort zur Kur.
95 An einen Schlafsaal mit mehr als zwanzig Betten erinnern sich Astrid D.*, die 1962 im „Kinderparadies" in Bad Rothenfelde zur Kur war, und Stefanie K.* von ihrem Aufenthalt im „Haus Gutermann" in Oberstdorf im Jahre 1972.
96 Interview Ina R.*.
97 Interview Stefanie K.*.
98 Interview Petra S.*.
99 Interview Regina F.*. Zu den Schlafenszeiten schrieb Hans Kleinschmidt, Durchführung, S. 71: „Man kann von Kindern ab dem 8. Lebensjahr nicht verlangen, daß sie nachts 12 Stunden schlafen und am Tag nochmals 2 Stunden Mittagsschlaf halten. Dieses falsche Verlangen führt zu Unruhe bereits ab 5 Uhr morgens oder bis 10 Uhr abends. […] Wir verlangen also keinesfalls im Durchschnitt längere Nachtruhe als von 20 Uhr bis 6 Uhr, da wir sonst den Kindern Unrecht tun, wenn wir sie wegen Unruhe rügen."
100 Interview Ina R.*.
101 Andrea M.* erinnert sich an ein Mädchen, dass mittags und nachts einnässte. Dieses Mädchen wurde „öffentlich gedemütigt", durfte den nassen Schlafanzug nicht ausziehen und musste darin weiterschlafen.
102 Sie selbst, so erzählt Frau H.*, habe während eines Strandausflugs, zu leicht bekleidet, eingenässt. Zurück im Heim, habe sie rasch die Unterhose gewechselt. Dies sei aber aufgefallen, und die Betreuerin habe sie angeschrien, was ihr einfiele, selbstständig an den Schrank zu gehen und eine frische Unterhose herauszunehmen – denn die Kinder durften nicht allein an den Schrank, in dem ihre Wäsche aufbewahrt wurde. Alle Kinder hätten die Szene mitbekommen – das sei ihr überaus peinlich gewesen.
103 So in einem Prospekt des Heims, Privatbesitz Stefanie D.*. Danach auch das folgende Zitat. Aufgenommen wurden, so heißt es darin, „geistig normale, folgsame Kinder ab 7 Jahren, Mädchen bis 12, Knaben bis 13, Grenze: Pubertätsbeginn. Keine Hilfsschüler!"
104 Privatbesitz Stefanie D.*
105 Privatbesitz Stefanie D.*
106 Allerdings erinnert sich Frau D.* auch, dass das Wasser zum Zähneputzen am Abend rot gefärbt war. Man habe den Kindern gesagt, es sei giftig, sie dürften es nicht trinken.

107 Sie erinnert sich, dass sie einmal während der Mittagsruhe auf einer harten Holzbank im Speisesaal liegen musste, weiß aber nicht mehr, ob es sich dabei um eine Strafe wegen Bettnässens handelte.
108 An männliche Mitarbeiter, die wohl als eine Art Faktotum im Kurheim tätig waren, erinnern sich Stefanie D.* und Miriam H.*.
109 Die Bezeichnung „Tanten" für die Betreuerinnen war schon lange vor 1945 üblich. Karl Behm (1890–1968), von 1920 bis 1925 Leitender Arzt der „Kindererholungsfürsorge Heuberg" auf der Schwäbischen Alb, gab an, dass die Bezeichnung „Tanten" für das weibliche Personal in dieser reformpädagogisch orientierten Einrichtung erfunden worden sei. Karl Behm, Erholungsfürsorge. Ein Leitfaden zur Arbeit an erholungsbedürftigen Kindern, Leipzig 1926, S. 65 f.; von Miquel, Verschickungskinder, S. 9, Anm. 16.
110 Interview Andrea M.*.
111 Interview Ina R.*.
112 Interview Helga B.*.
113 Interview Petra I.*.
114 Interview Stefanie D.*.
115 Interview Petra I.*.
116 Interview Astrid D.*.
117 Interview Andrea C.*.
118 Interview Kai G.*.
119 Ebd. Ganz ähnlich: Interviews Klaus-Jürgen L.*, Andrea C.*.
120 Interview Miriam H.*.
121 Interview Ina R.*.
122 Interviews Andrea M.*, Stefanie K.*.
123 Interview Stefanie D.*. Ähnlich: Interview Petra I.*.
124 Interview Andrea C.*.
125 Ebd. Vgl. Interview Ina R.*.
126 So erzählt Klaus-Jürgen L.*, dass es in der „Prinzregent-Luitpold-Kinderklinik" in Scheidegg neben einer „Ordensschwester" namens Zita, die bei den Kindern wegen ihres „Militärjargons" gefürchtet war, eine jüngere „weltliche Kraft" gegeben habe, die freundlicher mit den Kindern umgegangen sei. Diese Mitarbeiterin habe sich aber in Anwesenheit Schwester Zitas deutlich zurückgehalten. – Durchweg schlechte Erfahrungen mit den Betreuerinnen machte Petra S.* – sie seien alle vom gleichen Typ gewesen, „Sadistinnen", die die Kinder bei jeder Gelegenheit „fertiggemacht" hätten.
127 Interview Andrea M.*. Danach auch das folgende Zitat.
128 Interview Klaus-Jürgen L.*.
129 So berichtet Stefanie D.*, dass die wenigen Kinder, die an ihrem Kurgang in dem „Kurheim G. Riebel" teilnahmen, trotz der beinahe intimen Situation „alle sehr distanziert" miteinander umgingen, weil Bettnässen ein „peinliches Thema" war: Man wusste, dass die anderen unter nächtlicher Blasenschwäche litten, und die anderen wussten es von ihr. Trotzdem freundete sich Stefanie mit einem anderen Mädchen etwas an. Später hatten die beiden noch Briefkontakt, sie seien aber, so Frau D.*, keine „dicken Freundinnen" geworden.
130 Interview Astrid D.*.
131 Als „kleiner Italiener" musste er, verkleidet mit Hut und Schnauzbart, zur Gitarre singen. Seinen Text weiß er heute noch auswendig: „Ich bin ein kleiner Italiano – und komme aus dem Lande der Gitarro – meine Frau heißt Pimpanella – und sie isst den Salat mitsamt dem Teller – und dann kocht sie ihrem Toni oho Makkaroni […]."
132 Vgl. S. 260-265.
133 Kleinschmidt, Durchführung, S. 73. Danach auch die folgenden Zitate.

134 Ebd., 73 f.
135 Ebd., 72 f.
136 Interviews Ina R.*, Andrea M.*.
137 Interviews Ina R.*, Andrea M.*. Klaus-Jürgen L.* berichtet, dass in seinem Kurgang ein kleines Kind einmal in einem langen Gang stundenlang auf dem Topf sitzen musste.
138 Interview Ina R.*.
139 Interview Andrea C.*.
140 Interview Petra S.*.
141 Interview Regina F.*.
142 Interview Andrea M.*.
143 Interview Klaus-Jürgen L.*.
144 Weiter berichtet Frau M.*, ein Mädchen aus ihrer Gruppe habe im Park seiner Schwester zugewunken – auch in diesem Fall waren die Geschwister während der Kur getrennt worden – und habe dafür „eine runtergehauen gekriegt".
145 Es gab Kinder, die – wie in diesem Fall – offenbar bevorzugte Opfer von Gewalt waren. Aus mehreren Interviews lässt sich herauslesen, dass es vor allem – abgesehen von den „Bettnässern" – besonders lebhafte Kinder traf – sie störten die Betriebsabläufe im Kurheim in besonderem Maße. So erwähnt Klaus-Jürgen L.* einen sehr lebhaften Jungen aus seiner Gruppe, der „öfter etwas abbekommen" habe. Regina F.* meint darüber hinaus, dass Kinder, die „verwahrloster" waren, stärker von Gewalt betroffen waren.
146 Helga B.* berichtet, ein Junge aus ihrem Kurgang sei bestraft worden, weil er auf einem Spaziergang Steine ins Wasser geworfen hatte. Das empfand Helga als „ungerecht".
147 Frau Q.* hatte lange einen Überbiss und war deshalb in kieferorthopädischer Behandlung. Ein Kieferorthopäde habe sie gefragt, was mit ihr geschehen sei, dass sie sich so zurückgenommen habe. Über eine EMDR (*Eye Movement Desensitization and Reprocessing* / Desensibilisierung und Verarbeitung durch Augenbewegungen) und eine Körpertherapie habe sie allmählich gelernt, ihren Kiefer zu lockern.
148 In aller Regel waren die zur Kur verschickten Kinder noch nie so lange von ihren Familien getrennt gewesen. Das gilt auch für Stefanie D.*, die vor der Kur bereits dreimal wegen ihrer Harnleiteroperationen für längere Zeit im Krankenhaus gewesen war. Bei diesen Krankenhausaufenthalten hatte sie fast täglich Besuch von ihrer Mutter oder den Großeltern bekommen.
149 Interview Ina R.*.
150 Interviews Ina R.*, Petra S.*, Kai G.*, Miriam H.*.
151 Die gute Deutsche Bundesbahn bringt Kinder wohlbehütet nach den Erholungsstätten, Wümme-Zeitung (Bremen), Nr. 277, 28.11.1959, ZA-DAK, A0302-3.
152 Von guten Erinnerungen an das Wiedersehen mit Eltern und Verwandten erzählen etwa Petra I.* und Petra S.*.
153 Seine Mutter, so Herr H.*, habe er „als sehr kalten Menschen empfunden". Bei der nochmaligen Lektüre der Postkarten, die seine Mutter ihm in die Kur geschickt hatte, habe er aber den Eindruck gewonnen, dass sie sich schon Gedanken gemacht habe, wie es ihm wohl ging.
154 So spricht auch Andrea C.* davon, sie sei „entfremdet" zurückgekehrt.
155 Im „Halbstarkenalter", so berichtet Herr G.* weiter, habe er seinen Vater noch einmal auf die Kur angesprochen, aber keine vernünftige Antwort bekommen.

156 Ganz ähnlich äußert sich Petra I.*.

157 Interviews Helga B.*, Oliver H.*. Ina R.* kann sich nicht erinnern, ob jemals eine Aussprache stattfand. Andrea C.* hat mit ihrem Bruder und ihrer älteren Schwester gesprochen.

158 Darin heißt es: „Richard ist in der Nacht vom 15. zum 16.2. mit erheblicher Verspätung wieder in Hamburg eingetroffen. Er war vom Bahnfahren so durcheinander, dass ich ihn die ersten beiden Tage immer wieder zum Schlafen gelegt habe. Inzwischen geht er aber wieder in die Schule. Er hat in den 6 Wochen nur 1.200 g zugenommen, aber gewachsen ist er tüchtig. Scheinbar hat es ihm auch ganz gut gefallen, er hat viel Neues gesehen, denn er kannte ja noch kaum Berge und das Schönste für ihn war wohl eine Fahrt nach Garmisch und dort mit dem Pferdeschlitten zur Partnach Klamm und zur Olympia Sprungschanze." Privatbesitz Richard A.*

159 Interview Andrea C.*. Petra I.*: „Gefühl von Beklemmung und Hilflosigkeit, Ohnmacht, dem ausgeliefert zu sein."

160 Dieser dreiseitige Bericht mit dem Titel „6 Wochen Hölle in Wittdün auf Amrum" liegt dem Verfasser vor. Er deckt sich sehr genau mit den Angaben im Interview.

161 Frau R.* selbst beziffert den Anteil der Kurerfahrung an den psychischen Problemen ihrer Jugend auf 15 bis 20 Prozent.

162 Herr L.* erzählt, dass er auch in der Kur beim Chorsingen mitgemacht habe.

163 Vgl. S. 165.

164 Vgl. S. 166-168.

165 So hat Andrea M.* einen „Horror" vor kalten Duschen. Stefanie K.* berichtet, als Kind sei das Baden für sie ein Albtraum gewesen. Sie habe sich „schmutzig" gefühlt und mit einer Drahtbürste abgeschrubbt. An sich selbst beobachtet sie eine veränderte Körperwahrnehmung.

166 Explizit formuliert dies Stefanie D.*, die meint, die Unsicherheit in der Beziehung zu ihren Eltern habe sich auf ihre Beziehungen mit Männern übertragen.

167 Vgl. allgemein: Anke Lengning / Nadine Lüpschen, Bindung, 2. Aufl., München 2019. Dazu auch: Karl Heinz Brisch, Bindungsstörungen und Trauma. Grundlagen für eine gesunde Bindungsentwicklung, in: ders. / Theodor Hellbrügge (Hg.), Bindung und Trauma. Risiken und Schutzfaktoren für die Entwicklung von Kindern, Stuttgart 2003, S. 105-135.

168 Interviews Astrid D.*, Regina F.*, Andrea M.*.

169 Interview Petra I.*.

170 Interview Andrea M.*.

171 Interview Stefanie K.*. Oliver H.* antwortet auf die Frage, ob die Kurerfahrung sich auf das Verhältnis zu den eigenen Kindern ausgewirkt habe, dass seine Frau zu Hause geblieben sei, bis die Kinder in die Schule kamen – dies sei eine bewusst getroffene gemeinsame Entscheidung gewesen. Auch habe er sich ganz bewusst bemüht, seine Kinder vor Problemen in der Ehe zu schützen.

172 Interview Andrea C.*.

173 Interview Stefanie D.*.

174 Ebd.

175 Interview Helga B.*. Danach auch das folgende Zitat.

Vorbemerkung zum Bildteil

Der Historiker Hans-Walter Schmuhl und die DAK-Gesundheit haben mit ihrer Studie zu den „Verschickungskindern" ein besonderes Kapitel der deutschen Nachkriegszeit beleuchtet. Als Psychotherapeutin mit einem Schwerpunkt in Schematherapie, in der es stark um die Aufarbeitung schwieriger Kindheitserinnerungen geht, finde ich das aus wissenschaftlicher Sicht interessant. Denn sehr viele Kinder und Familien waren hier betroffen – Schätzungen gehen von 5 bis 10 Millionen dieser Kurmaßnahmen aus. Das muss in etwa jedes dritte bis fünfte Kind gewesen sein. Auch meine Schwester und ich wurden in eine Kurmaßnahme geschickt, weil unsere Mutter etwas Erholung brauchte. Und doch ist es ein in der Regel völlig vergessenes Kapitel – wahrscheinlich, weil das damals einfach normal war. Ich erinnere nur noch dunkel, dass das Essen nicht sonderlich geschmeckt hat ...

Heute betrachten wir die Bilder, die das Forschungsteam gesammelt hat, mit Befremden. Die Umgebung wirkt abweisend und streng, wenig liebevoll, nicht kindgerecht. Lange Reihen von Betten in kargen Schlafsälen, Teller vor Holzbänken, uniformierte Schwestern oder Betreuerinnen. Dass die Kindergesichter auf den Fotos unkenntlich gemacht worden sind, verstärkt den anonymen Eindruck. Dabei sollen damit keine Situationen verfremdet oder geschönt, sondern lediglich die Persönlichkeitsrechte aller abgebildeten Personen gewahrt und geschützt werden.

Menschen, die in dieser Zeit als Kinder schwierigen Erfahrungen oder gar Traumata ausgesetzt waren, mögen sich daran erinnert fühlen, denn die Fotos spiegeln diese Epoche sehr gut wider. Aber auch bei Menschen ohne solche Erfahrungen können sie Unbehagen auslösen. Assoziationen an die unheimlichen Psychiatrie-Filme dieser Zeit mögen sich aufdrängen, wo ein übermächtiges System die Kreativität und das Individuum bricht und Menschlichkeit keinen Platz hat.

Aber letztlich sind diese Bilder auch einfach Zeugnisse ihrer Zeit – als eine schmucklose, aufgeräumte Umgebung ein Zeichen von Hygiene war, als Kinder mit viel Druck auf Konformität erzogen wurden und die Kultur der Individualität und des freien Bedürfnisausdrucks, die wir heute leben, noch in weiter Ferne lag. Dennoch ist es wichtig, dass Sie beim Betrachten dieser Bilder im Hinterkopf behalten – so war das damals!

Hinweis: Wenn Sie wissen, dass solche Bilder unverhältnismäßige Emotionen in Ihnen wecken, gehen Sie damit bitte vorsichtig um. Falls Sie sich von diesen Bildern stark belastet fühlen, wenden Sie sich an einen Arzt oder Psychotherapeuten. Rund um die Uhr erreichen Sie auch die Telefonseelsorge (0800 111 0 111 oder 0800 111 0 222), in Notfällen auch den Rettungsdienst (112).

Dr. Gitta Jacob

Die folgenden Bilder stammen aus dem DAK-Zentralarchiv, es sein denn, es ist anders vermerkt.

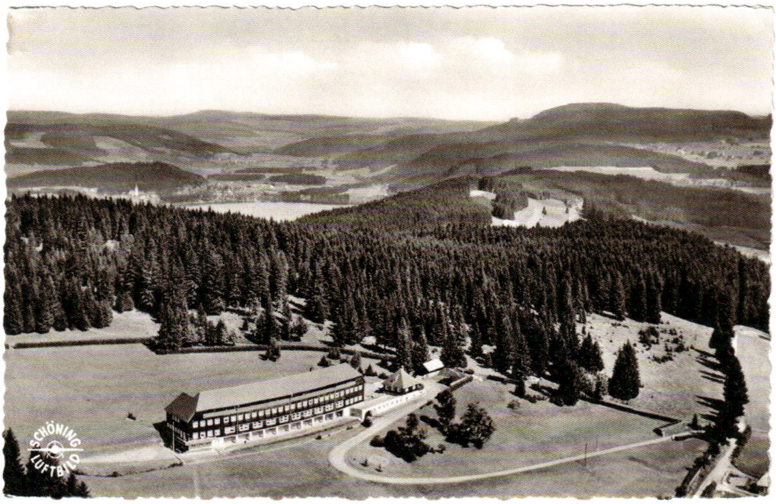

Abb. 1 – 2 Das 1937 eröffnete Kinderkurheim „Schuppenhörnle“ in Falkau / Hochschwarzwald

1 Kinderkurheime sollten sich harmonisch in die umgebende Landschaft einfügen. Das Hauptgebäude des neuen Kinderkurheims der „Berufskrankenkasse der Kaufmannsgehilfen“ schmiegte sich deshalb in leicht geschwungener Form in den Hang des Schuppenhörnle ein.

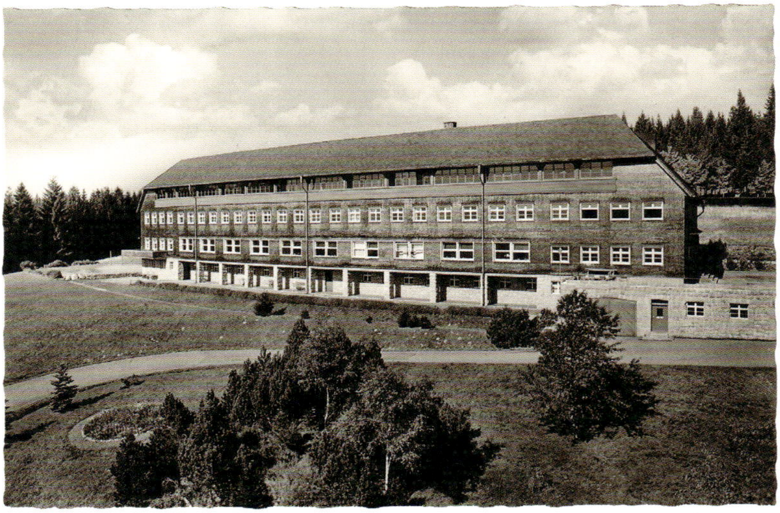

2 Die Fassade. Der Neubau vereinigt strenge Funktionalität mit einer Tendenz zum Monumentalen und der für die „Heimatschutzarchitektur“ typischen Wiederaufnahme traditioneller Bauweisen und Baustoffe.

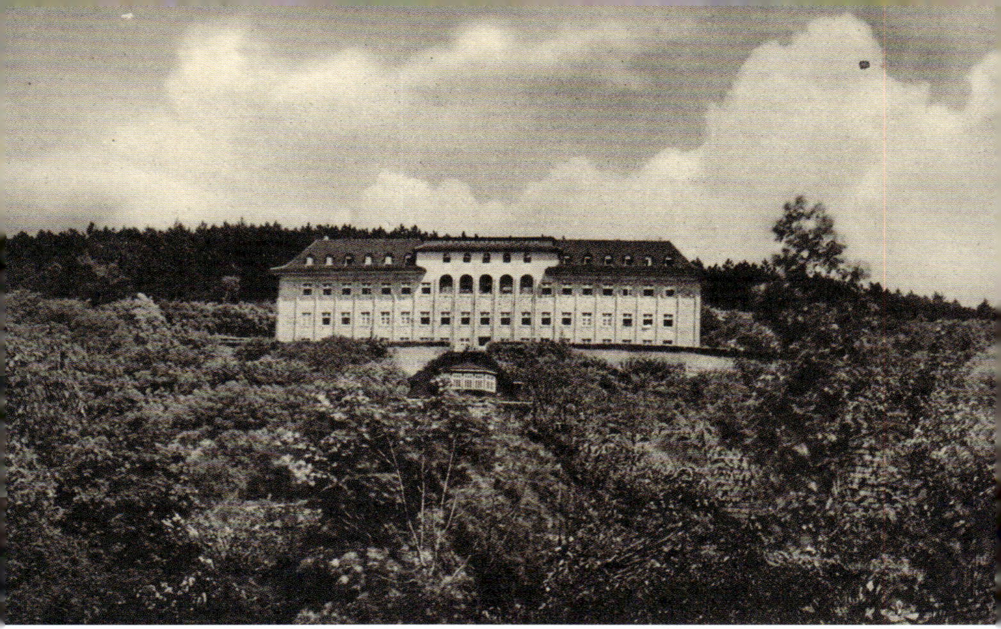

Abb. 3 – 11 „Hermann-Hedrich-Heim" bei Bad Frankenhausen / Thüringen, vor 1938

3 Die „Kinderheilanstalt Hermann-Hedrich-Heim" wurde 1927 eröffnet. Die Aufnahme bildet den Auftakt zu einer Serie von neun professionellen Fotografien, die zu Werbezwecken – etwa als Ansichtskarten – Verwendung fanden.

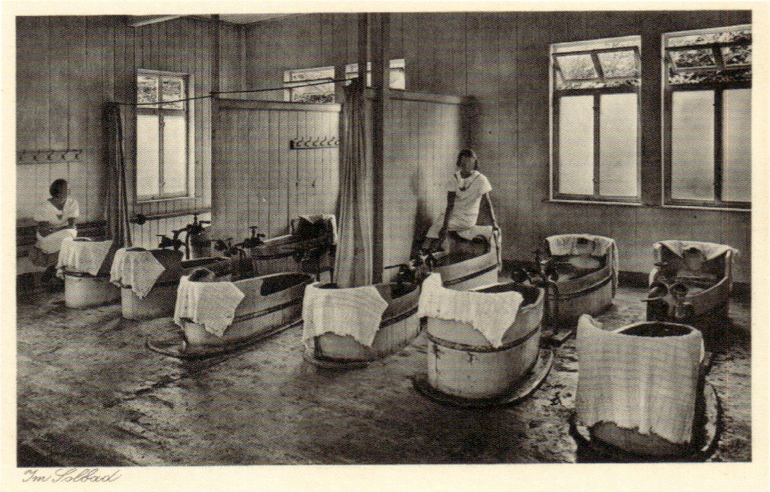

4 Solebad. Es gibt kaum Möglichkeiten, einzelne Wannen durch Vorhänge abzutrennen. Die Kinder müssen sich vor aller Augen ausziehen.

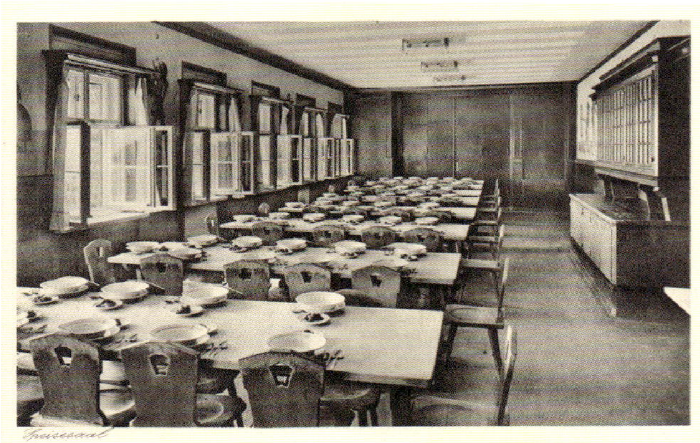

5 Speisesaal. Die Tische sind mit Porzellantellern, Löffel, Gabel und Dessertlöffel eingedeckt.

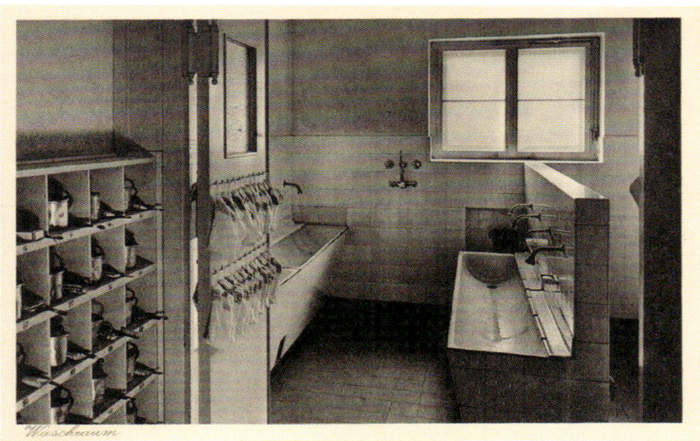

6 Waschraum. Die Fächer, Hygieneartikel und Handtücher sind mit Nummern versehen.

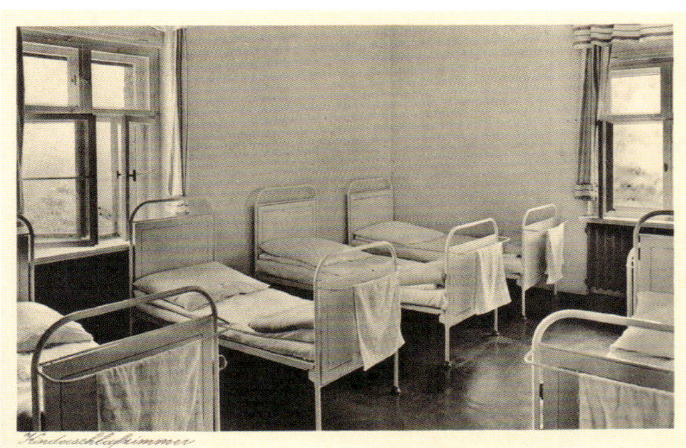

7 Kinderschlafzimmer. Es gibt kein Nachtschränkchen, keinen Schemel und keinen Kleiderschrank. An den Stangen am Fußende der Betten hängen die Handtücher der Kinder.

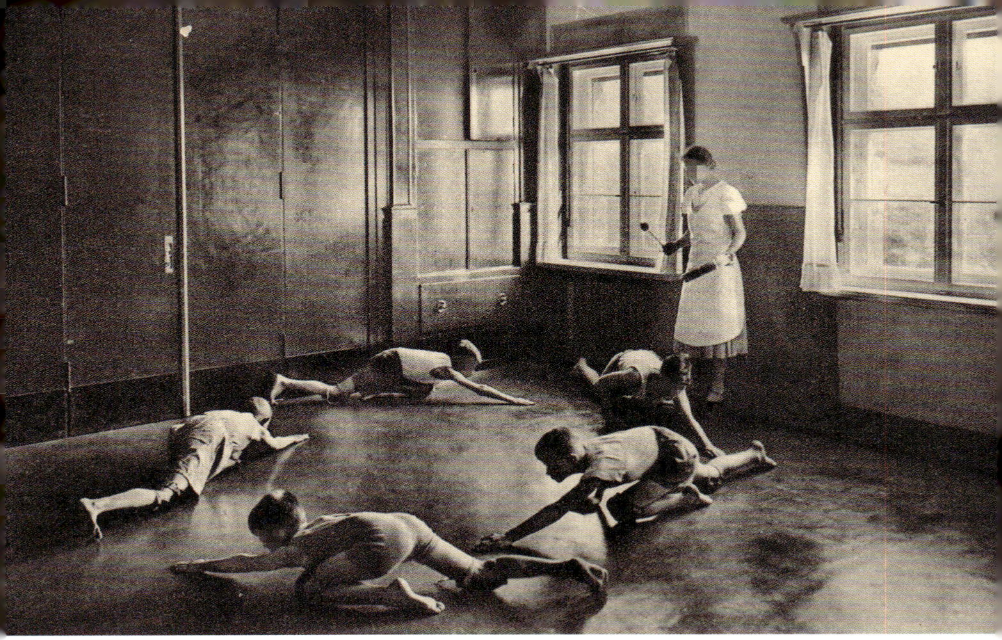

8 Orthopädisches Turnen. Die abgebildeten Jungen kriechen im Takt der Trommel, die Bewegungen sind vollkommen synchron.

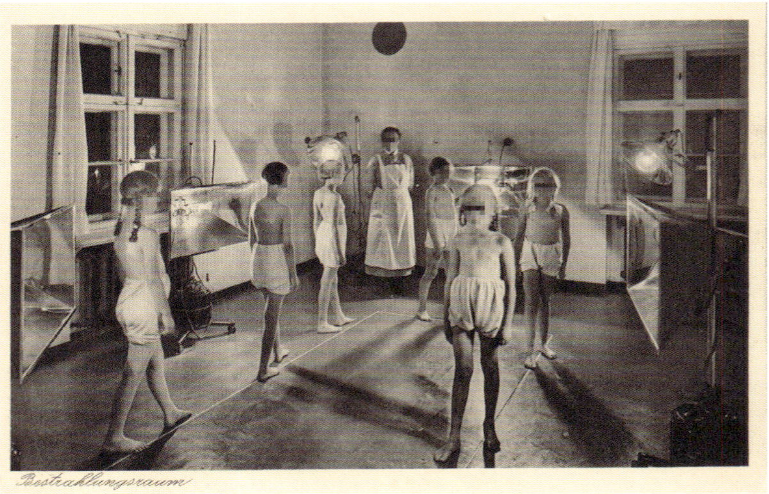

9 Bestrahlungsraum. Die Darstellung der halb nackten Kinder sollte die heilsamen Wirkungen natürlicher Reize wie Licht, Luft und Wasser illustrieren. Über Jahrzehnte hinweg wurde dies nicht als Problem erkannt.

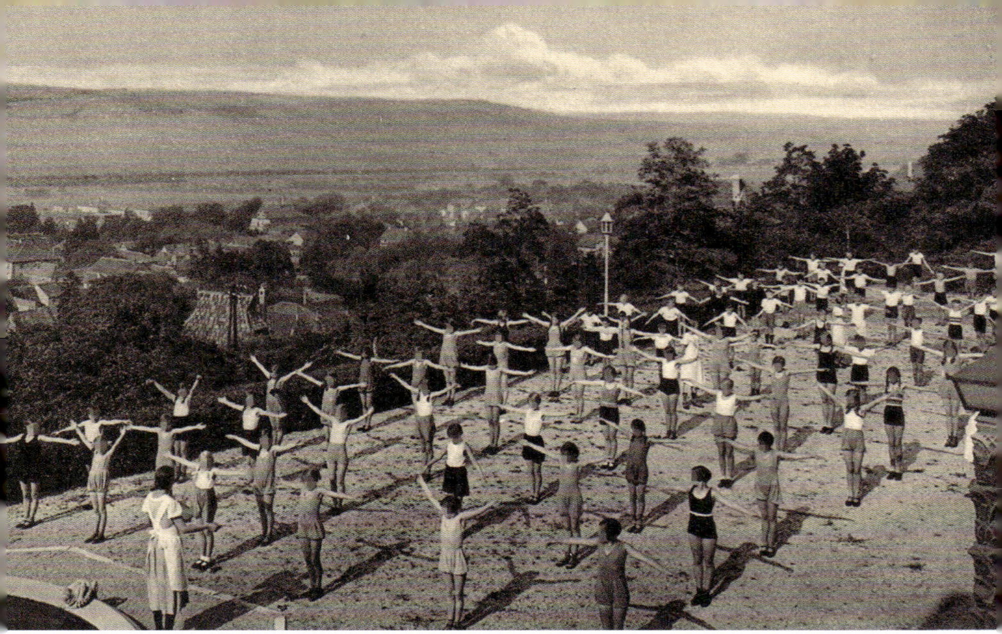

10 Morgengymnastik im Freien. Die Kinder stehen in Formation, die Bewegungen sind synchron.

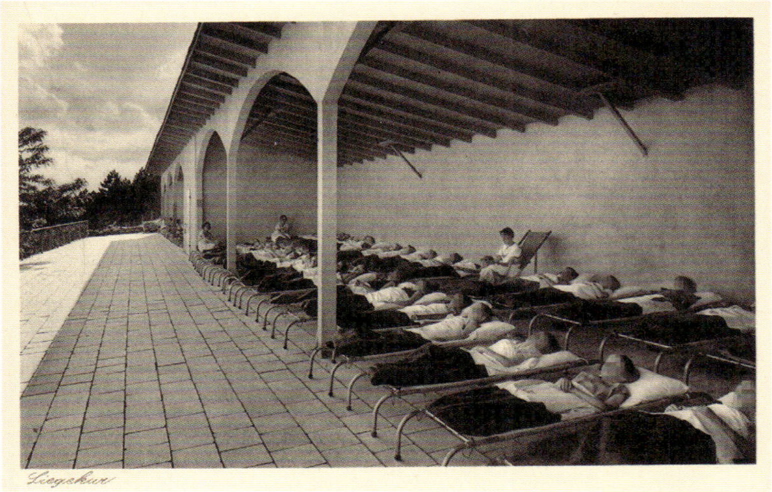

11 Liegekur. Alle Kinder nehmen die gleiche Körperhaltung ein, nur in der Haltung der Arme sind Unterschiede erkennbar.

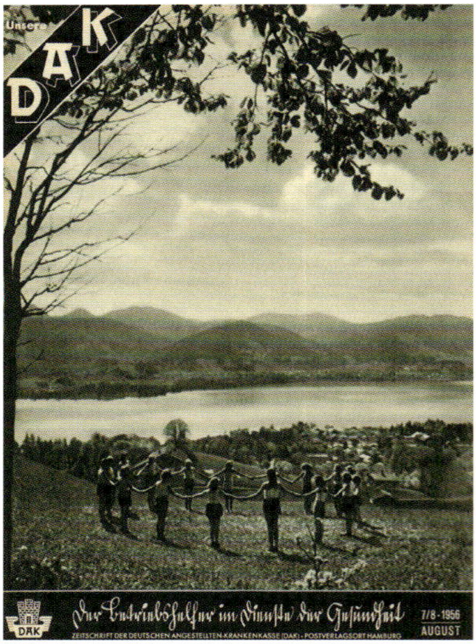

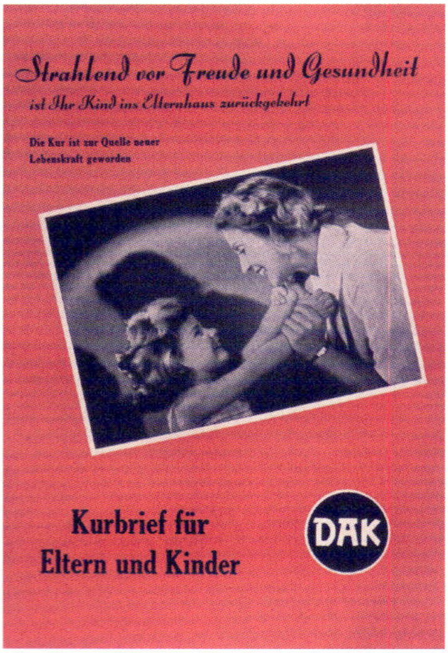

12 Titelblatt der Zeitschrift „Der Betriebshelfer im Dienste der Gesundheit“, August 1956. Das Foto stilisiert die Kur in ländlicher Idylle – hier schwingt immer auch die Kritik an der großstädtischen Lebenswelt mit.

13 Die Kur als „Quelle neuer Lebenskraft“. Kurbrief der DAK, 1950er-Jahre.

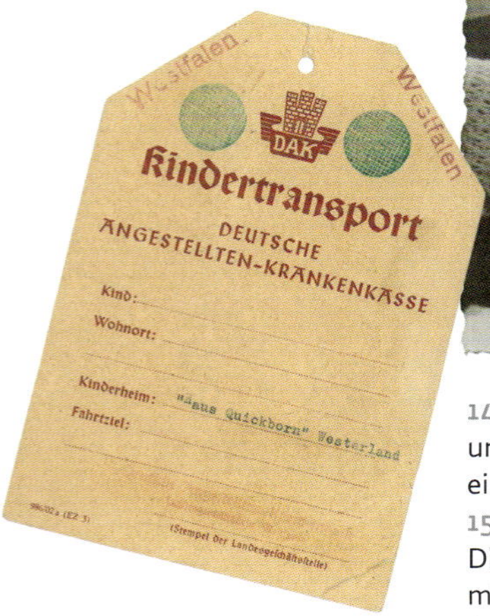

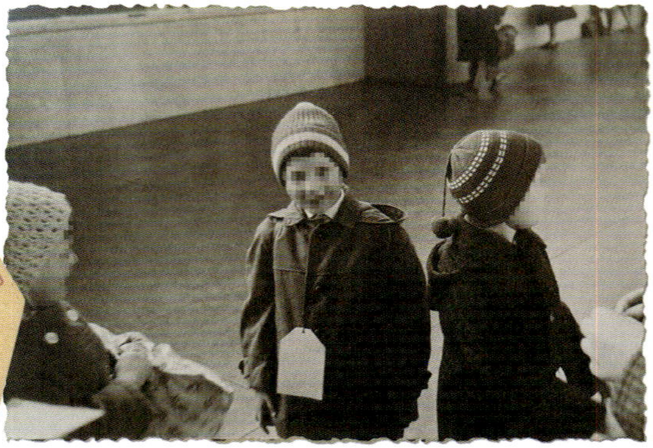

14 Jedes Kind, das mit einem Sammeltransport unterwegs in eine Kinderkur der DAK war, trug einen solchen Anhänger.

15 Schnappschuss aus einem privaten Fotoalbum. Die Bildunterschrift lautet: „Thomas H. fährt auch mit.“ Deutlich erkennbar ist der „Kindertransport“-Anhänger der DAK. (Privatbesitz Andrea C.*)

DEUTSCHE ANGESTELLTEN-KRANKENKASSE

Landesgeschäftsstelle Mittelrhein

Köln, am 1o. September 1958
Hohenzollernring 16/18
Tel. 21 67 44

Betr.: Kinderkur vom 23.9. bis 3o.1o.58 im Kinderheim "Schuppenhörnle", Falkau / Bestimmungsbahnhof: Altglashütten-Falkau/Schwarzwald

Liebe Eltern!

In wenigen Tagen beginnt die von Ihrem Kind sicherlich schon ungeduldig erwartete Kur. - Wir möchten Ihnen hiermit Einzelheiten über die Durchführung der Anreise bekanntgeben:

Treffpunkt: Vorhalle des Kölner Hauptbahnhofes vor dem Bahnhofspostamt

Treffzeit: 7.oo Uhr pünktlich am Dienstag, d. 23.9.58

Abfahrt: 7,45 Uhr (D 172), Ankunft in Altglashütten-Falkau um 17,49 Uhr.

Unterwegs werden dem Transport angeschlossen:

Um 8,o9 Uhr in Beuel:

Um 8,44 Uhr in Neuwied:

Um 9,o3 Uhr in Koblenz:

Um 1o.16 Uhr in Bad Kreuznach:

Bei Einfahrt des D 172 auf den Zusteigebahnhöfen wird sich unsere Transportbegleiterin durch Winken bemerkbar machen.

Beachten Sie bitte unsere Hinweise auf der Rückseite dieser Mitteilung genau, damit im Interesse I h r e s Kindes die Reise reibungslos durchgeführt werden kann.

Schon heute wünschen wir Ihrem Kind eine glückliche Reise und einen guten Kurerfolg.

Mit freundlichem Gruss
DEUTSCHE ANGESTELLTEN KRANKENKASSE
LANDESGESCHÄFTSSTELLE MITTELRHEIN

(Pannewig)

Durchschrift erhalten die BGSten

Siegburg, Bad Kreuznach, K.-Schildergasse, Neuwied, K.-Ring, Diez, Honnef, Düren, Betzdorf, Koblenz,

16 Informationsblatt über den Sammeltransport zur Kur im Kinderheim „Schuppenhörnle“ vom 23. September bis 30. Oktober 1958.

DHV-Kasse
Abteilung Gesundheitsfürsorge
Kinderheime

Der Heimaufenthalt Ihres Kindes kann nur ein **Anstoß** zur Gesundung sein. Diese selbst wird nur durch eine **folgerichtig weitergeführte Lebensweise** möglich sein.

Einen hervorragenden Anteil hieran hat die **richtige Ernährung** des Kindes. Nehmen Sie die Rückkehr Ihres Kindes zum Anlaß, sich zu fragen, ob die Ernährung der Familie bisher die richtige war. Gestatten Sie uns, Ihnen hierfür nachstehend einige Fingerzeige zu geben.

1. Die Mahlzeiten müssen **pünktlich** und **regelmäßig** eingenommen werden.
2. Sorge dafür, daß Dein Kind mit gewaschenen Händen und ordentlich bei Tisch erscheint.
3. Gestatte Deinem Kind nicht, über das Essen zu bestimmen. **Unter keinen Umständen** auswählen oder gar Ersatz bieten! Dein Kind muß lernen, **alles** zu essen, was auf den Tisch kommt, **ohne** Bemerkungen über das Essen zu machen.
4. Solange der Teller nicht leergegessen ist, gib kein neues Gericht (Nachspeise, Leckereien).
5. Gewöhne Deinen Kindern an, das Frühstück regelmäßig **in Ruhe gemeinsam mit Dir** einzunehmen — also **zeitig genug wecken.**
6. **Ein** belegtes Brot für die Schule ist ausreichend. Besser sind Butterbrote mit Obst, Tomaten, Nüssen, Rüben.
7. Ist Dein Kind von der Schule sehr abgespannt, so lasse es eine halbe Stunde vor dem Essen ruhen.
8. Achte auf die richtige Zubereitung der Speisen und sorge dafür, daß täglich mindestens **eine** warme Mahlzeit eingenommen wird.
9. Es genügen für das Kind wöchentlich zwei Fleischtage; dafür aber gib täglich frisches Gemüse, Salat oder Obst.
10. Täglich höchstens einen **halben** Liter Milch.
11. Ein Fischtag wöchentlich.
12. Drei- bis viermal wöchentlich Gemüse mit Kartoffeln.
13. Zwei bis drei Eier pro Kind und Woche, das Kochen mitgerechnet.
14. Einmal in der Woche Hülsenfrüchte.
15. Süßigkeiten nach Tisch — niemals zwischen den Mahlzeiten. **Besser** ist Obst auch als Nachtisch.

Bei **besonderen** Fragen, die Ihr Kind betreffen, wird Sie jederzeit das Heim gern beraten, in dem Ihr Kind war.

17 Regeln der DHV-Kasse zum Thema Tischsitten und Ernährung. Der Text wurde nach 1945 umstandslos in den Kurbrief der DAK übernommen.

Dieser Speisezettel entspricht im grundsätzlichen der in unseren Heimen durchgeführten Ernährung, die Abwechslung innerhalb dessen bleibt der Kunst der Hausfrau vorbehalten. Änderungen sind lediglich durch die Jahreszeiten bedingt. Wir empfehlen Ihnen, diese Ernährungsweise bei Ihrem Kinde sofort weiterzuführen.

	Montag	Dienstag	Mittwoch	Donnerstag	Freitag	Sonnabend	Sonntag
Frühstück	Haferflocken mit Milch u. Zucker	Mehlsuppe (mit Milch)	Kakao (mit Milch)	Haferflocken mit Milch u. Zucker	Mehlsuppe (mit Milch)	Kakao (mit Milch)	Milch
	dazu: **Vollkornbrot** (**keine** Semmel!) mit Butter oder Marmelade						
Für die **Schule** empfehlen wir	**Vollkornbrot** mit Butter, dazu: im Sommer Obst, Rüben, Rettich, Tomaten, Apfelsinen im Winter nur ein Brot mit Belag, ferner Äpfel, Nüsse, Backobst						
Mittag	— Suppe von Hülsenfrüchten Warmer Grießpudding mit gekochtem Obst	— Mohrrüben mit Salzkartoffeln Nachspeise	Ragout von Herz und Leber Nudeln Nachspeise	— Spinat mit 1 Ei, Kartoffelbrei Nachspeise	Fisch Salzkartoffeln Petersilientunke Nachspeise	— Verschiedene frische Gemüse mit Kartoffeln zusammengekocht Nachspeise	Kalbsbraten Frisches Gemüse Salzkartoffeln Nachspeise
Vesper	Milch oder Malzkaffee (mit viel Milch) dazu **Vollkornbrot** mit Butter, Marmelade, Honig (**keine** Semmel!)						Kuchen
Abend	Pellkartoffeln mit Hering Butterbrot	Eierkuchen mit Heidelbeeren Butterbrot	Obstsuppe mit Mehl-Grießklößen Butterbrot	Grießbrei mit Zucker und Zimt Butterbrot	Reis mit Früchten Butter- und Quarkbrot	Beschamell Kartoffeln 1 belegtes Brot	1 weiches Ei 1 belegtes Brot Butterschnitten, Quark, Obst, Milch oder Kakao

Anmerkungen:

Gemüsekonserven nur, wenn kein Frischgemüse zu haben ist.
Gemüsewasser nicht abgießen!

Im Sommer mittags kalte Obstsuppen zur Erfrischung, unter Umständen abends warme Hauptmahlzeiten!

Abends zu den Butterschnitten Obst, Rüben, Rettich, Tomaten.

18 Speisezettel der DHV-Kasse. Auch dieses Muster wurde nach 1945 weiterverwendet.

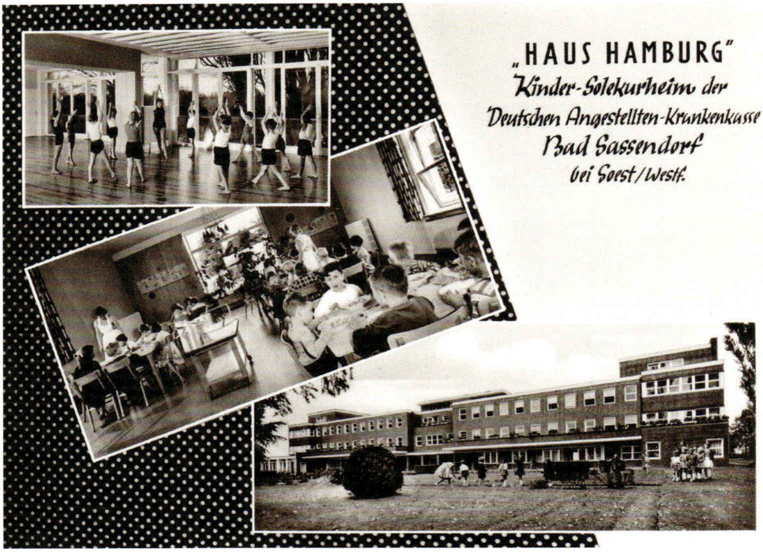

Abb. 19 – 21 Kinderkurheim „Haus Hamburg" in Bad Sassendorf / Westfalen nach der Wiederinbetriebnahme 1960

19 Ansichtskarte. Zu sehen sind die Gesamtansicht, der Speisesaal und die Turnhalle.

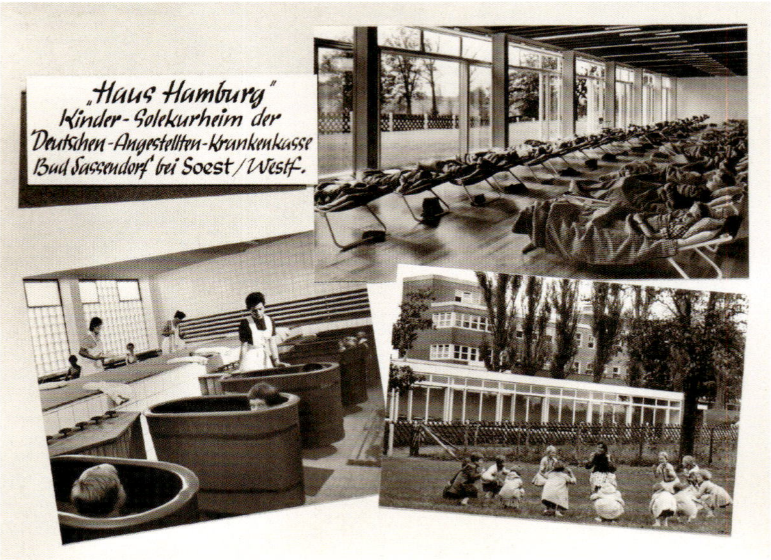

20 Ansichtskarte. Zu sehen sind die Rückfront des Gebäudes, die Liegehalle und das Solebad.

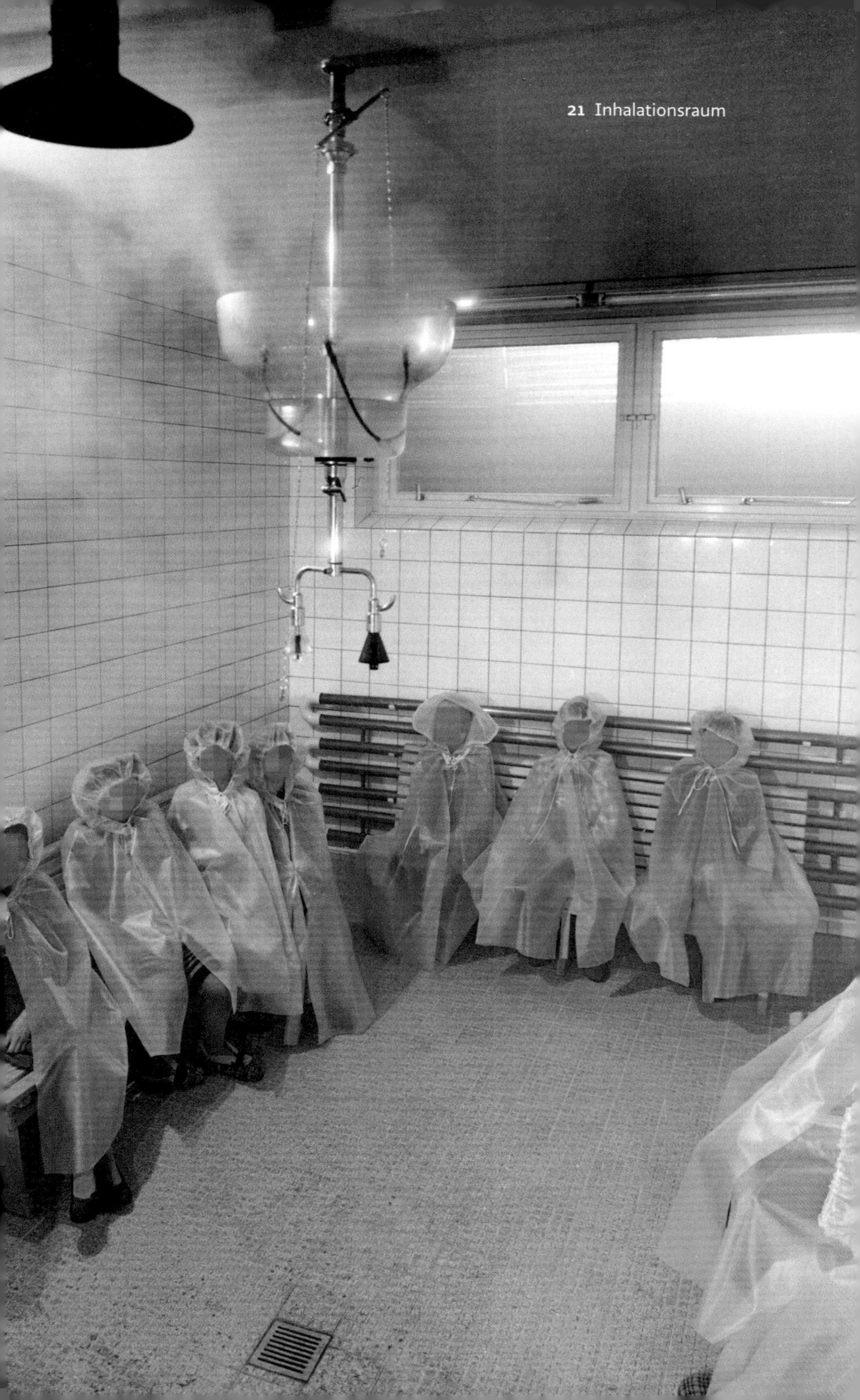

21 Inhalationsraum

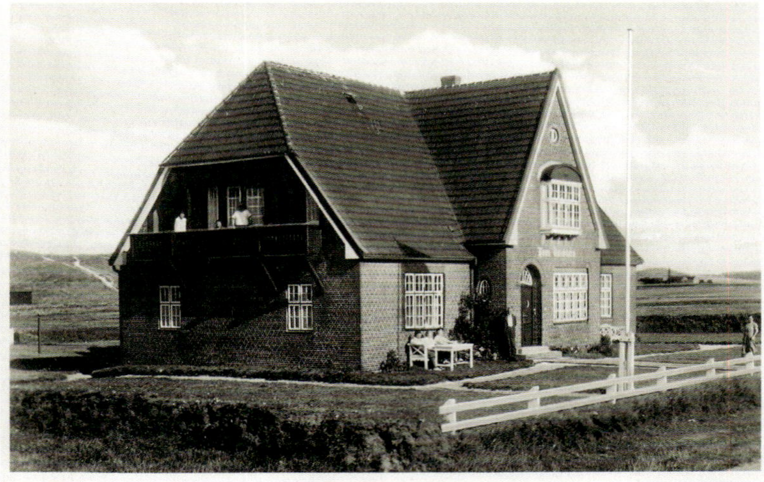

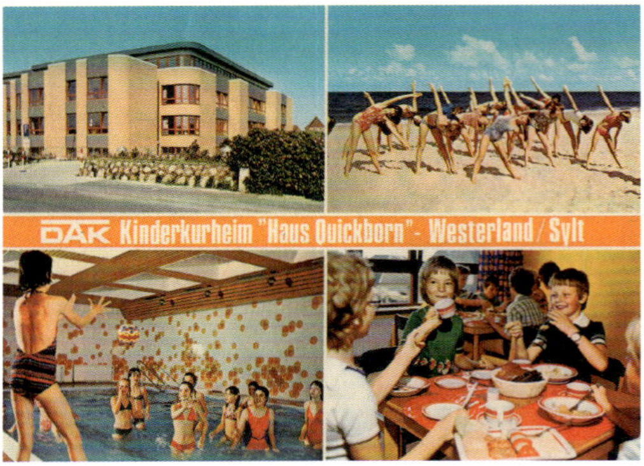

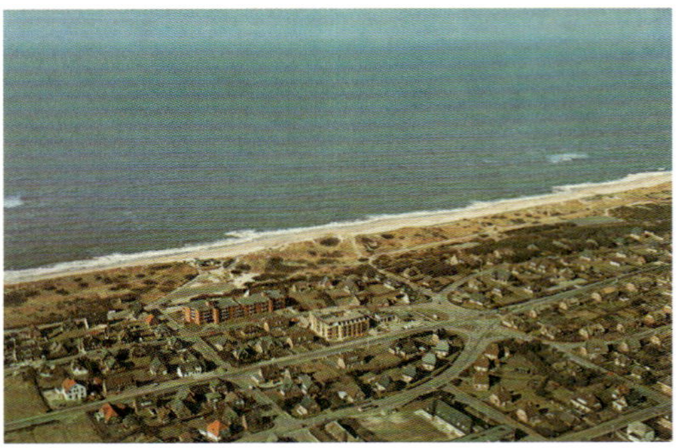

Abb. 22 – 24
„Haus Quickborn“

22 Das alte „Haus Quickborn“ in Westerland auf Sylt. Die Aufnahme ist vor 1945 entstanden und fand in alten Prospekten Verwendung. Darin erkennt man, dass an dem Fahnenmast die Hakenkreuzflagge gehisst war. Nach 1945 wurde diese wegretuschiert und das Foto weiterverwendet.
23 Ansichtskarte des Neubaus. Zu sehen sind die Gebäudefront, Gymnastik am Strand, das hauseigene Schwimmbecken sowie eine Szene im Speisesaal. Man erkennt, dass die Kinder sich ihre Brote mittlerweile selber belegen durften.
24 Ansichtskarte des 1976 in Betrieb genommenen Neubaus.

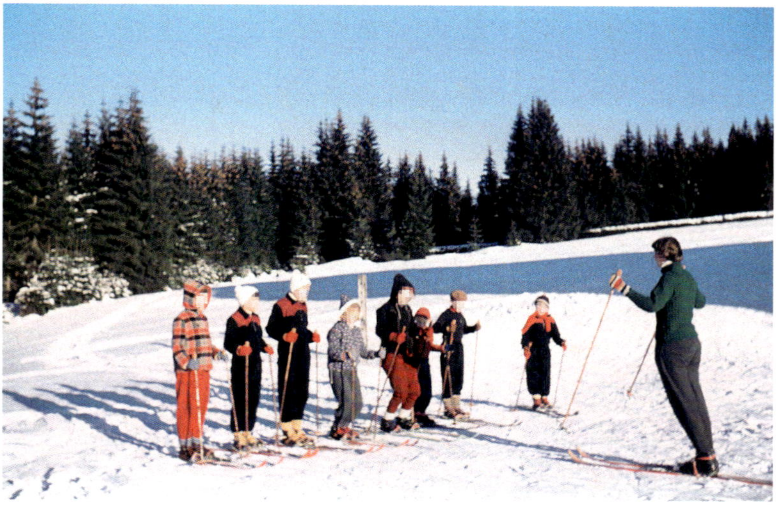

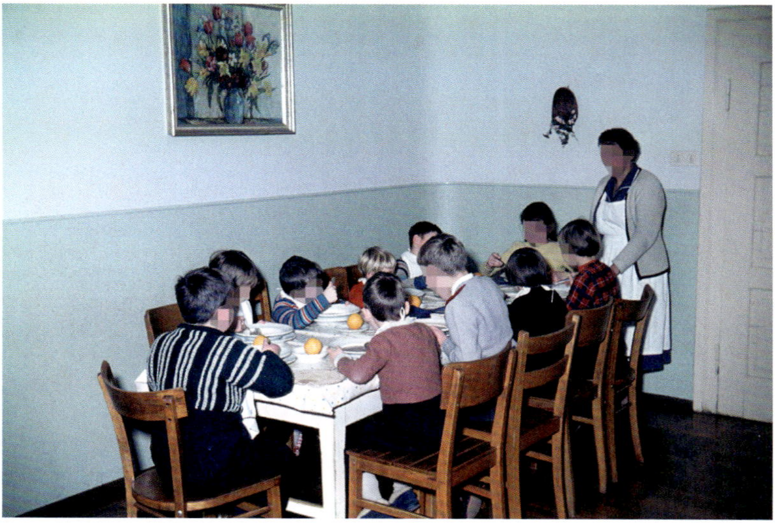

Abb. 25 – 26 **Kur im „Haus Schuppenhörnle", 1960er-Jahre**

25 Skifahren. Die Aufnahme ist, wie auch die folgenden, Teil einer Diaserie aus Privatbesitz.
26 Mahlzeit.

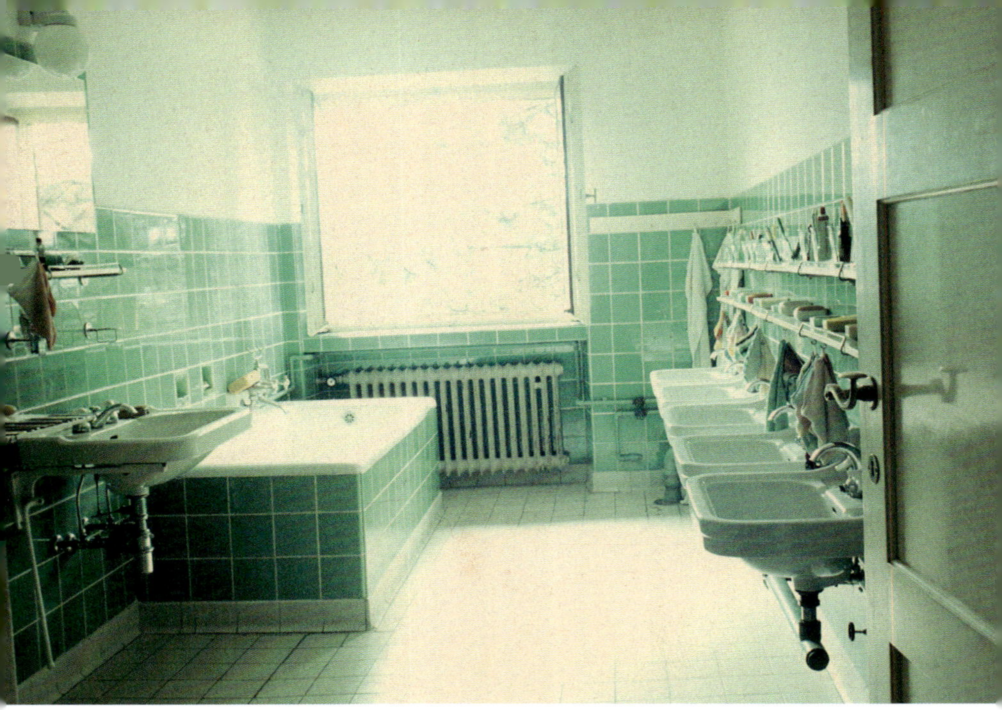

Abb. 27 – 31 **„Berghof Polling", um 1960**

27 Waschraum. Die Aufnahme ist, wie auch die folgenden, Teil einer Diaserie aus Privatbesitz.

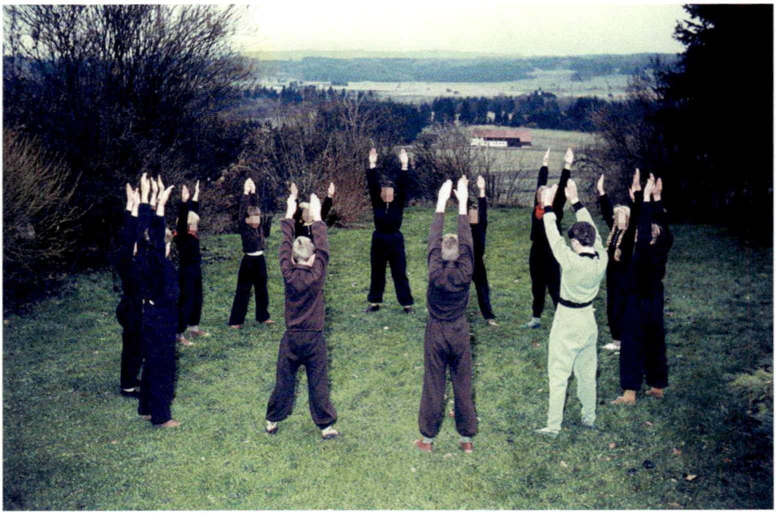

28 Gymnastik im Freien während einer Kur.

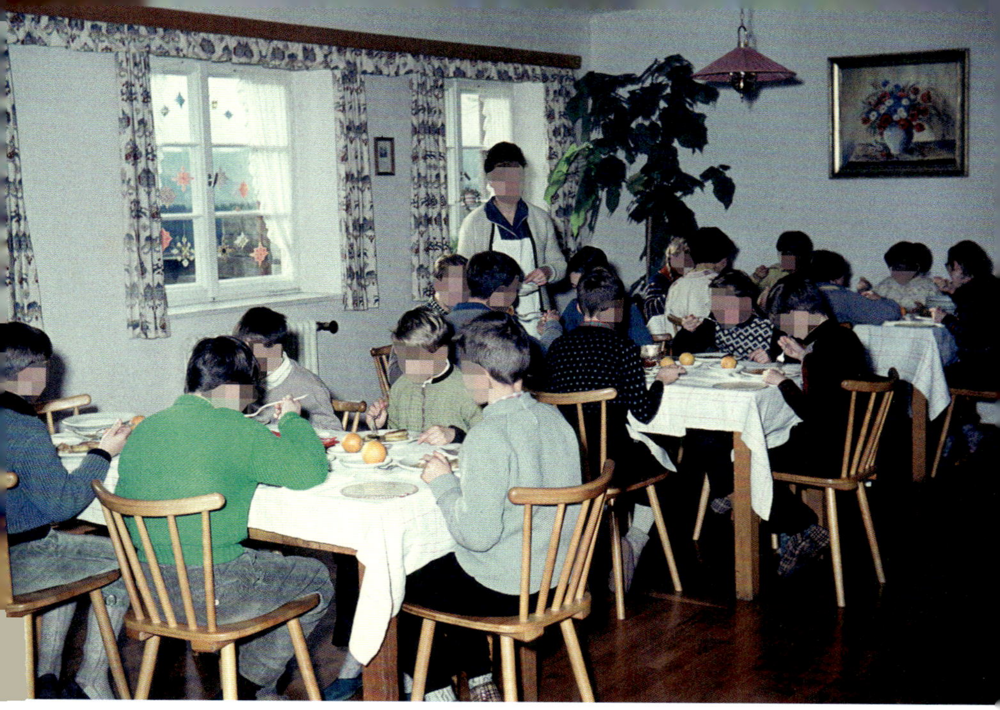

29 Mahlzeit während einer Kur.

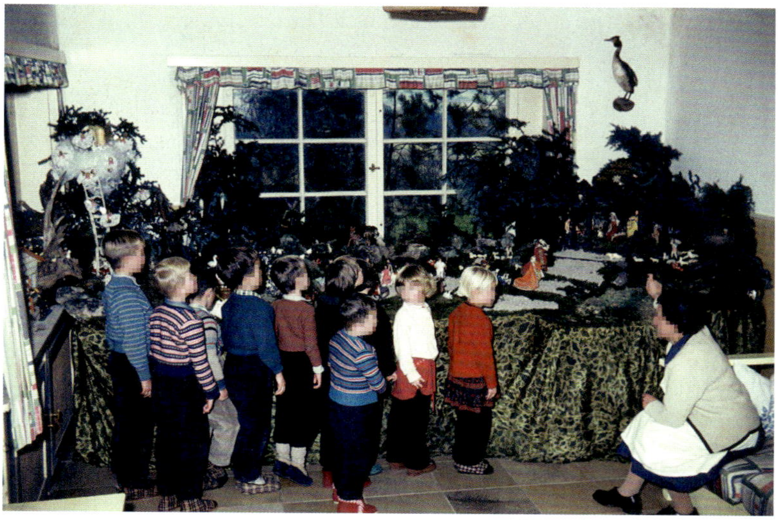

30 Weihnachtsfeier während einer Kur.

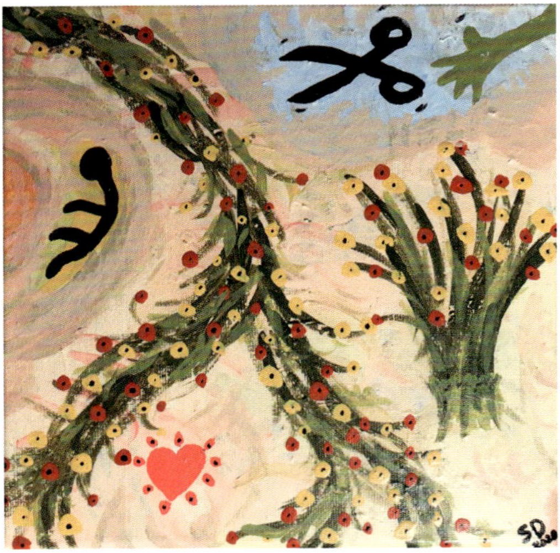

31 Bild und Text von Stefanie Donker-Tsibu, Februar 2022.

Bin ein kleiner Klecks
von Mensch.

Allein,
Hilflos.

Die Anderen und das bunte Leben sind auf der
anderen Seite
der für mich undurchdringlichen Dornen.

Eingesperrt mein Herz, nicht bei mir.
Nicht bei den Anderen.

Allein die eine Hand,
die mutig und entschlossen genug wäre,
die große Schere in die Hand zu nehmen,
könnte die dichte Dornenwand zerteilen.

Und mich so zurückzuholen zu den Anderen
und zu der bunten Welt.

Doch dann müsste die Hand
auch noch die Kraft haben,
mein Herz frei zu machen.

Erst dann,
erst dann,
wäre ich wieder ganz und vereint.

5 Fazit

Erklärungsansätze für die Entstehung einer Subkultur der Gewalt: Organisationslogik, soziale Praktiken, theoretischer Überbau

Die Auswertung der Interviews bestätigt, dass die von der DAK genutzten Kinderkurheime – soweit darüber Berichte von Zeitzeuginnen und Zeitzeugen vorliegen – die wesentlichen Merkmale einer „totalen Institution“ aufwiesen. Sie bildeten in sich geschlossene soziale Räume – Grundvoraussetzung für das Entstehen von Strukturen, die für eine „totale Institution“ kennzeichnend sind. Außer dem Personal und dem Heimarzt hatte in der Regel niemand Zutritt zu den Kurheimen, auch nicht die Eltern der zur Kur verschickten Kinder. Der Kontakt zwischen den Kindern und ihren Familien unterlag der Kontrolle der Betreuerinnen – die Briefe der Kinder, die bereits lesen und schreiben konnten, wurden diktiert oder zensiert, was dazu führte, dass die Kinder, gleichsam mit einer Schere im Kopf, sich scheuten, etwas Verfängliches zu schreiben. Für die Vorschulkinder übernahmen die Betreuerinnen das Schreiben, wobei sie offenkundig standardisierte Textbausteine benutzten und die Klagen von Kindern, die unter Heimweh litten, und ihre Bitten, die Eltern möchten sie nach Hause holen, nicht weitergaben. Außenkontakte hatten die Kurkinder nicht. Sie verließen das Gelände des Kurheims nur in der Gruppe unter Aufsicht der Betreuerinnen und wurden von der Bevölkerung der Kurorte ferngehalten. Für die Dauer der Kur waren die Betreuerinnen, die in den Kurheimen tätigen Hauswirtschaftskräfte und der Heimarzt die einzigen Bezugspersonen. Die Kinderkurheime arbeiteten mit begrenzten Ressourcen – auch dies eine wichtige Voraussetzung dafür, dass sich Strukturen einer „totalen Institution“ herausbilden konnten. Das betrifft vor allem den Raum und das Personal der Kinderkurheime. Auch in den großen kasseneigenen Heimen – „Haus Schuppenhörnle“, „Haus Hamburg“ und (nach dem Neubau im Jahre 1976) „Haus Quickborn“ – war der Platz für das einzelne Kind knapp bemessen. Der niedrig angesetzte Personalschlüssel führte dazu, dass die Betreuerinnen in der Regel in Zwölfstundenschichten arbeiteten und Gruppen von bis zu zwanzig Kindern vom Aufstehen bis zum Schlafengehen begleiteten. Schon allein von der personellen Besetzung her ergab sich die Notwendigkeit eines rationellen Betriebsablaufs. Folgerichtig existierte in allen Kinderkurheimen, die in den Interviews zur Sprache kommen, eine von einer zentralen Instanz vorgegebene, vom Personal streng überwachte, von allen Kindern einzuhaltende Tagesstruktur, die zu einer genauen Taktung des Alltags führte. Damit waren die drei wichtigsten Voraussetzungen für die Entstehung von Strukturen einer „totalen Institution“ gegeben: Die Kurkinder wurden in eine in sich geschlossene, räumlich beengte Welt versetzt, in der sie dem Personal ausgeliefert waren und sich in eine rigide Ordnung einfügen mussten, die alle Lebensäußerungen bis hin zum Toilettengang regelte. Die Organisationslogik legte es dem Personal nahe, durch ein strenges Reglement, eine möglichst lückenlose Kontrolle und die konsequente Sanktionierung abweichenden Verhaltens reibungslose Betriebsabläufe sicherzustellen. Dieses Regime war so überwältigend, dass es trotz der verhältnismäßig kurzen Dauer der Kuren tiefe Spuren hinterließ, zumal – das haben die Interviews eindrucksvoll gezeigt – die Kinder keine klare zeitliche Vorstellung hatten, nicht wenige gerade der kleineren Kinder waren sogar davon überzeugt, dass sie für immer bleiben müssten.

Das Konzept der „totalen Institution“ hilft, die strukturellen Faktoren zu verstehen, die die Herausbildung einer Subkultur der Gewalt auch in Kindererholungsheimen und Kinderheilstätten begünstigten, die in krassem Gegensatz zum eigentlichen Sinn und Zweck der Kinderkuren stand. Ob sich eine solche Subkultur der

Gewalt tatsächlich entfalten konnte, welche konkreten Formen von Gewalt sich in den Alltag einschlichen und welches Ausmaß die Gewalt erreichte, hing jedoch auch von der Haltung des Personals ab. Dieses hatte, soweit erkennbar, durchaus Handlungsspielräume im Hinblick darauf, wie es mit den strukturellen Zwängen umging. Viele pädagogische Praktiken in den Kinderkurheimen deuten darauf hin, dass die „Tanten" auf ihnen bekannte „Erziehungsrezepte" zurückgriffen, die sie – je nach Alter – entweder aus ihrer Ausbildung und ihrem Berufsalltag vor 1945 bereits kannten oder aber als Kinder und Jugendliche, etwa in der Kinderlandverschickung, selbst erlebt hatten. Anja Röhl hat zu Recht auf diesen Faktor – den persönlichen Erfahrungshorizont der Betreuerinnen – hingewiesen. Leider sind die vorliegenden Informationen zur Herkunft, zur Qualifikation und zur vorherigen beruflichen Laufbahn des Personals in den Kinderkurheimen der DAK zu bruchstückhaft, als dass sie weitreichende Schlüsse erlauben würden. Der Abriss zur Geschichte des Kinderkurwesens der Angestelltenkrankenkassen hat indessen ergeben, dass die Aus- und Fortbildung der in den Kinderkurheimen eingesetzten Jugendleiterinnen und Kindergärtnerinnen im „Dritten Reich" unter den Einfluss der NSDAP, ihrer Gliederungen und Verbände geriet. Vor diesem Hintergrund wird man davon ausgehen können, dass zumindest die älteren Betreuerinnen, die nach dem Zweiten Weltkrieg die Arbeit in den Kinderkurheimen wiederaufnahmen, durch ihre berufliche Sozialisation mit einem repressiven Erziehungsstil vertraut waren, der von einer „Neuen Sachlichkeit" geprägt war, wie sie in den Erziehungsratgebern dieser Zeit propagiert wurde.[1]

Die strukturellen Rahmenbedingungen der Kindererholungsheime und Kinderheilstätten, die mit dem Konzept der „totalen Institution" umschrieben werden können, korrespondierten also mit dem „praktischen Wissen"[2] der darin tätigen Betreuerinnen. Der Eigen-Sinn und Eigen-Wille der Kinder wurden nicht nur als Störung des Betriebs wahrgenommen, die es auszuschalten galt, damit die Abläufe im Heim nicht durcheinandergerieten, die „feste Hand", die den Kindern „nichts durchgehen ließ", galt darüber hinaus auch als Ausweis „richtiger Erziehung". Dadurch entstand gleichsam eine erste Schicht einer auf „praktischem Wissen" basierenden Legitimation des in den Kinderkurheimen vielfach praktizierten repressiven Erziehungsstils.

Das Zusammenspiel zwischen der Organisationslogik und den informellen Logiken praktischen Handelns wird durch ein drittes Element ergänzt: das von der Balneologie, der Pädiatrie, der Pädagogik und der Soziologie des Kindes- und Jugendalters entworfene theoretische Konzept der Kinderkur mit seinem zivilisationskritischen Impetus. Wie an anderer Stelle ausführlich dargestellt, war dieses Konzept nicht zuletzt auch geprägt von einem kritischen Blick auf den Funktionswandel der modernen Familie, die, so die Sorge der Verfechter dieses Konzepts, zum Ausfall der Familie als Sozialisationsinstanz führen könnte. Befürchtet wurde nichts weniger als die Auflösung der gesellschaftlichen Ordnung. Kinderkuren sollten einen Beitrag dazu leisten, dieser „Entordnung" frühzeitig entgegenzuwirken. Sie hatten den klaren pädagogischen Auftrag, den verschickten Kindern die gesellschaftliche Ordnung in Körper und Seele einzuschreiben. Diese konzeptionelle Rahmung hatte zur Folge, dass sich Jugendleiterinnen und Kindergärtnerinnen, die zu repressiven Erziehungsmitteln griffen, nicht nur auf ihr „praktisches Wissen" berufen konnten, sondern auch auf eine vermeintlich wissenschaftliche Legitimationsbasis. Diese zweite Schicht der Legitimation lieferte das Narrativ, das eine „totale Institution" braucht, um den Widerspruch zwischen Organisationszielen und Organisationszweck aufzuheben: Die Ordnung des Kurheims wurde als Mittel gerechtfertigt, um der vermeintlich drohenden Auflösung der gesellschaftlichen Ordnung entgegenzuwirken. Dies hatte zur Folge, dass die betreuenden Ärzte und Ärztinnen ebenso wenig Anstoß an der Erziehungspraxis in den Kinderkurheimen nahmen wie die Einrichtungsträger, die Entsendestellen oder die beaufsichtigenden Behörden. So wirkten letztlich die strukturellen Rahmenbedingungen der Kinderkurheime, die im Zuge der beruflichen Sozialisation eingeübten „sozialen Praktiken" der darin tätigen Mitarbeiterinnen und Mitarbeiter und der „theoretische Überbau" des Kinderkurwesens in ein und dieselbe Richtung und schufen so die Bedingungen der Möglichkeit zur Entstehung einer Subkultur der Gewalt.[3]

Formen und Ausmaß der Gewalt in den Kinderkurheimen der DAK

In den Berichten der im Rahmen dieser Studie interviewten Frauen und Männer, die in ihrer Kindheit über die DAK zu einer Erholungskur verschickt waren, spiegeln sich alle Spielarten der Gewalt wider, die sich aus deren Definition als Verletzung des Selbst ableiten lassen.

Erstens wurde die körperliche Integrität der Kinder im Kuralltag ständig verletzt. Es war ihnen nicht möglich, gegenüber dem Personal den räumlichen Abstand zu wahren, den sie brauchten, um sich wohlzufühlen. Bei der Morgenwäsche, beim Wiegen, bei der Gymnastik, bei den Solebädern und Inhalationen oder bei der Arztvisite wurden die Kinder gegen ihren Willen entblößt, angestarrt und berührt. Ständig mussten sie gewahr sein, dass ihnen körperliche Schmerzen zugefügt wurden: dass sie fest am Arm gepackt, geschüttelt, in die Wange gekniffen, am Ohr gezogen, an den Haaren gepackt wurden. Auch von Schlägen in das Gesicht („Ohrfeigen") wird berichtet, in einem Fall von Prügeln mit einem Gürtel. Der Zwang, Speisen, vor denen man sich ekelte, herunterzuwürgen, erst recht das gewaltsame Eintrichtern von Erbrochenem musste von den Kindern als rituelle Verunreinigung, als gewaltsames Eindringen in den Körper, als Vergiftung erlebt werden. Dasselbe gilt für die aus dem „Haus Hamburg" berichteten Fälle sexualisierter Gewalt, etwa den erzwungenen Oralverkehr, bei dem das Opfer gezwungen wurde, das Sperma des Vergewaltigers zu schlucken.

Zweitens mussten viele zur Kur verschickte Kinder erleben, wie ihre Körper zu einem leblosen Objekt degradiert wurden – so etwa, wenn sie während der Mittagsruhe oder in der Nacht gezwungen wurden, still zu liegen, womöglich in einer bestimmten Position. Auch beim Strafliegen, Strafsitzen oder Strafstehen in einer Ecke mit dem Gesicht zur Wand wurden die Kinder wie Dinge behandelt, was als Erniedrigung gemeint und auch so verstanden wurde. Auch das Einsperren in einen Besenschrank hat – von der dadurch ausgelösten klaustrophobischen Panikattacke ganz abgesehen – einen solchen Aspekt: Das Kind wurde wie ein Gegenstand in einem Schrank verstaut.

Drittens wurde den Kindern in der Kur der persönliche Raum genommen. Schon die Architektur der Kinderkurheime mit ihren Schlafsälen oder Mehrbettzimmern, den Gemeinschaftswaschräumen und -toiletten, den großen Speisesälen, Turn- und Liegehallen verwehrte den Kindern jeden Rückzugsraum, in dem sie hätten Zuflucht finden können. Die engen Schlafräume, in denen sich Bett an Bett reihte, so dass nicht einmal ein Nachtschränkchen noch Platz fand, erlaubten es nicht, wenigstens den Schlafplatz zu einem persönlichen Ort zu gestalten. Hierbei spielt auch eine Rolle, dass die Architektur der Kurheime mit ihren großen Funktionsräumen, ihren geraden Fluren und der Einrichtung von Bereitschaftszimmern im Schlaftrakt der Kinder dem Personal einen nahezu „panoptischen Blick“[4] ermöglichte. Die Kurkinder konnten sich nie unbeobachtet fühlen.

Viertens hatten die Kinder während der Kur, wenn überhaupt, nur wenige „Dinge für sich“. Übergangsobjekte wie Puppen oder Teddys, die eine Brücke zur vertrauten Lebenswelt schlugen, wurden ihnen in manchen Fällen zu Beginn der Kur abgenommen – dies musste extrem verunsichernd wirken, gaben solche Dinge doch Halt und Trost in der fremden Umgebung. Der Inhalt von Päckchen, die von den Familien geschickt wurden, wurde nicht selten an alle Kinder verteilt oder auch schon einmal von den Betreuerinnen einbehalten – eine tiefe Kränkung für diejenigen Kinder, für die die Sendung bestimmt war. Einen Schrank oder eine Schublade, um ihre wenigen Habseligkeiten aufzubewahren, hatten die Kinder in den Kurheimen nicht. Sie hatten nicht einmal Zugriff auf die eigene Kleidung – diese wurde ihnen von den Betreuerinnen aus einem Wäscheschrank zugeteilt. Die Möglichkeit, die eigene Identität durch Dinge, die sie ihr Eigen nennen konnten, zu stabilisieren, war den Kindern in den Kurheimen somit weitgehend genommen.

Fünftens unterlagen die Kurkinder als Gruppe einer sozialen Degradierung, indem ihnen, unabhängig von ihrem Alter, in mancherlei Hinsicht das selbstständige Handeln verwehrt wurde. Das betraf vor allem den Bereich der Nahrungsaufnahme und -ausscheidung. Die Kinder durften nicht frei entscheiden, wann, was und wie viel sie essen wollten, sondern hatten zu essen, was auf den Tisch kam. Sie durften nicht zur Toilette gehen, wenn sie Harn- oder Stuhldrang verspürten, sondern hatten sich an vorgegebene Toilettenzeiten zu halten. Solche Regeln hatten – gerade wenn die Kinder im Elternhaus freier erzogen wurden – etwas zutiefst Demütigendes an sich.

Sechstens herrschte in den Kinderkurheimen ein entwürdigender Kommunikationsstil. Die Betreuerinnen schlugen – von Ausnahmen abgesehen – einen unpersönlichen, mitunter militärisch strengen, von Anordnungen, Verboten, Zurechtweisungen, Vorwürfen und Beschimpfungen geprägten Umgangston an, der von den Kindern als verletzend empfunden wurde. Die Kinder wiederum lernten, die Kommunikation mit den Betreuerinnen möglichst zu meiden und nur zu sprechen, wenn sie gefragt wurden. Da eine vorlaute Bemerkung eine körperliche Züchtigung nach sich ziehen konnte, wurden sie vorsichtiger in dem, was sie in Gegenwart der Betreuerinnen sagten. Die Kommunikation unter den Kindern wurde strikt reglementiert: Bei den Mahlzeiten, während der Mittagsruhe und in der Nacht war das Sprechen verboten.

Siebtens hatten die Kurkinder kaum eine Möglichkeit, Dinge, die mit Angst oder Scham besetzt waren, vor den Betreuerinnen und den anderen Kindern zu verbergen. Ob ein Kind versucht hatte, Essen aus dem Speisesaal zu schmuggeln, ob ein anderes in der Nacht aus Nervosität Papiertaschentücher zerrissen und versucht hatte, die Fetzen zu verstecken, ob ein Kind nachts vor Heimweh weinte, ob es sich am Morgen nicht gründlich genug gewaschen oder heimlich eine saubere Unterhose aus dem Wäscheschrank genommen hatte, damit nicht herauskam, dass es sich eingenässt hatte – nichts blieb im Kurheim verborgen. Jede Verhaltensweise, die vom Personal als Störung des Betriebsablaufs wahrgenommen wurde, wurde ans Licht gezerrt, das Kind öffentlich bloßgestellt und beschämt. Es traf vor allem die „Bettnässer“, die vor der ganzen Gruppe gedemütigt wurden – bis hin zur ostentativen Zurschaustellung der nassen Matratze vor der Haustür.

Achtens schließlich legten es die Betreuerinnen vielfach darauf an, ganz gezielt die Gefühle der Kinder zu verletzen, nicht nur, wenn sie die „Bettnässer" dem Spott und der Häme der ganzen Gruppe aussetzten. Es gab auch subtilere Spielarten dieser Form von Gewalt, etwa wenn Betreuerinnen die Post der Eltern laut vorlasen und sich vor aller Ohren über das Geschriebene lustig machten oder wenn Betreuerinnen die ankommende Post – vorgeblich, um die Briefmarken aufzubewahren – mit der Schere zerschnitten. Man kann dies als Akte demonstrativer Geringschätzung der kindlichen Gefühle deuten, die ganz bewusst darauf abzielten, die Kinder zu kränken, zu demütigen und zu stiller Folgsamkeit zuzurichten – denn die Reaktion der Kinder auf solche verletzenden Gesten bestand darin, die eigenen Gefühle nach Möglichkeit zu verbergen.

Die geschilderten Gewaltpraktiken lassen sich nicht fein säuberlich in Akte physischer, psychischer, verbaler, symbolischer oder struktureller Gewalt einteilen, vielmehr stellen die geschilderten Gewaltakte ein komplexes Geschehen dar, in dem sich verschiedene Aspekte der Gewalt mischen und die Verletzungen des Selbst auf verschiedenen Ebenen stattfinden. Körperliche Züchtigungen, sprachliche Herabsetzungen und Strafrituale griffen ineinander und wurden durch den von der Architektur der Kurheime ausgehenden „Terror der Transparenz" verstärkt.

Fragt man nach typischen Situationen, in denen es zur Anwendung von Gewalt in den Kinderkurheimen kam, so zeichnen sich in den Berichten der Zeitzeuginnen und Zeitzeugen deutliche Muster ab: Auslösende Momente waren vor allem Nahrungsverweigerung, die Störung der Mittags- oder Nachtruhe und das Einnässen und Einkoten. Vom Personal wurden diese Situationen als Störungen im Betriebsablauf betrachtet, die Stress und Mehrarbeit verursachten. Weigerte sich ein Kind, seinen Teller leer zu essen, musste eine Betreuerin mit am Tisch sitzen bleiben, bis alles aufgegessen war – diese Arbeitskraft fehlte an anderer Stelle (oder verpasste ihre Pause). Flüsterte ein Kind mittags oder abends mit seinem Bettnachbarn, sorgte das für Unruhe, die Aufsicht führende Arbeitskraft musste intervenieren, damit „Ruhe einkehrte". Nässte oder kotete sich ein Kind nachts ein, hätte die Nachtwache an sich seine Nachtwäsche und sein Bettzeug wechseln und seine Matratze trocknen müssen, was einen beträchtlichen Arbeitsaufwand bedeutet hätte. Hier reagierten die Betreuerinnen besonders ungehalten – nicht selten ließen sie die Kinder über Nacht in ihren nassen Schlafanzügen in ihrem nassen Bettzeug schlafen und machten sie vor der versammelten Gruppe nieder, um ein abschreckendes Exempel zu statuieren. Folgerichtig gehörten „Bettnässer", „schlechte Esser" und „unruhige Kinder" zu den bevorzugten Opfern von Gewalt. Einzelne Hinweise in den Interviews deuten darauf hin, dass auch Kinder, die irgendwie anders waren – erinnert sei an die „drei Italiener" –, in den Fokus des Personals gerieten. In den meisten Fällen hatte die Gewaltanwendung eine erkennbar rationale Funktion – sie sollte die Kinder fügsam machen, um sie in den Kurbetrieb einzufügen. Gewalt ging folgerichtig meist von den Betreuerinnen aus, deren Aufgabe es war, den Kurbetrieb aufrechtzuerhalten. In einem Fall, den schweren sexuellen Übergriffen im „Haus Hamburg", ging die Gewalt von einem Mann aus, der nicht zum Betreuungspersonal gehörte.[5] Die Gleichförmigkeit der Gewaltpraktiken in den verschiedenen Kinderkurheimen – wie auch die auffälligen Parallelen zu Einrichtungen im Bereich der Kinder- und Jugendhilfe, der Behindertenhilfe und der Kinder- und Jugendpsychiatrie – spricht dafür, dass die Gewaltpraktiken sich nicht zufällig herausformten, sie entstanden vielmehr aus der Organisationslogik der Institution Heim.

Die Auswertung der Interviews erlaubt keine Aussagen darüber, ob es bestimmte von der DAK genutzte Kurheime gab, in denen es eine besonders ausgeprägte Subkultur der Gewalt gab, und solche, in denen Gewalt nur selten oder gar nicht eingesetzt wurde. Ein gewisser Schwerpunkt der Gewaltschilderungen zeichnet sich im Hinblick auf das „Haus Hamburg" ab, was indessen dem Umstand geschuldet sein könnte, dass sich sechs der 17 Interviews auf dieses Kurheim beziehen, zu dem auch sonst schon viele Berichte von Betroffenen vorliegen. Über „Haus Schuppenhörnle" und „Haus Quickborn" wird weniger Negatives berichtet, doch können aus diesem Umstand keinerlei Schlussfolgerungen gezogen werden. So weist Andrea M.*, die insgesamt positive Erinnerungen an ihre Kur im „Haus Schuppenhörnle" hat, im Interview ausdrücklich darauf hin, dass es die älteren Kinder nach ihrer Beobachtung längst nicht so gut hatten wie die kleinen Kinder mit ihrer freundlichen Betreuerin. Die Erfahrungen in ein und demselben Kurheim konnten sehr unterschiedlich ausfallen, je nachdem, in welchem Alter ein Kind zur Kur dorthin verschickt wurde, wann die Verschickung stattfand und welcher Gruppe und Gruppenbetreuerin es zugeteilt wurde. So weichen die Erinnerungen von Andrea C.* an ihre Kur im alten „Haus Quickborn" im Jahre 1961 (sie war damals vier Jahre alt) und von Ronald O.*, der 1979 (im Alter von 13 Jahren) zur Kur in das neu erbaute „Haus Quickborn" verschickt wurde, deutlich voneinander ab. Die Interviews deuten darauf hin, dass die subtileren Formen von Gewalt – von der sprachlichen Herabwürdigung bis zur demütigenden Strafe, vom Essenszwang bis zum Redeverbot in den Ruhephasen – zumindest bis weit in die 1970er Jahre hinein in allen Kurheimen zum Tragen kamen. Offene körperliche Gewalt hingegen war nicht allgegenwärtig, stellte aber auch keine absolute Ausnahme dar.

Wie repräsentativ sind die Erfahrungen der im Rahmen dieser Studie interviewten Frauen und Männer? Einen gewissen Anhaltspunkt bietet die Auswertung von 199 Datensätzen aus der von der Initiative Verschickungskinder durchgeführten, leitfadengestützten Befragung, die für diese Studie vom nexus-Institut zur Verfügung gestellt wurden.[6] Aus der Datenbank des Instituts wurden diejenigen Datensätze von Personen ausgewählt, die mit Sicherheit oder doch mit einer gewissen Wahrscheinlichkeit von der DAK verschickt wurden und/oder in einem der drei kasseneigenen Kinderkurheime der DAK zur Kur waren (Stand: Februar 2022). Elf dieser Datensätze stammen von Personen, die im Rahmen dieser Studie interviewt worden sind, weshalb diese Datensätze bei der Auswertung nicht berücksichtigt worden sind. Die Teilnehmerinnen und Teilnehmer der Befragung sollten auf die Frage „Welche Behandlungen während des Heimaufenthaltes haben sich Ihnen am meisten eingeprägt?" aus insgesamt sechs Antwortmöglichkeiten bis zu drei ankreuzen. Die Antwort „Essen und erzwungenes Essen" erhielt 130, „Trennung von den Eltern und Heimweh" 115,

„Bestrafungen“ 69, „Allgemeines Verhalten des Betreuungspersonals“ 54, „Toilettenverbot“ 50 und „Gruppenzwang und Erniedrigung in der Gruppe“ 43 Kreuze. Zudem bestand die Möglichkeit, andere Aspekte zu benennen. Jeweils mehrfach genannt wurden der Zwang zum Essen, Erbrechen und das gewaltsame Eintrichtern von Erbrochenem, Hunger und vor allem Durst, die erzwungene Mittagsruhe, Sprechverbote, der Zwang, sich (etwa beim Duschen, bei den Solebädern oder unter der Höhensonne) vor anderen ausziehen zu müssen, Isolierung und unzureichende medizinische Versorgung im Krankheitsfall, die Kontrolle der Post, der Zwang, in nasser Bettwäsche schlafen zu müssen, wenn man eingenässt hatte, aber auch Gewalt und sexuelle Handlungen unter den zur Kur verschickten Kindern. Mehrere Teilnehmerinnen und Teilnehmer nutzen die Möglichkeit, ausführlichere Berichte in die Datenbank einzustellen. Diese decken sich sehr weitgehend mit den im Rahmen dieser Studie geführten Interviews.

Auf der Grundlage dieses Vergleichs wird man mit aller Vorsicht sagen können, dass die Interviews den Erfahrungshorizont von Menschen, die seinerzeit von der DAK zur Kur verschickt wurden, sehr gut ausleuchten – vielleicht mit einer Einschränkung: Die Interviews liefern nur vereinzelt Hinweise auf Gewalt unter den Kindern *(peer violence)* und das bewusste Ausnutzen der „Hackordnung“ innerhalb eines Kurgangs durch das Personal, also die Ermutigung älterer Kinder, die jüngeren Kinder zu drangsalieren – ein Phänomen, das in anderen „Heimwelten“, vor allem in den Fürsorgeerziehungsheimen,[7] häufiger zu beobachten ist. Die Datensätze des nexus-Instituts deuten darauf hin, dass es auch in den von der DAK genutzten Kinderkurheimen und Kinderheilstätten ein gewisses Maß an *peer violence* gegeben haben könnte. Denkbar ist vor dem Hintergrund der Forschungsbefunde zu anderen Heimformen[8] auch, dass dies gerade in späteren Jahren, als auch in den Kinderkurheimen ein freizügigerer Erziehungsstil Einzug hielt, mitunter zum Problem werden konnte – darauf deuten die an anderer Stelle geschilderten Vorgänge im „Haus Quickborn“ im Jahre 2010 hin.

Rechtshistorische Betrachtung

Die strafrechtliche Würdigung der Akte von Gewalt, die von den Zeitzeuginnen und Zeitzeugen beschrieben werden, hat sich an den Maßstäben der zeitgenössischen Gesetzgebung und Rechtsprechung zu orientieren. Die beiden Fälle sexualisierter Gewalt fielen der damals herrschenden Rechtsauffassung nach eindeutig unter § 176 StGB („Unzucht mit Kindern").[9] Ob man die Fälle mehr oder weniger schwerer körperlicher Züchtigungen seinerzeit strafrechtlich geahndet hätte, wenn sie zur Kenntnis der Staatsanwaltschaft gelangt wären, kann hingegen im Nachhinein nicht mit letzter Sicherheit gesagt werden. In Frage gekommen wäre sicher eine Strafverfolgung nach § 223 b StGB („Verletzung der Obhutspflicht"):

> *„Wer Kinder, Jugendliche oder wegen Gebrechlichkeit oder Krankheit Wehrlose, die seiner Fürsorge oder Obhut unterstehen oder seinem Hausstand angehören oder die von dem Fürsorgepflichtigen seiner Gewalt überlassen worden oder durch ein Dienst- oder Arbeitsverhältnis von ihm abhängig sind, quält oder roh misshandelt oder durch böswillige Vernachlässigung seiner Pflicht, für sie zu sorgen, sie an der Gesundheit schädigt, wird mit Gefängnis nicht unter drei Monaten bestraft.*
>
> *II. In besonders schweren Fällen ist die Strafe Zuchthaus bis zu fünf Jahren."*[10]

Der Kommentar zum Strafgesetzbuch erläuterte, wie dieser Paragraph zu verstehen war. „Quälen"[11] bedeutete demnach das „Verursachen länger fortdauernder oder sich wiederholender Schmerzen oder Leiden". „Misshandeln" meinte die „Erregung erheblicher Schmerzen" – das Moment der Dauer oder der Wiederholung, das in der Definition des „Quälens" hervortritt, spielte hierbei keine Rolle. Als „roh" galt eine Misshandlung, „wenn sie aus einer gefühllosen Gesinnung [...] erfolgt". Noch zu Beginn der 1960er Jahre wurde jedoch „Handeln in Aufwallung über eine Kränkung" oder „in großer Erregung" von der Strafverfolgung ausgenommen.

Denkbar ist also, dass die eine oder andere der geschilderten Taten rechtlich als Affekthandlung bewertet worden wäre.

Noch uneindeutiger wäre die Anwendung des § 223 StGB („Vorsätzliche leichte Körperverletzung") gewesen.[12] Bis in die 1960er Jahre hinein galt das elterliche „Züchtigungsrecht", das zusammen mit der „Erziehungsgewalt" auch anderen Personen, etwa Lehrern oder Erziehern, übertragen werden konnte, als „Rechtfertigungsgrund", der einer „tatbestandsmäßig vorliegenden Körperverletzung ihre Rechtswidrigkeit"[13] nahm. So erklärte die Rechtsprechung der Zeit die Verabreichung von „Ohrfeigen" durch eine Kindergärtnerin mit Hinweis auf die Übertragung des elterlichen Züchtigungsrechts für zulässig. Seit den 1950er Jahren bestimmte der Kommentar zum Strafgesetzbuch zwar, dass das Züchtigungsrecht „stets nur in angemessenen Grenzen, nämlich im Rahmen der gesetzlichen Bestimmungen und des allgemeinen Sittengesetzes zulässig"[14] sei. Die Anschauungen, wie die Grenzen des Züchtigungsrechts zu ziehen seien, unterlagen indessen einem fortschreitenden Wandel.

In den 1950er Jahren setzte sich in der Bundesrepublik allgemein die Rechtsauffassung durch, dass jede über einen „Klaps" hinausgehende körperliche Züchtigung an sich schon den Tatbestand der Körperverletzung erfüllte und daher nur dann als zulässig betrachtet wurde, wenn rechtfertigende Gründe („pädagogische Notlage", „Notwehr") vorlagen. Der V. Senat des Bundesgerichtshofs wollte in einem Grundsatzurteil aus dem Jahre 1954 nur noch „in seltenen Ausnahmefällen eine maßvolle körperliche Züchtigung durch den Lehrer"[15] zulassen. Zugleich stellte er fest, dass „Schläge, Stöße usw. […] in jedem Falle Misshandlungen" seien und „den Tatbestand der Körperverletzung" erfüllten. Der II. Senat des Bundesgerichtshofes lockerte zwar in einem Grundsatzurteil aus dem Jahre 1957 diese Rechtsprechung, indem er eine Befugnis zu „maßvoller" körperlicher Züchtigung aus dem Gewohnheitsrecht ableitete, er stellte aber unmissverständlich klar, dass jede „quälerische, gesundheitsschädliche, das Anstands- und Sittlichkeitsgefühl verletzende, nicht dem Erziehungszweck dienende Züchtigung verboten"[16] war.

Die Position des Gesetzgebers und der Rechtsprechung seit Mitte der 1950er Jahre kommt in den Merksätzen, die das Landgericht Kiel in einem Urteil aus dem Jahre 1956 entwickelt hatte, sehr klar zum Ausdruck:

> „*1. Es muss ein nach verständigem Ermessen erzieherisch begründeter Anlass zur Vornahme einer körperlichen Züchtigung vorliegen;*
>
> *2. die körperliche Züchtigung darf nur dann angewandt werden, wenn andere Mittel* […] *nach verständigem Ermessen unter Berücksichtigung der Erziehungssituation keine Wirkung versprechen.*
>
> *3. Die körperliche Züchtigung darf nicht zur Gewohnheit des Lehrers werden* […].
>
> *4. Die Züchtigung darf niemals bis zu Misshandlungen, welche der Gesundheit der Kinder auch nur auf entfernteste Art schädlich werden könnten, ausgedehnt werden.*
>
> *5. Die Züchtigung soll ihrem Zwecke nach zwar körperlichen Schmerz zufügen, sie darf aber nicht in der Art ihrer Ausübung in rohe und unbeherrschte Misshandlung ausarten.*“[17]

Diese für den Bereich der Schule entwickelten Rechtsgrundsätze galten *mutatis mutandis* auch für die Heimerziehung. Unmissverständlich wurde klargestellt, dass körperliche Züchtigungen in Kinderheimen und -horten keinesfalls aus dem Gewohnheitsrecht begründet werden durften. Gerade im Hinblick auf Kinder*kurheime* und Kinder*heilstätten* legten manche Landesjugendämter schon früh strenge Maßstäbe an. So hatte der Leiter der „Ausgleichsstelle für Kinderheimfürsorge“ des Provinzialverbandes Westfalen, Dr. Adolf Wolters, bereits im Jahre 1950 in einem Rundschreiben keinen Zweifel daran gelassen, dass er „die Bestrafung von Kindern, die aus ärztlichen Gründen in ein Genesungs- bzw. Erholungsheim entsandt sind, durch Verabreichung von sogenannten Kläpsen [sic], Kopfnüssen, geschweige denn von Kopfschlägen in keiner Weise für statthaft oder tragbar“[18] halte. Das Landesjugendamt Westfalen forderte denn auch wohl von den Kinderkurheimen, die unter seiner Aufsicht standen und um eine „Befreiungsverfügung“ einkamen, sie sollten „von den Erziehungskräften [...] eine schriftliche Erklärung [...] fordern, dass keine körperlichen Züchtigungen vorgenommen werden", und diese den Personalakten beilegen.

Diese Praxis ist auch aus Einrichtungen der Fürsorgeerziehung bekannt. Im Bereich des Landesjugendamtes Niedersachsen etwa mussten Fürsorgeerziehungsanstalten nachweisen, dass ihre Mitarbeiterschaft regelmäßig über die staatlichen Richtlinien zur körperlichen Züchtigung informiert wurde. Dies war jedoch kaum mehr als eine Routineübung, mit der die Anstaltsleitungen die Verantwortung nach unten weitergaben. Noch 1969 empfahl Pastor Hans-Georg Badenhop (1924–1989) von der Pestalozzi-Stiftung in Großburgwedel einer Kollegin, die sich wegen eines bevorstehenden Besuchs der Heimaufsicht Sorgen machte, in einem vertraulichen Schreiben folgende „Patentlösung":

> *„Wir geben jedem Mitarbeiter, der neu bei uns anfängt, und haben einmalig allen alten Mitarbeitern, die beiliegende Belehrung ausgehändigt. Da sie in jedem Jahr wiederholt werden muss, ich aber genauso wenig wie Sie alle Mitarbeiter dazu zusammen bekomme, mache ich es so, dass ich Anfang Januar an alle Mitarbeiter eine kurze Notiz schicke, daß ich auf die Belehrung gemäß Heimrichtlinien hinweise.*
>
> *Ob die Mitarbeiter die Belehrung lesen, ist nicht meine Angelegenheit; der Hinweis ist erfolgt."*[19]

Allen Beteiligten – den Hausleitungen, den Fachverbänden, den Kostenträgern und auch den mit der Heimaufsicht betrauten Landesjugendämtern – war klar, dass die offiziellen Richtlinien in der Praxis nicht eingehalten wurden.[20] Man wahrte aber den Schein, errichtete in den Akten die Fassade eines Potemkinschen Dorfes – und wälzte die Verantwortung auf die einzelnen Mitarbeiterinnen und Mitarbeiter ab.

Dieselbe fast augenzwinkernde Attitüde zeigt sich auch in den an anderer Stelle bereits zitierten Ausführungen des Pädiaters Hans Kleinschmidt zur körperlichen Züchtigung in Kinderkurheimen aus dem Jahre 1964: Einerseits vertrat er die Auffassung, in Häusern mit pädagogisch geschultem Personal müsse das Schlagen verboten sein, andererseits äußerte er Verständnis dafür, dass den Mitarbeiterinnen und Mitarbeitern hin und wieder „die Hand ausrutschen" könne. Sein Ratschlag, sich in diesen Fällen nicht dazu hinreißen zu lassen, ins Gesicht zu schlagen, weil es eine „bessere Stelle" gebe, ist kaum misszuverstehen. Er hielt körperliche Züchtigungen in manchen Situationen für unvermeidlich und durchaus angemessen, wenn dabei bestimmte Grenzen nicht überschritten wurden. Schläge ins Gesicht lehnte Kleinschmidt eindeutig ab mit der Begründung, sie seien für das Kind „entehrend".[21]

Dies lenkt den Blick auf einen weiteren Umstand. Man könnte gegen eine rein rechtsgeschichtliche Argumentation einwenden, dass sich in der frühen Bundesrepublik im Hinblick auf das Recht des Lehrers und Erziehers zu körperlicher Züchtigung die Gesetzgebung und Rechtsprechung nicht mit dem allgemeinen Rechtsempfinden und der üblichen Praxis deckten. In der Tat verschwand ja die Prügelstrafe nicht aus den Schulen, sondern gehörte bis weit in die 1960er Jahre hinein zum Schulalltag. Das öffentliche Bewusstsein in dieser Frage war jedoch geschärft. In den 1950er Jahren gab es in Nordrhein-Westfalen 76 Ermittlungsverfahren gegen Lehrer wegen Körperverletzung. Die meisten dieser Verfahren wurden eingestellt, bevor es zu einer Anklageerhebung kam, in mehreren Fällen sprachen die Gerichte jedoch empfindliche Geldstrafen aus – für Tatbestände, die deutlich hinter dem zurückblieben, was aus Heimen, auch aus manchen Kinderkurheimen, überliefert ist.[22]

In diesen Fällen hatten die Lehrer die durch die „Sitte" festgelegten Formen körperlicher Züchtigungen überschritten, die Eltern (die vielleicht selber Körperstrafen anwandten) brachten das Verhalten der Lehrer zur Anzeige, weil es ihnen überzogen erschien. Der Volkskundler Walter Hävernick (1905–1983), der in den 1950er/60er Jahre das Phänomen der „Schläge als Strafe" eingehend untersuchte, kam zwar zu dem Schluss, dass im Zeitraum von 1945 bis 1962 gerade einmal 20 Prozent der befragten Hamburger Familien angaben, dass die Kinder *gar nicht* geschlagen würden, während umgekehrt noch immer 35 Prozent zugaben, dass mit dem Rohrstock geschlagen wurde.[23] Es gab aber, wie Hävernick, der die körperliche Züchtigung durchaus befürwortete, weiter feststellte, klare Vorstellungen darüber, *wie* diese abzulaufen hatte.[24] Mit anderen Worten: Es gab bereits zu dieser Zeit – neben den rechtlichen Verboten – ungeschriebene Gesetze, die körperliche Gewalt in der Erziehung zwar zuließen, gleichzeitig jedoch einhegten. Es kann kein Zweifel daran bestehen, dass manches von dem, was in den Kinderkurheimen geschah, dem allgemeinen Empfinden für „Sitte" und „Anstand" auch in der damaligen Zeit nicht (mehr) entsprach.

Festzuhalten bleibt, dass manche Formen der Gewalt, die in dieser Studie nachgezeichnet werden, so etwa Schläge ins Gesicht, Prügel mit einem Gürtel, das gewaltsame Eintrichtern von Erbrochenem und die Fälle sexuellen Missbrauchs im „Haus Hamburg", auch nach der Rechtsauslegung der damaligen Zeit als Straftaten zu bewerten gewesen wären, die, wenn die Staatsanwaltschaft davon Kenntnis bekommen hätte, strafrechtliche Ermittlungen nach sich gezogen hätten. Sie widersprachen auch dem damaligen Rechtsempfinden und hätten, wenn sie bekannt geworden wären, zu Beschwerden und Protesten führen können. Sie verstießen ferner gegen die Vorgaben der Behörden, die die Rechtsaufsicht über die Kinderkurheime ausübten, und schließlich liefen sie auch den Empfehlungen der Fachleute aus der Bäderheilkunde und Pädiatrie zur Durchführung der Kinderheilkuren zuwider.

Es bleibt aber auch der ernüchternde Befund, dass die meisten der in dieser Studie geschilderten Gewaltpraktiken nach den Maßstäben der Zeit *nicht* gegen Gesetzgebung und Rechtsprechung verstießen und – mit Hinweis auf die elterliche Erziehungsgewalt und ihre Übertragung auf das Betreuungspersonal in Kinderkurheimen – auch in der gesellschaftlichen Wahrnehmung nicht als unangemessen gegolten hätten, wären sie seinerzeit bekannt geworden. Auch der Umstand, dass Beschwerden von Eltern, die ihren Kindern Glauben schenkten, wenn diese sich ihnen anvertrauten, regelmäßig im Sande verlaufen zu sein scheinen, spricht dafür, dass die Verantwortlichen kein Gespür dafür hatten, dass auch der Kasernenhofton mancher Betreuerinnen, Beschimpfungen, Drohungen und Herabwürdigungen, demütigende Strafen, der Zwang zum Essen, die Verletzung des Schamgefühls durch Entblößung und

Berührung, das erzwungene Liegen, Redeverbote, die Postzensur, die Wegnahme von Puppen oder Teddys oder das Vorenthalten von Päckchen tiefgreifende und weitreichende Verletzungen des Selbst verursachten, die in manchen Fällen bis heute nachwirken.

Die DAK bot die Kinderkuren als freiwillige Leistung für ihre Versicherten an, weil sie als wichtiger Beitrag der Gesundheitsvorsorge von frühester Jugend an galten und auch als Ausdruck des genossenschaftlichen Gedankens verstanden wurden, der bei der Gründung der Angestelltenkrankenkassen Pate gestanden hatte. Dadurch, dass die Kinderkurheime über Jahrzehnte hinweg keiner effektiven Kontrolle unterlagen, die dort herrschende Erziehungspraxis nicht evaluiert und das überkommene Kurkonzept nicht reflektiert wurde, verkehrte sich die gute Absicht allzu oft in ihr Gegenteil.

Anmerkungen

1 Vgl. z. B. Johanna Haarer, Die Mutter und ihr erstes Kind, neu bearbeitete und erweiterte Auflage, München 1987 (im Original: Die deutsche Mutter und ihr erstes Kind, München 1934); Hannah Uflacker, Mutter und Kind, Gütersloh 1956 (2. Aufl. 1962). Vgl. Sigrid Chamberlain, Adolf Hitler, die deutsche Mutter und ihr erstes Kind. Über zwei NS-Erziehungsbücher, Gießen 1997.

2 Zur Einordnung des Begriffs: Andreas Reckwitz, Grundelemente einer Theorie sozialer Praktiken. Eine sozialtheoretische Perspektive, in: Zeitschrift für Soziologie 32 (2003), S. 282-301.

3 Das hier vorgelegte Erklärungsangebot versucht, die verschiedenen in der Forschung entwickelten Erklärungsansätze zusammenzuführen. Vgl. Wilfried Rudloff, Eindämmung und Persistenz. Gewalt in der westdeutschen Heimerziehung und familiäre Gewalt gegen Kinder, in: Zeithistorische Forschungen 15 (2018), S. 250-276.

4 Zur Einordnung des Begriffs: Michel Foucault, Überwachen und Strafen. Die Geburt des Gefängnisses, Frankfurt am Main 1977.

5 Diese sexuellen Übergriffe fallen insofern aus dem Rahmen, als sie nicht der Organisationslogik der „totalen Institution“ geschuldet waren und mit den „sozialen Praktiken“ der damaligen Pädagogik ebenso wenig zu tun hatten wie mit dem „theoretischen Überbau“ des Kurkonzepts. In der Terminologie Jan Philipp Reemtsmas handelt es sich hier um Akte „raptiver Gewalt“ – also einer Gewalt, die sich eines Körpers bemächtigt, um ihn für seine eigenen Interessen zu nutzen –, während alle anderen geschilderten Gewaltformen sich dem Typus der „lozierenden Gewalt“ zuordnen lassen – also einer Gewalt, die den Körper eines anderen entfernt, weil er den eigenen Interessen, in diesem Fall: dem Interesse an einem reibungslosen Betriebsablauf, im Wege ist. Vgl. S. 134, Anm. 17.

6 Alle Personen, deren Datensätze hier ausgewertet werden, haben einer wissenschaftlichen Nutzung ihrer Daten ausdrücklich zugestimmt. Die Daten werden nach der Drucklegung dieser Studie umgehend gelöscht.

7 Vgl. z. B. Hans-Walter Schmuhl, „Papst Leo“, „Blondi“, „Karpfen“ und die anderen. Fürsorgeerziehung in Freistatt aus der Sicht der Zöglinge, in: Matthias Benad / Hans-Walter Schmuhl / Kerstin Stockhecke (Hg.), Endstation Freistatt. Fürsorgeerziehung in den v. Bodelschwinghschen Anstalten Bethel bis in die 1970er Jahre, 2. Aufl., Bielefeld 2011, S. 153-216.

8 Dazu vor allem: Winkler, Kein sicherer Ort.

9 § 176 StGB: „I. Mit Zuchthaus bis zu zehn Jahren wird bestraft, wer [...] 3. mit Personen unter vierzehn Jahren unzüchtige Handlungen vornimmt oder dieselben zur Verübung oder Duldung unzüchtiger Handlungen verleitet. II. Sind mildernde Umstände vorhanden, so tritt Gefängnisstrafe nicht unter sechs Monaten ein.“ Wortlaut nach Otto Schwarz: Strafgesetzbuch mit Nebengesetzen und Verordnungen, München / Berlin 1936 (4. Aufl.), S. 270; 1952 (15. Aufl.), S. 345, 347; 1961 (23. Aufl.), S. 492.

10 Schwarz, Strafgesetzbuch 1936 (4. Aufl.), S. 337; 1952 (15. Aufl.), S. 430; 1961 (23. Aufl.), S. 605.

11 Ebd., 1961 (23. Aufl.), S. 606. Danach auch die folgenden Zitate.
12 § 223 StGB: „Wer vorsätzlich einen anderen körperlich misshandelt oder an der Gesundheit beschädigt, wird wegen Körperverletzung mit Gefängnis bis zu drei Jahren oder mit Geldstrafe bestraft." Schwarz, Strafgesetzbuch 1936 (4. Aufl.), S. 332; 1952 (15. Aufl.), S. 425; 1961 (23. Aufl.), S. 598.
13 Ebd., 1961 (23. Aufl.), S. 600.
14 Ebd., 1952 (15. Aufl.), S. 427; 1961 (23. Aufl.), S. 600.
15 Zit. nach Heinrich Stettner, Die strafrechtliche Problematik der körperlichen Züchtigung, Berlin 1958, S. 74. Danach auch die folgenden Zitate.
16 Zit. nach ebd., S. 83.
17 Zit nach ebd., S. 50, Anm.
18 Zit. n. von Miquel, Verschickungskinder, S. 44. Danach auch das folgende Zitat.
19 Zit. n. Schmuhl / Winkler (Hg.), Heimwelten, S. 296. Vgl. ebd., S. 61-68.
20 Dazu auch: Hans-Walter Schmuhl, Die doppelte Buchführung in Freistatt, in: Wilhelm Damberg / Bernhard Frings / Traugott Jähnichen / Uwe Kaminsky (Hg.), Mutter Kirche – Vater Staat? Geschichte, Praxis und Debatten der konfessionellen Heimerziehung seit 1945, Münster 2010, S. 211-228.
21 Vgl. S. 195-198. Die Frage, ob bei den Empfehlungen Kleinschmidts auch der Hintergedanke eine Rolle spielte, dass Schläge ins Gesicht leicht verräterische Spuren hinterlassen, muss offenbleiben.
22 Dirk Schumann, Legislation and Liberalization: The Debate about Corporal Punishment in Schools in Postwar West Germany, 1945 – 1975, in: German History 25 (2007), S. 192-218, hier: S. 199, 201 f. Vgl. auch: Till Kössler, Jenseits von Brutalisierung oder Zivilisierung. Schule und Gewalt in der Bundesrepublik (1970 – 2000), in: Zeithistorische Forschungen 15 (2018), S. 222-249; Sonja Levsen, Autorität und Demokratie. Eine Kulturgeschichte des Erziehungswandels in Westdeutschland und Frankreich 1945 – 1975, Göttingen 2019.
23 Walter Hävernick, „Schläge" als Strafe. Ein Bestandteil der heutigen Familiensitte in volkskundlicher Sicht, Hamburg 1964, S. 49 f. 1968 erlebte diese Studie bereits ihre 3. Aufl., 1970 folgte die 4. Aufl. – Selbst Mitte der 1980er Jahre lag der Anteil der Eltern, die ihre Kinder körperlich züchtigten, bei 50 Prozent. Rudloff, Eindämmung, S. 270; Levsen, Autorität, S. 301, 325.
24 Hävernick, „Schläge", S. 61-98.

ANHANG
DIE VERTRAGSHEIME DER DAK

Das Verzeichnis beruht in der Hauptsache auf den Einträgen in dem von Sepp Folberth herausgegebenen Handbuch der Kinderheime und Kinderheilstätten (1. Aufl. 1956, 2. Aufl. 1964). Weiter sind Informationen aus dem Internet (vgl. z. B. https://aekv.org [letzter Zugriff: 26.1.2023]), aus Dokumenten im Zentralarchiv der DAK und aus Prospekten einzelner Heime eingeflossen.

Ainring / Oberbayern Bayern

Kindererholungsheim Schneewittchen

- Vertragsheim der DAK 1965
- Träger Maria Schuier, Mitglied des Verbandes privater Kinderheime
- Aufnahme Kinder von 4 – 12 Jahren, ganzjährig (1964)
- Bettenzahl 20 (1964)
- Ärztliche Betreuung durch Arzt im Haus (1964)

Altglashütten / Feldberg Baden-Württemberg

Kinderheim Luginsland

- Vertragsheim der DAK 1951 – ?
- Träger Anna Füller
- Aufnahme Kinder von 4 – 14 Jahren, ganzjährig (1956)
- Bettenzahl 20 (1956)
- Pflegesatz 7,- DM (1956)
- Ärztliche Betreuung (1956)
- Indikationen „Hilusdrüsenerkrankungen, Bronchitis, Asthma, leichte Herz- und nervöse Leiden, Rekonvaleszenz, Erschöpfung“ (1956)
- Gegenindikationen „Offene Tbc. ausgeschlossen“ (1956)
- Kurmittel „Liegekuren, Heilgymnastik, Massagen“ (1956)

Asbach / Westerwald Rheinland Pfalz

Kindererholungsheim der Evangelischen Gemeinde Köln

- Vertragsheim der DAK 1951 – ?
- Träger Evangelische Gemeinde Köln, Innere Mission
- Aufnahme Schulkinder, 6-Wochen-Kuren (1956); ganzjährig (1964)
- Bettenzahl 70 (1956) / 65 (1964)
- Pflegesatz 3,50 DM – 5,- DM monatl. Nebenkosten (1956)
- Indikationen „Allgemeine Erholungsbedürftigkeit, allgemeine Schwäche, Tbc-Gefährdung“ (1956)
- Kurmittel „Luftkurort, Liegekuren, zusätzliche Ernährung“ (1956)

Aurach / Fischbachau Bayern

Kinderheim Auracher Wies / Kindererholungsheim Trixl

- Vertragsheim der DAK 1954 – 1968
- Träger Frau A. Trixl (1964)
- Bettenzahl 32 (1956/57)

Bad Dürrheim Baden-Württemberg

Kinderheim Dr. Huber, Huberstraße 5

- Vertragsheim der DAK 1951 – 1963
- Träger Dr. med. Maria Huber, Mitglied des Verbandes privater Kinderheime
- Aufnahme Erholungsbedürftige Kinder von 4 – 14 Jahren (1956) / Knaben und Mädchen von 4 – 12 Jahren (1964)
- Bettenzahl 30 (1956) / 25 (1956/57) / 40 (1964)
- Pflegesatz 7,50 DM – 8,50 DM (1956)
- Ärztliche Leitung / Arzt im Haus (1956/64)
- Kurmittel „Liegeterrasse, Liegewiese“ (1964)

Kinderheim Frohsinn, Huberstraße 16

- Vertragsheim der DAK 1959 – ?
- Träger Schwester Hanna Gilly
- Aufnahme Kinder von 2 – 13 Jahren (1956) / Knaben und Mädchen von 4 – 12 Jahren (1964)
- Bettenzahl 30 (1956/64)
- Pflegesatz 7,- DM – 8,- DM (1956)
- Ärztliche Betreuung (1956)

Kinderheim Villa Hilda

- Vertragsheim der DAK 1951 – 1959
- Träger Schwester Anna Pfund
- Aufnahme Kinder von 3 ½ – 14 Jahren (1956)
- Bettenzahl 35 (1956)
- Pflegesatz 6,50 DM – 7,50 DM (1956)
- Ärztliche Betreuung (1956)

Bad Essen / Teutoburger Wald Niedersachsen

Kinderheim Villa Bergfried, Essenerberg 163

- Vertragsheim der DAK 1957 – 1959
- Träger Bernhard Klauter
- Aufnahme Knaben und Mädchen von 3 – 15 Jahren, ganzjährig (1956)
- Bettenzahl 15 (1956)
- Pflegesatz 6,- DM und pro Woche 1,- DM Kurtaxe (Mai bis September) (1956)
- Ärztliche Betreuung (1956)
- Indikationen „Skofulose, Rachitis, Konstitutionsschwäche, Blutarmut" (1956)
- Kurmittel „Solbäder, Waldluft" (1956)
- Schulverhältnisse Volks- und Mittelschule (1956)

Bad Harzburg Niedersachsen

Kinderheim Kinderheimat der I. M., Hindenburgring 9

- Vertragsheim der DAK 1951 – 1959
- Träger Landesverband für Innere Mission e.V. Braunschweig
- Vertragsheim von Bundeswehr-Sozialamt Kiel, Oberpostdirektion Hamburg, Gesundheitsämtern und Innerer Mission (1964)
- Aufnahme Kinder von 6 – 14 Jahren, ganzjährig (1956) / 40 Knaben und 20 Mädchen von 4 – 13 Jahren, ganzjährig (1964)
- Bettenzahl 45 Erholungs- und 15 Heimkinder (1956) / 70 (1956/57) / 60 (1964)
- Pflegesatz 4,- DM und 0,50 DM Kurtaxe (1956) / 7,- DM – 8,- DM (1964)
- Indikationen „Asthenische Kinder, Konstitutionskrankheiten, Erkrankungen der Atmungsorgane, Nachkuren nach Hilusdrüsen-Tbc, umweltgeschädigte und seelisch gestörte Kinder" (1956) / „Asthenische Kinder, Erkrankungen der Atmungsorgane, vor allem Nachkuren nach Hilus-Tbc, konstitutionelle Kinderkrankheiten, bei denen durch das Klima und die Bädertherapie besondere Erfolge erzielt werden" (1964)
- Gegenindikationen „Kranke Kinder werden nicht aufgenommen." (1964)
- Ärztliche Betreuung (1964)
- Kurmittel „Bäder (Sole, Schwefel, Heublumen, Fichtennadel), Inhalationen jeder Art, Kneippsches Verfahren, Massagen, Heilgymnastik" (1956) / „Höhensonne, Heilgymnastik, Bäder im Badehaus Bad Harzburg, Freiluftliegekuren" (1964)

Bad Kreuznach Rheinland Pfalz

Kinderheilanstalten Viktoriastift, Cäcilienhöhe 3

- Vertragsheim der DAK 1953 – 1955
- Träger Gemeinnützige Stiftung, Körperschaft des öffentlichen Rechts

- Aufnahme Klein- und Schulkinder (1956) / Knaben und Mädchen von 1–16 Jahren, ganzjährig (1964)
- Bettenzahl 350 (1956) / 360 (1964)
- Pflegesatz 5,10 DM und Kurtaxe 0,05 DM pro Tag, ferner Röntgenaufnahmen, besondere Medikamente (1956) / 9,50 DM – 13,50 DM (1964)
- Ärztliche Leitung (1956) / Ärztliche Betreuung durch Facharzt für Kinderkrankheiten im Haus (1964)
- Indikationen „Exsud.-lymph. Diathese, chronische Katarrhe der oberen Luftwege, Asthma bronch., Bronchiektasie, nicht ansteckende Formen der Tbc, Skrofulose, echter Rheumatismus, Zustand nach Kinderlähmung, Rekonvaleszenz, Erschöpfungszustände, Milieuschäden, vegetative Dystonie" (1956) / „Exsudative, lymphatische, allergische Diathese, spastische Bronchitis, Asthma, Ekzem und Neurodermitis, rheumatische Arthritis, Adipositas, Neuropathie, Migräne, Enuresis und Enkopresis, cerebrale Anfallsleiden. Fortlaufende Kontrolle der Krampfpatienten und ihre Teilnahme an den Heilfaktoren unter Beibehaltung des leistungsentsprechenden Lebensraumes" (1964)
- Gegenindikationen „noch aktive entzündliche Prozesse, offene Tbc, Haut-, Knochen-, Gelenk-Tbc, frische Rippenfellentzündung, schwere dekomp. Herzfehler, Nierenleiden, schwere Neuro- und Psychopathie, Epilepsie" (1956) / „Akute entzündliche Prozesse, offene Tbc, dekompensiertes Herz- und Nierenleiden, Diabetes mellitus, schwere Verhaltensstörungen" (1964)
- Kurmittel „Radiumhaltige Sole, Kreuznacher Mutterlauge, Inhalierapparat, Gradierwerke in unmittelbarer Nähe des Hauses, Heilgymnastik, Kurzwellen usw." (1956) / „Einzelbäder mit radiumhaltiger Sole, Krankengymnastik, Atemgymnastik, Unterwassermassage, Abhärtungstraining, heilpädagogische Maßnahmen" (1964)

Bad Orb Hessen

Kinderheilanstalt Bad Orb, Quellenring 11 / ab 1962: Spessart-Sanatorium Bad Orb, Sanatorium für Kinder und Erwachsene mit klinischer Abteilung, Würzburger Straße 7/11 (1964)

- Vertragsheim der DAK 1957 – 1963
- Träger Milde Stiftung im Verband der Inneren Mission (gegr. 1884)
- Aufnahme Kinder von 2 – 16 Jahren, über Weihnachten geschlossen (1956) / Knaben von 6 – 14, Mädchen von 6 – 15 Jahren, ganzjährig; „Epileptiker, Bettnässer, Zuckerkranke, Gallen- und Leberkranke finden in der Klinischen Abteilung Aufnahme." (1964)
- Bettenzahl 350 (1956) / 340 (1964)
- Pflegesatz Kinder bis 14 Jahren: 5,15 DM; über 14 Jahren: 6,20 DM; privat: 7,30 DM; in klinischer Abteilung bis 10 Jahren: 6,70 DM, über 10 Jahren: 7,50 DM, privat: 8,05 DM. Nebenkosten: Besonders teure Medikamente und Röntgenaufnahmen (1956) / 11,50 DM bis 14 Jahren, 12,75 DM über 14 Jahren (1964)
- Ärztliche Leitung (1956) / Ärztliche Leitung durch Facharzt für Kinderkrankheiten im Haus (1964)
- Indikationen „Angeborene und erworbene Herzfehler, Herzfehler nach überstandenen (besonders infektiösen) Krankheiten und Rheumatismus, Kreislaufleiden, Entwicklungsstörungen und Konstitutionskrankheiten, Vegetative und endokrine Störungen, Erschöpfungszustände und Anfälligkeiten aller Art" (1956) / „Angeborene Herz- und Gefäßfehler, u. a. auch Klärung bzw. Operationsindikation und Erholung vor und nach Herzoperation. Herzklappenfehler und Herzmuskelschäden nach kindlichem Rheumatismus, Kreislaufstörungen, alle vegetativen Dysregulationen, Ausgleichsstörungen bei Entwicklungsbeschleunigung und Entwicklungshemmung, endocrine und Stoffwechselstörungen, Bindegewebsschwäche, Restbefunde nach Kinderlähmung und sonstige Paresen, der Formenkreis der Diathesen, Erholungsbedürftigkeit, Rekon-

valeszenz, chtonische und subakute Erkrankungen des Kindesalters außer Tbc." (1964)
- Gegenindikationen „Nicht aufgenommen werden Geisteskranke, Psychopathen, Hautausschlag." (1964)
- Kurmittel „Mildes Mittelgebirgsklima, kohlensäurehaltige Solebäder, Freiluftliegekuren auf Terrassen und in eigenem großen Park, Heilgymnastik und Massage, Diätbehandlung, Höhensonne, Kurzwellen, Inhalation" (1956) / „Kohlensaure Solebäder, Freiluft- und Kneippbehandlung, Gymnastik, Heilgymnastik, Unterwassermassage, Diätkuren, Bestrahlungen, Elektrotherapie. Eigenes Badehaus, Gymnastikraum, Krankenstation" (1964)

Bad Rothenfelde Niedersachsen

Kinderkurheim Haus Daweke, Alleestraße 4,
- Vertragsheim der DAK 1973 – 1976
- Träger Schwester Hanna und Martha Daweke (1956) / Ev. Diaspora-Anstalten des Münsterlandes, Emsdetten, Innere Mission (1964)
- Aufnahme Knaben und Mädchen von 3 – 6 Jahren, 25 Schulkinder (1964)
- Bettenzahl 40 (1964)
- Ärztliche Betreuung durch Arzt im Haus (1964)
- Indikationen „Chronische Herz- und Gefäßerkrankungen, Herzmuskelschwäche nach Infektionskrankheit, nervöse Herzstörungen, rheumatische Erkrankungen, Entwicklungsstörungen, Rachitis, entzündliche Augenerkrankungen" (1964)
- Gegenindikationen „Infektionskrankheiten, Tbc, dekompensierte Herzfehler, entzündliche Krankheiten im akuten Stadium", „Keine Bettnässer" (1964)
- Kurmittel „Solbäder, Trinkkuren, Inhalationen, orthopädische Gymnastik" (1964)

Privat-Kinderheim Kinderparadies, Am Wasserturm

- Vertragsheim der DAK 1955–1972
- Träger Henny Wartmann, Mitglied des Verbandes privater Kinderheime
- Aufnahme Knaben und Mädchen von 3–14 Jahren, ganzjährig (1964)
- Bettenzahl 35 (1964)

Bad Salzschlirf Hessen

Kinderheim Haus Klara, Fuldaerstraße 319

- Vertragsheim der DAK 1955–1959
- Träger Karl Brehler
- Aufnahme Kinder von 6–14 Jahren (1956)
- Bettenzahl 15 (1956) / 17 (1956/57)
- Pflegesatz 6,- DM (1956)
- Kurmittel „Höhensonnenbehandlung, Moor-, Sol- und Mischbäder des Bades Salzschlirf" (1956)

Bad Sassendorf Nordrhein-Westfalen

Kinderheilanstalt

- Vertragsheim der DAK 1952–?
- Träger Vorstand der Kinderheilanstalt, Innere Mission
- Aufnahme Kinder von 4–14 Jahren (1956) / 280 Schulkinder, 40 Kleinkinder, Abteilung für 40 neurotische Kinder, ganzjährig (1964)
- Bettenzahl 380 (1956/64)
- Pflegesatz 4,- DM und Nebenkosten für spezialärztliche Behandlung, teure Medikamente und Impfstoffe, Röntgenaufnahmen, Inhalationen (1956)
- Indikationen „chronisch-rheumatische Erkrankungen. Leichte Herz- und Kreislaufschäden, exsudative Diathese und Lymphatismus mit ihren Folgeerscheinungen, hartnäckige Lymphome,

chronische Katarrhe der oberen Luftwege und Schleimhautkatarrhe der Sinnesorgane, Skrofulose, sekundäre und Eisenmangelanämien, Rachitis und deren Folgeerscheinungen, Neuropathische und vegetative Diathese, verzögerte Rekonvaleszenz, Entwicklungs- und Appetitstörungen" (1956) / „Chronische rheumatische Erkrankungen und Zustand nach akutem Gelenkrheumatismus, Herz- und Kreislaufschäden, exsudative lymphatische Diathese, chronische und rezidive Katarrhe der Luftwege, Schleimhautkatarrhe der Sinnesorgane, Folgeerscheinungen nach Rachitis, Spätrachitis, sekundäre und Eisenmangel-Anämie, neuropathische und vegetative Diathese, allgemeine Entwicklungsstörungen, verzögerte Rekonvaleszenz. Abteilung für neurotische Kinder: Vorwiegend Bettnässer, auf Umwelteinflüssen beruhende seelische Anfälligkeiten" (1964)

- Gegenindikationen „Alle Formen aktiver Tbc, Bettnässer, Diabetiker und debile Kinder. Abteilung für neurotische Kinder: Schwachsinn, organische Hirnschäden, Verwahrlosungen, Erziehungsschwierigkeiten, Sprachstörungen" (1964)
- Kurmittel „Kohlensäurehaltige Solbäder, Inhalationen, Gradierluft, Liegekuren, Heilgymnastik, Höhensonne, Solluxbestrahlungen" (1956) / „Solbäder, Inhalationen, Atemgymnastik, Heilgymnastik, Massagen. Abteilung für neurotische Kinder: Kleine Psychotherapie, physikalische und medikamentöse Behandlung, Umstimmungsbehandlung (Solbäder), Heilgymnastik, Massagen, Inhalationen, Atemgymnastik" (1964)

Bayerisch Gmain b. Bad Reichenhall Bayern

Asthma-Kinderheilstätte Sonnleiten / Kinderheilstätte „Sonnenleit'n", Berchtesgadener Straße 5

- Vertragsheim der DAK 1956–1963
- Träger Dr. med. A. Dietmair / M. Behrmann (1956) / Dr. med. A. und M. Dietmair, Mitglied des Verbandes privater Kinderheime (1964)

- Aufnahme Knaben und Mädchen von 4 – 14 Jahren, ganzjährig (1956/64)
- Bettenzahl 70 (1956/64)
- Pflegesatz auf Anfrage (1956)
- Ärztliche Leitung (1956) / Ärztliche Betreuung durch Arzt im Haus (1964)
- Indikationen „Bronchitis, Asthma, allgemeine Schwäche" (1956/64)
- Gegenindikationen „Tbc und alle ansteckenden Krankheiten" (1956) / „Nicht aufgenommen werden psychische und infektiöse Kranke." (1964)
- Kurmittel „Solebäder, Inhalationen, Heilgymnastik" (1956) / „Solebäder, Moorbäder, alle Inhalationen, Heilgymnastik" (1964)
- Schulverhältnisse Während der Kur nur Nachhilfeunterricht, soweit er die Kur nicht stört (1956)

Berchtesgaden Bayern

Kindererholungsheim Stadlerlehen GmbH

- Vertragsheim der DAK 1954 – ?
- Träger Kindererholungsheim Stadlerlehen GmbH, Berchtesgaden-Salzburg
- Aufnahme Knaben und Mädchen von 5 – 15 Jahren, ganzjährig (1964)
- Bettenzahl 50 (1964)
- Pflegesatz 7,50 DM – 10,- DM (1964)
- Ärztliche Betreuung durch Facharzt für Kinderkrankheiten (1964)
- Indikationen „Krankheiten der oberen Luftwege" (1964)
- Gegenindikationen „Kreislaufstörungen" (1964)
- Beschreibung „Das Haus liegt am Hang in nebelfreier Lage." (1964)

Blockwiesen / Isny im Allgäu Baden-Württemberg

Kinderheim Der Kinderhof

- Vertragsheim der DAK 1951 – ?
- Träger Helene Lekies und Dr. Hermann Kügler, Facharzt für innere Krankheiten, Naturheilverfahren und Homöopathie, Mitglied des Verbandes privater Kinderheime
- Aufnahme Knaben und Mädchen von 6 – 15 Jahren, ganzjährig; auch für Bettnässer (1964)

Bonndorf / Schwarzwald Baden-Württemberg

Kindererholungsheim Johnen, Waldstraße 89 (1964)

- Vertragsheim der DAK 1954 – 1976
- Träger Wilhelm Johnen, Dipl.-Landwirt, und Marianne Johnen, Mitglied des Verbandes privater Kinderheime
- Aufnahme Kinder von 5 – 14 Jahren (1956), Knaben und Mädchen von 4 – 13 Jahren, ganzjährig (1964)
- Bettenzahl 30 (1956), 35 (1956/57) / 50 (1964)
- Pflegesatz 6,– DM – 7,50 DM (1956)
- Ärztliche Betreuung (1956)
- Gegenindikationen „Nicht aufgenommen werden psychische und infektiöse Kranke“ (1964)
- Kurmittel „Höhensonne, Heilgymnastik“ (1964)

Borkum Niedersachsen

Kinderkurheim Rumpelstilzchen, Randzelstraße 17 – 21

- Vertragsheim der DAK 1975 – 1983

Deichhausen / Büsum Schleswig-Holstein

Kinderheim Seeschlößchen

- Vertragsheim der DAK 1961 – 1967, 1973
- Träger Frau K. Arnold

- Aufnahme Kinder von 6–14 Jahren (1956/64)
- Bettenzahl 95 (1956/64)
- Pflegesatz 6,- DM und 6,- DM Arztkosten für die ganze Zeit (1956/64)
- Ärztliche Betreuung (1956/64)

Dillenburg Hessen

Kinderkurheim am Schloßberg, Schloßberg 2

- Vertragsheim der DAK 1948–1954 (seit 1948 regelmäßig belegt, seit 1951 Vertragsheim)
- Träger privat
- Aufnahme Knaben und Mädchen von 7–15 Jahren (1956)
- Bettenzahl 43 (1956)
- Pflegesatz 4,- DM (1948)
- Indikationen „6-wöchige Kuren für gesundheitsgefährdete Kinder, insbesondere Tbc-Gefährdung, Asthma" (1956)
- Kurmittel „Heilgymnastik möglich" (1956)

Dobel über Herrenalb Baden-Württemberg

Kinderheim Rosenlund, Höhenstraße 34

- Träger Frau Richter-Rosenlund
- Vertragsheim der DAK 1957–?
- Das Heim bestand von 1956/57 bis 1987.

Falkau / Schwarzwald Baden-Württemberg

Kinderheim Kinderheimat (1956) / Schwarzwald-Kurheim „Kinderheimat" (1964)

- Vertragsheim der DAK 1951–1964
- Träger Schwester Frieda Burgstahler (1956) / Frau Anna Röthinger, Mitglied des Verbandes privater Kinderheime (1964)
- Aufnahme Kinder von 4–14 Jahren, ganzjährig (1956) / Knaben

und Mädchen von 4–12 Jahren, ganzjährig (1964)
- Bettenzahl 24 (1956)/25 (1956/57)/25 (1964)
- Ärztliche Betreuung (1956/64)
- Indikationen „Bronchitis, Asthma, Rekonvaleszenz, besonders nach akuten Hilusdrüsenerkrankungen, Keuchhusten“ (1956)/ „Blutarmut, Erschöpfungszustände, vegetative Labilität, Übererregbarkeit und Schlafstörungen, Schilddrüsenüberfunktion, chronische Katharrhe der oberen Luftwege, chronische Mandel- und Mittelohrentzündungen, Appetitlosigkeit, inaktive Hilusdrüsen-Tbc und Tbc-Gefährdung“ (1964)
- Gegenindikationen „Fettsucht, lymphatisch-exsudative Diathese. Nicht aufgenommen werden psychische und infektiöse Kranke“ (1964)
- Kurmittel „Luftkur, Liegekur“ (1964)

Glücksburg / Ostsee Schleswig-Holstein

Kindergenesungsheim St. Ansgar, Sandwigstraße 8

- Vertragsheim der DAK 1953–?
- Träger Ursulinenkloster, Verein für Kinderhilfe, Geschäftsstelle Dortmund
- Aufnahme abwechselnd Knaben und Mädchen von 6–14 Jahren (1956/64)
- Bettenzahl 150 (1956/64)
- Pflegesatz 4,- bis 4,50 DM (1956/64)
- Ärztliche Betreuung (1956/64)
- Indikationen „Asthmatische Kinder, ekzematöse Kinder, reduzierter Kräftezustand“ (1964)

Goslar Niedersachsen

Kindererholungsheim Herzberghaus, Clausthalerstraße 37/38

- Vertragsheim der DAK 1949–? (seit 1949 regelmäßig belegt, seit 1951 Vertragsheim)
- Träger Landesverband für Innere Mission e.V. Braunschweig

- Aufnahme 30 Erholungsplätze für Schulkinder, ganzjährig (1956)
- Pflegesatz 3,- DM (1948) / 4,- DM einschließlich ärztlicher Betreuung (1956)
- Gegenindikationen „Tbc, sonstige ansteckende Krankheiten, Bettnässer" (1956)
- Kurmittel „Liegekuren, Höhensonne, gute Pflege" (1956)

Großherrischwand / Schwarzwald Baden-Württemberg

Kinderheim Dr. Ehmann

- Vertragsheim der DAK 1952 – 1959
- Träger Dr. Fridemaria Ehmann
- Aufnahme Kinder von 4 – 14 Jahren, ganzjährig (1956/64)
- Bettenzahl 50 (1956/64)
- Pflegesatz 6,50 DM (1956) / 7,50 DM – 8,- DM (1964)
- Ärztliche Betreuung durch Facharzt für Kinderkrankheiten (1964)
- Indikationen „Erkrankungen der oberen Luftwege, Bronchitis, Bronchialasthma, Appetitlosigkeit, Nervosität, Gewebeschwäche, Haltungsschwäche" (1956) / „Nervosität, Blutarmut, Asthma, Schwächen der oberen Luftwege" (1964)
- Gegenindikationen „Nicht aufgenommen werden psychische und infektiöse Kranke" (1964)
- Kurmittel „Atembehandlung, Massagen" (1956) / „Badeeinrichtungen, Höhensonne, Heilgymnastik" (1964)

Haslach im Kinzigtal Baden-Württemberg

Dr. Schütterles Kinder- und Jugendkurheim Sonnenberg

- Vertragsheim der DAK 1953 – 1954
- Träger Dr. med. Dr. phil. Schütterle und Frau
- Aufnahme Kinder von 4 – 18 Jahren, ganzjährig (1956)
- Bettenzahl 40 (1956)
- Pflegesatz 7,50 DM – 9,- DM (1956)

- Ärztliche Leitung (1956)
- Indikationen „Allgemeine Erholungsbedürftigkeit, anämische, schlecht essende, schlecht schlafende, nervöse, vegetativ gestörte Kinder, Hyperthyreose, komp. Herzkrankheiten, Asthma (aber kein Status asthmaticus), Neigung zu Katarrhen der oberen Luftwege, nicht ansteckende Hilusdrüsentbc., Haltungsschwäche, Fußdeformitäten, Sprachstörungen mäßigen Grades" (1956)
- Gegenindikationen „Aufgeschwemmte, adipöse Kinder, die abnehmen sollen, Bettnässer, ansteckende oder ekelerregende Krankheiten, psychische Abnormitäten" (1956)
- Kurmittel „Alle medizinischen Bäder, Massage, Bindegewebsmassage, psychotherapeutische Behandlung, Gymnastik, Atemgymnastik" (1956)

Hausham bei Miesbach Bayern

Kindererholungsheim Berghof

- Vertragsheim der DAK 1951–1955
- Träger Innere Mission Augsburg
- Aufnahme evangelische Knaben und Mädchen von 4–12 Jahren (1956)
- Bettenzahl 54 (1956)
- Pflegesatz 4,50 DM (1956)
- Ärztliche Betreuung Dr. Höller, Miesbach (1956)

(Bad) Herrenalb / Schwarzwald Baden-Württemberg

Kindererholungsheim Waldeck

- Vertragsheim der DAK 1954–?
- Träger Oskar Bresch
- Aufnahme Kinder von 2–14 Jahren, ganzjährig (1956)
- Bettenzahl 70 (1956)
- Pflegesatz 5,- DM–7,- DM (1956)
- Ärztliche Betreuung (1956)

- Indikationen „Asthma, Bronchialkatarrh, schlechte Esser, Nervosität“ (1956)
- Kurmittel „Klimakur, Liegehallen“ (1956)

Hintertodtmoos / Schwarzwald Baden-Württemberg

Kinderheim Jungborn

- Vertragsheim der DAK 1956 – 1960
- Träger Wilhelm Korte
- Bettenzahl 32 (1956/57)
- Die Einrichtung zog 1965 nach Brilon / Sauerland um.

Hinterzarten Baden-Württemberg

Kinderkurheim Weiherhof

- Vertragsheim der DAK 1953 – 1954
- Träger (Dr.?) Marianne Lesser
- Aufnahme Kinder von 3 – 14 Jahren (1956)
- Preis 9,- DM (1956)
- Ärztliche Betreuung (1956)

Klosterreichenbach bei Baiersbronn Baden-Württemberg

Kinderheim Landhaus Spingler

- Vertragsheim der DAK 1955 – 1959
- Träger Käthe Mannes / Lieselotte Rüther
- Aufnahme Kinder von 3 – 14 Jahren, ganzjährig (1956)
- Bettenzahl 20 (1956) / 23 (1956/57)
- Pflegesatz 5,- DM – 6,50 DM (1956)
- Ärztliche Betreuung (1956)
- Beschreibung „Waldreiche Gegend, ausgedehntes Spiel- und Gartengelände, individuelle Betreuung, familiäre Atmosphäre“ (1956)

Kreuztal / Allgäu Bayern

Kinderheim / Kinderkurheim Bergmännle

- Vertragsheim der DAK 1954 – 1955
- Träger privat (1956) / Frau Anni Stirm, Mitglied des Verbandes privater Kinderheime (1964)
- Aufnahme Kinder von 3 – 12 Jahren, ganzjährig (1956) / Knaben und Mädchen von 4 – 12 Jahren, ganzjährig (1964)
- Bettenzahl 55 (1956) / 70 (1964)
- Preise 5,- DM – 6,50 DM und täglich 1,- DM für ärztliche Betreuung (1956)
- Ärztliche Betreuung (1956)
- Indikationen „Anämie, exsudative Diathese, alle Erkrankungen der Atmungsorgane, Asthma, Hilusdrüsen, sonstige Drüsenerkrankungen, Appetitlosigkeit, Lernschwäche" (1956) / „Vegetative Labilität, Wachstumsstörungen, Anämie, Asthma bronchiale, Hilusdrüsenerkrankungen, Appetitlosigkeit, Schulmüdigkeit, Haltungsschäden, leichte Neurosen" (1964)
- Gegenindikationen „Nicht aufgenommen werden psychische und infektiöse Kranke. Schilddrüsenunterfunktion" (1964)
- Kurmittel „Reizklima, Höhenlage, allgemeine Gymnastik, Heilgymnastik, Liegekuren, Diät, Bürstenkuren, Brauseanlagen, Psychotherapie" (1956) / „Bäderanlage, Gymnastikraum mit Geräten, psychagogische Betreuung" (1964)
- Schulverhältnisse Volksschule (1964)
- Beschreibung „Heim inmitten Wald und Wiesen, staub- und nebelfrei, neuzeitliche Kost, große überdachte Liegehalle, windgeschützte Lage" (1956) / „Großes Spielgelände, Wintersport; Fachpersonal: Jugendleiterin, Kindergärtnerin, Heilgymnastik; gute, neuzeitliche Ernährung" (1964) / „subalpines Reizklima, nebelfrei, kein Verkehr, eigenes, großes Spielgelände m. Geräten beim Heim, von Wald umgeben, Gymnastikraum, orthop. Turnen, Solbäder, Betreuung in kleinen Gruppen mit eigenen Tagräumen, neuzeitliche Ernährung, verantwortungsbewusste Betreuung" (1964)

Lüthorst über Kreiensen Niedersachsen

Kinderkurheim Wildwiese
- Vertragsheim der DAK 1971 – 1974

Mittelberg / Kleinwalsertal Österreich, Vorarlberg

Hochgebirgskinderheim Maria Brüggemann
- Vertragsheim der DAK 1955 – 1963
- Träger Maria Brüggemann
- Aufnahme Kinder von 3 – 13 Jahren, ganzjährig (1956/64)
- Bettenzahl 18 (1956/64)
- Pflegesatz 6,- DM – 7,- DM (1956/64)
- Ärztliche Betreuung (1956/64)
- Indikationen „Bronchialasthma, Hilusdrüsenaffektionen, allgemeine Schwächezustände“ (1956/64)
- Schulverhältnisse Privatunterricht (1956/64)

Muggendorf / Fränkische Schweiz Bayern

BRK-Kinder-Kurheim, Forchheimer Straße 34
- Vertragsheim der DAK 1953 – 1976
- Träger BRK (Bayerisches Rotes Kreuz) – Kreisverband Forchheim
- Aufnahme Kinder von 4 – 14 Jahren (1956)
- Bettenzahl 150 (1956) / 100 (1956/57)
- Pflegesatz 5,- DM (1956)
- Ärztliche Betreuung (1956)
- Indikationen „Körperlich geschwächte nervöse Kinder“ (1956)
- Kurmittel „Liegekuren“ (1956)

Nebel / Amrum Schleswig-Holstein

Kinderheim Friedrichs
- Vertragsheim der DAK 1971 – 1972

- Träger Frau Friedrichs
- Aufnahme Kinder von 4 – 14 Jahren, ganzjährig (1964)
- Bettenzahl 68 (1964)

Nieblum / Föhr Schleswig-Holstein

DRK-Kindererholungsheim, Kapitän-Paulsen-Weg 4

- Vertragsheim der DAK 1952 – ?
- Träger Deutsches Rotes Kreuz, Kreisverband Südtondern, Niebüll
- Aufnahme Knaben und Mädchen von 6 – 14 Jahren (1956/64)
- Bettenzahl 45 (1956/57)
- Pflegesatz 4,50 DM (1956)
- Ärztliche Betreuung (1956/64)
- Indikationen „Asthma bronchiale, chronische Bronchitiden und andere Erkrankungen der oberen Atemwege, exsudative Diathese, allergische Hauterkrankungen z. B. Ekzem“ (1956/64)
- Gegenindikationen „Schilddrüsenerkrankungen, Rheuma, dekompensierte Herzfehler“
- Kurmittel „Meerwasserkuren, Wattlaufen, Heilmassage, Atemgymnastik“ (1956/64)
- Schulverhältnisse kein Schulbesuch (1956)

Kinderheim Goltermann, Josef-Jacob-Eschelstraße 2

- Vertragsheim der DAK 1963 – 1983

Kinder-Kurheim Hus Sünnschien

- Vertragsheim der DAK 1951 – 1961
- Bettenzahl 80 (1956/57)

Norddorf / Amrum Schleswig-Holstein

Privatkinderheim Ütjkiek

- Vertragsheim der DAK 1958 – 1970
- Träger Nomine Martens / Anne-Lotte Ulbrich (Jugendleiterin), Mitglied des Verbandes privater Kinderheime

- Aufnahme Kinder von 4 – 14 Jahren, ganzjährig außer Januar (1956) / Kinder von 4 – 12 Jahren (aufgenommen werden nur Kinder von den Entsendestellen [DAK, Bundesbahnsozialwerk, Bezirksfürsorge Hamburg])
- Bettenzahl 30 (1956) / 48 (1964)
- Pflegesatz 6,- DM, Juli / August: 7,- DM zzgl. 6,- DM für Heimarzt und 3,- DM – 6,- DM Kurtaxe (1956)
- Ärztliche Betreuung (1956)
- Indikationen „Erkältungsbereitschaft, Asthma, Bronchitis, Blutarmut, Appetitlosigkeit, Darmträgheit, Drüsenschwellungen, Wachstumsstörungen" (1956) / „Asthma- und Bronchitisneigung, Appetitlosigkeit, Entwicklungsstörungen" (1964)
- Kurmittel „Liegekuren, Seebäder, Seewasserabreibungen, Vitalux-Bestrahlungen" (1956)
- Schulverhältnisse Schulbesuch nur bei längerem Aufenthalt (1956)

Oberstdorf / Allgäu **Bayern**

Kinderkurheim Berghaus Loretto, Dienersberger Weg 8

- Vertragsheim der DAK 1973 – ?
- Träger Frl. H. Schmidt, Mitglied des Verbandes privater Kinderheime
- Aufnahme Kinder bis zu 14 Jahren, ganzjährig (1964)

Kinderheim Gutermann, Stillachstraße 2

- Vertragsheim der DAK 1955 – 1982
- Träger Rudolf und Sophie Gutermann
- Aufnahme Knaben und Mädchen von 2 ½ – 13 Jahren, ganzjährig (1956)
- Bettenzahl 50 (1956) / 55 (1956/57)
- Pflegesatz 5,50 DM – 7,50 DM, je nach Beschickung (Dauer oder Einzel), Nebenkosten 6,- DM für Arzt pro Kind und Kur (1956/64)
- Ärztliche Betreuung (1956)
- Indikationen „Bronchitis, Bronchialasthma, Anämie,

Drüsenerkrankungen, lymphatische Diathese, Rachitis“ (1956)

- Kurmittel „Freiluft-Liegekuren, Heilgymnastik“ (1956)
- Schulverhältnisse Unterricht im Hause (1956)

Oedsbach über Oberkirch Baden-Württemberg

Kinderheim Sonnental

- Vertragsheim der DAK 1951 – 1953

Petersaurach / Mittelfranken Bayern

Kinderheim des Bayerischen Roten Kreuzes

- Vertragsheim der DAK 1955
- Träger BRK-Kreisverband Nürnberg
- Aufnahme Kinder und Jugendliche (1956)
- Bettenzahl 60 (1956)

Polling bei Weilheim Bayern

Kinderheim Berghof, Berghof 2 – 3

- Vertragsheim der DAK 1951 – 1964
- Träger C. Kempfle (1954) / Frau Grünwedel (vor 1959) / Stadt Nürnberg (ab 1959)
- Aufnahme Kinder von 4 – 14 Jahren (1954) / Erholungskinder (1956)
- Bettenzahl 40 (1954) / 55 (1956/57)
- Ärztliche Betreuung Dr. med. Hermann Treidtel, Huglfing
- Zusätzliche Informationen Der Berghof war bis 1945 ein Herrschaftsgut. Nach dem Ende des Zweiten Weltkriegs war hier vorübergehend eine amerikanische Offiziersschule untergebracht. Danach gab es auf dem Berghof zunächst wohl ein privates Kinderheim. 1959 kaufte die Stadt Nürnberg den Berghof und nutzte ihn bis 1974 als Kindererholungsheim,

ab 1979 – nach fünf Jahren Leerstand – als heilpädagogisches Heim für Kinder mit Behinderungen.

Riederau am Ammersee Bayern

Kinderheim Riederau

- Vertragsheim der DAK 1951 – ?
- Aufnahme Erholungskinder (1956)

Röt-Schönegründ / Schwarzwald Baden-Württemberg

Kinderkurheim Am Berg

- Vertragsheim der DAK 1959 – ?
- Träger Lieselotte Rüther / Käthe Mannes, Mitglied des Verbandes privater Kinderheime
- Aufnahme Knaben und Mädchen von 4 – 14 Jahren, ganzjährig (1964)
- Bettenzahl 35 (1964)

Schienen über Radolfzell Baden-Württemberg

Kindergenesungsheim Waldheim

- Vertragsheim der DAK 1949 – ?
- Träger Landkreis Konstanz (für erholungsbedürftige Kinder aus dem Landkreis)
- Aufnahme Knaben und Mädchen von 6 – 14 Jahren; vom 1.4. bis 15.11. (1964)
- Bettenzahl 38 (1964)
- Pflegesatz 2,90 DM (1948) / 6,65 DM (1964)
- Gegenindikationen „Kranke Kinder werden nicht aufgenommen." (1964)
- Schulverhältnisse kein Unterricht (1964)

St. Peter-Ording Schleswig-Holstein

Hamburger Kinderheim Köhlbrand, Strandweg 17

- Vertragsheim der DAK 1952 – 1983
- Träger Gemeinnütziger Verein Hamburger Kinderheim Köhlbrand e.V., Sitz, Hamburg, Grindelallee 53
- Aufnahme Knaben und Mädchen von 4 – 14 Jahren, ganzjährig (1956) / Knaben und Mädchen von 6 – 14 Jahren, ganzjährig (1964)
- Bettenzahl 150 (1956) / 200 (1964)
- Pflegesatz 5,50 DM und Kurtaxe; 3,- DM – 10,- DM Arztkosten
- Ärztliche Betreuung durch Heimarzt (1964)
- Indikationen „Asthma bronchiale, chronische Ekzeme, chronische Bronchitis, exsudative Diathese, Lymphatismus (Alle Kinder müssen kurfähig sein)“ (1956)
- Gegenindikationen „Aktive Tbc der Lunge, Nierenerkrankungen, alle akuten Infektionskrankheiten“ (1956) / „Keine kranken Kinder“ (1964)
- Kurmittel „Licht-, Luft- und Seebäder, Seewasserabreibungen, Höhensonne, Liegekuren, heilgymnastisches Turnen unter fachlicher Leitung“ (1956) / „Seewasserbewegungsbäder“ (1964)
- Schulverhältnisse Volksschule in Ording, Oberschule in St. Peter (1956)

Streit über Bayreuth Bayern

Kinderkurheim G. Riebel, Spezialkuren für Enuretiker

- Vertragsheim der DAK 1970 – ?
- Träger Gabriele Riebel, Mitglied des Verbandes privater Kinderheime
- Aufnahme „Aufnahme finden geistig normale, folgsame Kinder ab 7 Jahren, Mädchen bis 12, Knaben bis 13, Grenze: Pubertätsbeginn. Keine Hilfsschüler!“ (Prospekt, 1982)
- Kurmittel „Die Kur ist auf psychotherapeutischen Grundsätzen aufgebaut mit sinnvoller Diät, bewährten Anwendungen und individueller Betreuung.“ (Prospekt, 1982)

- Ärztliche Betreuung „Die gesundheitliche Überwachung liegt in den bewährten Händen des Herrn Dr. W. Dörfler, Obernsees." (Prospekt, 1982)
- Beschreibung „Das Heim liegt auf einer Höhe von 450 m ü. d. M. am Eingang der reizvollen Fränkischen Schweiz, staub- und nebelfrei, umgeben von Wäldern, die große Spielwiese, 10.000 qm, liegt sonnig am Haus. Das Haus ist modern eingerichtet, zentral beheizt, hygienisch einwandfrei. Von der Küche sind die Kinder begeistert." (Prospekt, 1982)

Weilheim / Oberbayern Bayern

Kinderheim auf Gut Waitzacker Waitzackerweg

- Vertragsheim der DAK 1952 – ?
- Träger Oberin (Oberschwester) M. Marion Landgraeber, Mitglied des Verbandes privater Kinderheime
- Aufnahme Knaben und Mädchen von 5 – 11 Jahren, ganzjährig (1964)
- Bettenzahl 65 (1964)
- Pflegesatz 8,50 DM – 10,50 DM (1964)
- Ärztliche Betreuung durch Facharzt für Kinderkrankheiten (1964)
- Indikationen „Spätrachitis, Rekonvaleszenz, Haltungsschäden, Unterernährung" (1964)
- Gegenindikationen „Nicht aufgenommen werden infektiöse Kranke, Bettnässer" (1964)
- Schulverhältnisse „Bei besonderem Bedarf Schularbeiten" (1964)
- Beschreibung „Konf. ungebunden. Bäder, Duschen, große Spielwiesen, Liegehalle. Große Wälder. Kinderfacharzt. Beste Gutsverpflegung. Gymnastik. Schularbeiten unter Aufsicht" (1964)

Wenningstedt-Braderup / Sylt Schleswig-Holstein

Kinderkurheim Haus Blinkfüer (1956) / Kindererholungsheim „Haus Blinkenfüer" (1964)

- Vertragsheim der DAK 1975–?
- Träger Erika Goebel-Zander, Mitglied des Verbandes privater Kinderheime
- Aufnahme Kinder von 4–12 Jahren, ganzjährig (1964)
- Bettenzahl 20 (1964)

(Bad) Wildbad / Schwarzwald Baden-Württemberg

Kinderheim Am Eiberg

- Vertragsheim der DAK 1956
- Bettenzahl 24 (1956/57)

Wittdün / Amrum Schleswig-Holstein

DRK-Kinderheim

- Vertragsheim der DAK 1953–?
- Träger DRK-Landesverband Schleswig-Holstein, Kiel
- Aufnahme Knaben von 5–13 Jahren, Mädchen von 5–14 Jahren, ganzjährig (1956/64)
- Bettenzahl 145 (1956) / 140 (1964)
- Pflegesatz 4,50 DM (1956)
- Ärztliche Betreuung (1956/64)
- Indikationen „Allergische Krankheiten, Diathesen, funktionelle Leiden" (1956) / „Asthma bronchiale, chronische Bronchitis, Ekzeme, allergische Erkrankungen, Adipositas" (1964)
- Gegenindikationen „Nicht aufgenommen werden Bettnässer, psychische und infektiöse Kranke" (1964)
- Kurmittel „Seebäder, Heilgymnastik, Liegekuren" (1956) / „Warme Seebäder, Heilgymnastik, Höhensonne" (1964)

Kindererholungsheim Erika (Erica), Strandstraße

- Vertragsheim der DAK 1958 – 1964
- Träger Schwester Marianne Prüß (1956) / Erica Berndsen, Kindergärtnerin, Mitglied des Verbandes privater Kinderheime (1964)
- Aufnahme Kinder von 2 – 12 Jahren, ganzjährig (1956) / Kinder von 4 – 12 Jahren (1964)
- Bettenzahl 35 (1956) / 46 (1964)
- Pflegesatz 6,- DM – 7,- DM; Nebenkosten 14,- DM für Arzt und Kurtaxe (1956)
- Ärztliche Betreuung (1956)
- Indikationen „Es werden auch Asthmatiker aufgenommen." (1956)
- Kurmittel „warme Seebäder" (1956) / „Warme Seebäder, Inhalationen" (1964)
- Schulverhältnisse Volksschule am Ort, Mittelschulbesuch möglich (1956)

Kinderheim Kinderglück

- Vertragsheim der DAK 1968 – ?

Privatkinderheim Möwenhof

- Vertragsheim der DAK 1965 – 1971
- Träger Schwester Marianne Prüß, Mitglied des Verbandes privater Kinderheime
- Aufnahme Knaben und Mädchen von 1 – 12 Jahren, ganzjährig (1964)
- Bettenzahl 60 (1964)
- Ärztliche Betreuung (1964)
- Indikationen „Asthma, Erkrankungen der oberen Luftwege, Ekzeme, allgemeine Erschöpfung" (1964)
- Gegenindikationen „keine infektiösen Kranken" (1964)
- Kurmittel „Warme Seebäder, Inhalationen" (1964)
- Schulverhältnisse Volksschule, Mittelschule (1964)

Kinder(erholungs)heim Haus Sonnenschein
- Vertragsheim der DAK 1949 – mindestens 1951 (ab 1949 regelmäßig belegt, 1951 Vertragsheim)
- Träger Deutsche Angestellten-Gewerkschaft
- Aufnahme Erholungskinder von 6 – 14 Jahren (1956)
- Bettenzahl 68 (1956)
- Pflegesatz 4,- DM (1949) / 4,50 DM (1956)
- Gegenindikationen „keine ansteckenden Krankheiten, keine Bettnässer" (1949)
- Ärztliche Betreuung (1956)

Wyk / Föhr Schleswig-Holstein

Kinderheim Haus Engel (ab 6.11.1956: Kinderhaus Dr. Küspert), Gmelinstraße
- Vertragsheim der DAK 1951 – mindestens 1956
- Träger Klara Engel
- Aufnahme Erholungskinder (1956)
- Bettenzahl 25 (1956) / 35 (1956/57)

Kinderheim Hapag, Am Flughafen / Fehrstieg 33
- Vertragsheim der DAK 1954 – 1958
- Bettenzahl 90 (1956/57)

Kinderheim Haus Köhler, Waldstraße
- Vertragsheim der DAK 1951 – mindestens 1964
- Träger Erna Köhler
- Aufnahme Erholungskinder (1956/64)
- Bettenzahl 40 (1956/64)

Kinderheim Haus Südstrand, Badestraße 19, ab 1956: Sandwall 25/27 / Kinderheim Haus Dr. Küspert, Südstrand (1964)
- Vertragsheim der DAK 1951 – 1957 (1964?)
- Aufnahme Erholungskinder (1956)
- Bettenzahl 130 (1956/57)

Wyk-Boldixum / Föhr Schleswig-Holstein

Kinderheim Klaus Störtebecker

- Vertragsheim der DAK 1969 – 1972
- Träger Otto Ihrig (1964)

Literatur
(in Auswahl)

Bade, Matthias, Kontinuität im Kinderkurheim? Die Institutionsgeschichte des Heims St. Agnes in Bad Sassendorf 1917–1969, Masterarbeit Universität Münster 2022

Beck, Herta, Leistung und Volksgemeinschaft. Der Sportarzt und Sozialhygieniker Hans Hoske (1900–1970), Husum 1991

Böge, Volker/Hartwig Stein, 225 Jahre DAK. Gesundheit und soziale Verantwortung, Hamburg 1999

Fengler, Christa/Thomas Fengler, Alltag in der Anstalt, Rehburg-Loccum 1984

Folberth, Sepp (Hg.), Kinderheime [und] Kinderheilstätten in der westdeutschen Bundesrepublik, Österreich und der Schweiz, Lochham b. München 1956

Folberth, Sepp (Hg.), Kinderheime [und] Kinderheilstätten in der Bundesrepublik Deutschland, Österreich und der Schweiz, 2. Aufl., Lochham b. München 1964

Frings, Bernhard/Uwe Kaminsky, Gehorsam – Ordnung – Religion. Konfessionelle Heimerziehung 1945–1975, Münster 2012

Fuchs, Harry, Prävention und medizinische Rehabilitation bei Kindern und Jugendlichen durch die Träger der Renten- und Krankenversicherung, Aachen 2004

Geertz, Clifford, Dichte Beschreibung. Beiträge zum Verstehen kultureller Systeme (1973), Frankfurt am Main 2003

Glanzmann, E.[duard], Die Bedeutung des Klimas für die Erholung im Kindesalter, in: Folberth (Hg.), Kinderheime [und] Kinderheilstätten, 1. Aufl., S. 11-14

Goffman, Erving, Die Territorien des Selbst, in: ders., Das Individuum im öffentlichen Austausch. Mikrostudien zur öffentlichen Ordnung (1971), Frankfurt am Main 1982, S. 54-97

Goffman, Erving, Asyle. Über die soziale Situation psychiatrischer Patienten und anderer Insassen (1961), Frankfurt am Main 1972

Hävernick, Walter, „Schläge" als Strafe. Ein Bestandteil der heutigen Familiensitte in volkskundlicher Sicht, Hamburg 1964 (4. Aufl. 1970)

Hahn, Alois, Identität und Selbstthematisierung, in: ders./Volker Kapp (Hg.), Selbstthematisierung und Selbstzeugnis: Bekenntnis und Geständnis, Frankfurt am Main 1987, S. 9-24

Hammerschmidt, Peter, Die Wohlfahrtsverbände im NS-Staat. Die NSV und die konfessionellen Verbände Caritas und Innere Mission im Gefüge der Wohlfahrtspflege des Nationalsozialismus, Opladen 1999

Henkelmann, Andreas / Uwe Kaminsky / Judith Pierlings / Thomas Swiderek / Sarah Banach, Verspätete Modernisierung. Öffentliche Erziehung im Rheinland. Geschichte der Heimerziehung in Verantwortung des Landesjugendamtes (1945–1972), Essen 2011

Herold, Susanne, Verschickungskinder. Die Barmer Ersatzkasse und die Kinderverschickungen von 1945–1990, 2021, https://verschickungsheime.de/wp-content/uploads/2022/05/220411_Bericht_Quellenlage_Verschickungskinder.pdf

Jungnitz, Bernhard, „Verhindern, daß die heranwachsende Jugend der städtischen und Industriebevölkerung … dauernden Schaden an ihrer Gesundheit erleidet." Kindererholungskuren auf den Nordseeinseln am Beispiel des Kreises Unna, in: Westfälische Forschungen 64 (2014), S. 159-189

Kaspar, Fred, Bethesda, Siloah und Bethlehem. Kinderheilstätten als Diakonie und Caritas, in: Rheinisch-westfälische Zeitschrift für Volkskunde 66 (2021), S. 308-374

Kleinschmidt, H.[ans], Über die Durchführung von Kindererholungs- und Heilkuren, in: Folberth (Hg.), Kinderheime [und] Kinderheilstätten, 2. Aufl., S. 25-89

Kleinschmidt, Stefan, Drei tote Kinder in der Kinderheilanstalt Bad Salzdetfurth 1969. Quellenbasierte geschichtswissenschaftliche Dokumentation (im Auftrag der Diakonie in Niedersachsen), Erkenntnisstand: 13. August 2020, Hannover 2020

Kleinschmidt, Stefan / Nicole Schweig, Geschichtswissenschaftliche Dokumentationen. Adolfinenheim Borkum 1946 bis 1996 – Helenenkinderheim Bad Pyrmont 1945 bis 1992 – Seehospiz Norderney, Marienheim Norderney, Flinthörnhaus Langeoog, Kinderheimat Bad Harzburg 1945 bis ca. 1980 [2021], https://verschickungsheime.de/wp-content/uploads/2021/08/Dokumentationen-Kinderkurheime_2021.pdf

Koloma Beck, Teresa / Klaus Schlichte, Theorien der Gewalt zur Einführung, Hamburg 2014

Konstantinidis, Regina, Verschickt – Verdrängt – Vergessen. Ein persönlicher Erfahrungsbericht des Verschickungskindes Regina Baumann, Norderstedt 2021

Levsen, Sonja, Autorität und Demokratie. Eine Kulturgeschichte des Erziehungswandels in Westdeutschland und Frankreich 1945–1975, Göttingen 2019

Lorenz, Hilke, Die Akte Verschickungskinder. Wie Kurheime für Generationen zum Albtraum wurden, Weinheim 2021

Marks, Stephan, Scham. Die tabuisierte Emotion, Ostfildern 2021

Matthiesen, Nike Johanna, Die Kinderheilanstalt Bad Sassendorf als „totale Institution“ (1945–1960), Masterarbeit Universität Münster 2019

von Miquel, Marc, Verschickungskinder in Nordrhein-Westfalen nach 1945. Organisation, quantitative Befunde und Forschungsfragen (im Auftrag des Ministeriums für Arbeit, Gesundheit und Soziales des Landes Nordrhein-Westfalen) [2022], https://verschickungsheime.de/wp-content/uploads/2022/01/Studie-Verschickungskinder-in-NRW_sv_dok_2022.pdf

Möller, Christine, Zwischenbericht. Stand der Aufklärung der ursprünglich in NetzwerkB erhobenen Vorwürfe über sexuelle Gewalt und körperliche Misshandlungen in den Kinderkurheimen (St. Antonius und St. Johann in Timmendorfer Strand-Niendorf/Ostsee und Sancta Maria auf Borkum) der Kongregation der Franziskanerinnen vom hl. Martyrer Georg zu Thuine. Zeitraum 1970 bis 1990 [2022], http://www.franziskanerinnen-thuine.de/Kinderkuren_21-11-15-Dokumentation-DRUCK.pdf

Nitsch, Kurt, Grundsätze der Kinderverschickung, in: Folberth (Hg.), Kinderheime [und] Kinderheilstätten, 2. Aufl., S. 9-24

Ottmann, Anton, Gewitternächte in Nickersberg. Das „Kinderkurheim" des Dr. Bartsch. Eine Dokumentation, Bretten 2021

Pauluhn, Ingeborg, Jüdische Migrantinnen und Migranten im Seebad Norderney 1893–1938, Hamburg 2011

Reckwitz, Andreas, Grundelemente einer Theorie sozialer Praktiken. Eine sozialtheoretische Perspektive, in: Zeitschrift für Soziologie 32 (2003), S. 282-301

Reemtsma, Jan Philipp, Vertrauen und Gewalt. Versuch über eine besondere Konstellation der Moderne, Hamburg 2008

Richter, Johannes/Sarah Meyer, Zwischenbericht „Erfahrungen und Hintergründe der Verschickungskinder in den Einrichtungen des Vereins für Kinder- und Jugendgenesungsfürsorge und der Rudolf-Ballin-Stiftung Hamburg – 1945–1980" [2021], https://www.ballin.hamburg/wp-content/uploads/2022/04/ballin-stiftung-zwischenbericht-verschickungskinder.pdf

Röhl, Anja, Das Elend der Verschickungskinder. Kindererholungsheime als Orte der Gewalt, Gießen 2021

Röhl, Anja, Heimweh – Verschickungskinder erzählen, Gießen 2021

Röhl, Anja, Kindererholungsheime als Forschungsgegenstand. Erwachsene Zeitzeug*innenschaft am Beispiel eines Beschwerdebriefes im Adolfinenheim auf Borkum, Sozial. Geschichte Online 31 (2022), https://sozialgeschichteonline.files.wordpress.com/2022/04/rocc88hl_verschickungskinder_vorverocc88ffentlichung.pdf

Rudloff, Wilfried, Eindämmung und Persistenz. Gewalt in der westdeutschen Heimerziehung und familiäre Gewalt gegen Kinder, in: Zeithistorische Forschungen 15 (2018), S. 250-276

Rudloff, Wilfried / Franz-Werner Kersting / Marc v. Miquel / Malte Thießen (Hg.), Ende der Anstalten? Großeinrichtungen, Debatten und Deinstitutionalisierung seit den 1970er Jahren, Paderborn 2022

Schmierer, Klaus, Medizingeschichte und Politik. Karrieren des Fritz Lejeune in der Weimarer Republik und im Nationalsozialismus, Husum 2001

Schmuhl, Hans-Walter / Ulrike Winkler (Hg.), Heimwelten. Quellen zur Geschichte der Heimerziehung in Mitgliedseinrichtungen des Diakonischen Werkes der Ev.-Luth. Landeskirche Hannovers e.V. von 1945 bis 1978, Bielefeld 2011

Wagner, Sylvia / Burkhard Wiebel, „Verschickungskinder" – Einsatz sedierender Arzneimittel und Arzneimittelprüfungen. Ein Forschungsansatz, in: Sozial.Geschichte Online 28 (2020), S. 1-32, https://sozialgeschichteonline.files.wordpress.com/2020/08/wagner_wiebel_verschickung_sgo_28_vorverc3b6ffentlichung-1.pdf

Winkler, Ulrike, Kein sicherer Ort. Der Margaretenhort in Hamburg-Harburg in den 1970er und 1980er Jahren, Bielefeld 2021

Über die Autor:innen

Dr. Hans-Walter Schmuhl
Außerplanmäßiger Professor für Neuere Geschichte an der Universität Bielefeld, selbstständiger Historiker. (Co-)Autor einer Reihe von Studien über Gewalt in Einrichtungen der Kinder- und Jugendhilfe, für Menschen mit Behinderungen sowie der Kinder- und Jugendpsychiatrie.

PD Dr. Gitta Jacob
Psychologische Psychotherapeutin und Supervisorin für Verhaltenstherapie und Schematherapie. Nach langjähriger Tätigkeit an der Uniklinik und Universität in Freiburg seit 2013 leitende Psychotherapeutin bei GAIA in Hamburg. Herausgeberin verschiedener Bücher und anderer Medien, ihre bei Beltz erschienenen Bücher zur Schematherapie wurden in mehr als zehn Sprachen übersetzt.

Dank

Die vorliegende Studie geht auf einen Auftrag des Vorstandes der DAK-Gesundheit zurück. Ich danke der DAK-Gesundheit herzlich für das in mich gesetzte Vertrauen und die gute Zusammenarbeit. Namentlich seien in diesem Zusammenhang der Vorsitzende des Vorstands, Herr Andreas Storm, der Chef-Pressesprecher, Herr Jörg Bodanowitz, die Projektleiterin, Frau Ramona Linter, sowie der stellvertretende Compliance Beauftragte, Herr Timo Niemand, genannt. In diesen Dank seien auch Herr Siegfried Euerle und Herr Klaus Overdiek, die Leiter der DAK-Landesvertretungen Baden-Württemberg und Nordrhein-Westfalen, eingeschlossen. Ganz besonders möchte ich mich bei Frau Daniela Heuveling bedanken, die mir bei der mühsamen Kärrnerarbeit im Zentralarchiv der DAK-Gesundheit eine große Hilfe war.

Ein herzlicher Dank geht an die „Initiative Verschickungskinder" sowie den „Verein Aufarbeitung und Erforschung Kinderverschickungen e.V. (AEKV e.V.), die das Projekt von Anfang an nach Kräften unterstützt haben. Besonders wertvoll waren in diesem Zusammenhang die Vermittlung von Interviewpartnerinnen und -partnern sowie die Zurverfügungstellung von Datensätzen aus der von „nexus-Institut für Kooperationsmanagement und interdisziplinäre Forschung GmbH" durchgeführten Befragung von ehemaligen Verschickungskindern. Ausdrücklich möchte ich mich bei Frau Anja Röhl, Frau Prof. Dr. Christiane Dienel, Frau Isabelle Nünninghoff sowie bei Herrn Peter Krausse bedanken. Letzterer hat in äußerst großzügiger Weise die Ergebnisse seiner Recherchen mit mir geteilt – auch dafür vielen Dank. In meinen Dank schließe ich die vielen Menschen aus der „Initiative Verschickungskinder" ein, mit denen ich auf dem Fachkongress „Das Elend der Verschickungskinder" in Bad Sassendorf am 15.–18. September 2022 ins Gespräch kommen durfte.

Ein tief empfundener Dank geht an meine Interviewpartnerinnen und -partner. Manche von ihnen hat es große Überwindung gekostet, vor laufendem Mikrofon über ihre leidvollen Erfahrungen in Kinderkurheimen zu berichten – sie haben es dennoch getan, um ihren Teil zur Aufklärung der Geschehnisse beizutragen. Ich danke allen Interviewpartnerinnen und -partnern für das darin zum Ausdruck kommende Vertrauen, für ihre Anmerkungen, Anregungen und Korrekturen bei der Verschriftlichung ihrer Aussagen und für ihre Anerkennung und Ermutigung.

Dem Dölling und Galitz Verlag, insbesondere Frau Sabine Niemann, sei für die gute Zusammenarbeit bei der Drucklegung der Studie gedankt, ebenso Frau Annalena Weber für die ansprechende Gestaltung und Frau Frauke Moritz für den Satz des Buches.

Ein ganz persönlicher Dank geht wie immer an Susanne Teipel für ihre nie ermüdende Unterstützung.

Hans-Walter Schmuhl
Hameln, im Januar 2023